PANDORA IV,

Une vérité qui dérange…

CONFÉRENCES 2017

PHILIPPE A. JANDROK

2018

Philippe A. Jandrok

ISBN-13: 978-1718793736
ISBN-10: 1718793731

À Louloute et aux êtres de lumière qui m'accompagnent
dans cette mission ardue,
la vérité triomphera des forces obscures.

SOMMAIRE

Philippe A. Jandrok

I

PANDORA

« ... en achevant ces mots, le père des dieux et des hommes sourit et commanda à l'illustre Vulcain de composer sans délai un corps, en mélangeant de la terre avec l'eau, de lui communiquer la force et la voix humaine, d'en former une vierge douée d'une beauté ravissante et semblable aux déesses immortelles ; il ordonna à Minerve de lui apprendre les travaux des femmes et l'art de façonner un merveilleux tissu, à Vénus à la parure d'or de répandre sur sa tête la grâce enchanteresse, de lui inspirer les violents désirs et les soucis dévorants, à Mercure, messager des dieux et meurtrier d'Argus, de remplir son esprit d'impudence et de perfidie. Tels furent les ordres de Jupiter, et les dieux obéirent à ce roi, fils de Saturne. Aussitôt l'illustre Vulcain, soumis à ses volontés, façonna avec de la terre une image semblable à une chaste vierge ; la déesse aux yeux bleus, Minerve, l'orna d'une ceinture et de riches vêtements ; les divines Grâces et l'auguste Persuasion lui attachèrent des colliers d'or, et les Heures à la belle chevelure la couronnèrent des fleurs du printemps. Minerve entoura tout son corps d'une magnifique parure. Enfin le meurtrier d'Argus, docile au maître du tonnerre, lui inspira l'art du mensonge, les discours séduisants et le caractère perfide. Ce héros des dieux lui donna un nom et l'appela Pandore, parce que chacun des habitants de l'Olympe lui avait fait un présent pour la rendre funeste aux hommes industrieux...

Zeus offrit la main de Pandore à Épiméthée, frère de Prométhée. Bien qu'il eût promis à Prométhée de refuser les cadeaux venant de Zeus, Épiméthée accepta Pandore. Pandore apporta dans ses bagages une boite mystérieuse que Zeus lui interdit d'ouvrir. Celle-ci contenait tous les maux de l'humanité, notamment la Vieillesse, la Maladie, la Guerre, la Famine, la Misère, la Folie, le Vice, la Tromperie, la Passion, l'Orgueil ainsi que l'Espérance.

... Après avoir achevé cette attrayante et pernicieuse merveille, Jupiter ordonna à l'illustre meurtrier d'Argus, au rapide messager des dieux, de la conduire vers Épiméthée. Épiméthée ne se rappela point que Prométhée lui avait recommandé de ne rien recevoir de Jupiter, roi d'Olympe, mais de lui renvoyer tous ses dons de peur qu'ils ne devinssent un fléau terrible aux mortels. Il accepta le présent fatal et reconnut bientôt son imprudence...

...Une fois installée comme épouse, Pandore céda à la curiosité qu'Hermès lui avait donnée et ouvrit la boite, libérant ainsi les maux qui y étaient contenus. Elle voulut refermer la boite pour les retenir ; hélas, il était trop tard ! Seule l'Espérance, plus lente à réagir, y resta enfermée. La boite qu'elle ouvrit se nomma alors Boite de Pandore... »

« *Les Travaux et les Jours* »
Hésiode, VIIIe siècle av. J-C

II

DÉCLARATION UNIVERSELLE DES DROITS DE L'HOMME[1]

Article 19

« *Tout individu a droit à la liberté d'opinion et d'expression, ce qui implique le droit de ne pas être inquiété pour ses opinions et celui de chercher, de recevoir et de répandre, sans considération de frontières, les informations et les idées par quelque moyen d'expression que ce soit.* »

---

[1] http://www.un.org/fr/documents/udhr/

III

AVANT PROPOS

À l'origine, il ne devait y avoir qu'un Pandora III, mais des contraintes imposées m'ont obligée de séparer ce volume pour en constituer deux indépendants afin que chacun soit accessible à toutes les bourses. Ils sont pourtant le produit d'un seul ; ainsi est né Pandora IV, dans un esprit de partage et de volonté d'accessibilité. Le contenu de ces deux ouvrages est un corpus de conférences retranscrites que j'ai données sur YouTube et Rutube, augmentées des dernières recherches scientifiques sur la vaccination, le cancer... Elles sont un outil de référence pour permettre aux parents d'être informés et surtout, de protéger leurs enfants. Toutes ces références sont soutenues par des notes de lectures garantissant l'origine de la source, elles sont donc indiscutables et ne représentent pas l'avis personnel de l'auteur, car Pandora, n'est pas un ouvrage d'opinions personnelles, ce serait trop simple, mais un ouvrage de recherches. Ces conférences sont motivées par le désir d'informer sur la vérité scientifique qui nous est savamment dissimulée par des êtres malveillants qui ne pensent qu'en terme de profit et de dépopulation, mais heureusement que la science existe encore pour nous aider à tirer l'écheveau de cette épouvantable farce qui voit nos enfants développer des maladies de cauchemars et s'éteindre dans nos bras ou sur un lit d'hôpital. L'horreur du drame ne pourra jamais être soulagée, même avec les preuves des actions d'un cynisme immonde mené par Big Pharma contre les intérêts humains.

Rassemblons les forces vives pour que nous puissions ensemble, vivre une époque formidable, et pour que notre volonté soit désormais un obstacle aux vilénies et aux intentions manifestement toxiques de ceux qui gouvernent les hommes !

Philippe A. Jandrok

IV

ÉCLAIRER PAR LES MOTS

Le voilà, celui qui ose parler !

Et la parole est la force d'un pouvoir spirituel puissant,

Il ose nous montrer les vérités qui mènent à la Liberté.

Tel l'éclaireur des cieux qui écarte les nuages obscurs du

secret, il pointe le chemin,

libre à vous de choisir d'être libres dans la Vérité et la

Lumière,

Dans un monde corrompu où règnent les mensonges et

les intérêts financiers,

La lutte est ardue, la lutte est difficile et laborieuse

Nous pouvons le suivre et accomplir un chemin juste,

droit et sain

Nous pouvons privilégier le mensonge pour un confort

personnel loin de tout éveil,

Plus que mes mots, existe désormais cette série de

conférences à travers Pandora III et IV, et ses livres pleins de vie et de lucidité que Philippe A. Jandrok nous offre pour ouvrir notre conscience à la réalité de notre société.

Cette lucidité nous aide à nous accomplir et à nous affranchir pour enfin devenir des êtres libres et responsables.

La lutte est ardue, la lutte est difficile et laborieuse, à nous de la suivre, à vous de la suivre, à vous de choisir.

Un grand merci au chevalier des temps modernes pour cette Lumière.

Olga Sybille Goldstein,
Docteur es Psychologie,

Psychologue clinicienne,
Assistante à la faculté de Medicine à l'Universidad Nacional de Colombie. La Docteure Olga Sybille Goldstein a créé le département de pratiques *en psicología* à à la faculté de *Medicine à l'Universidad Nacional de Colombie.*Diplôme d'études supérieures spécialisées,
DESS en Psychopathologie,
Maître Reiki,
Formation en EMDR : Ces initiales proviennent de son appellation anglo-saxonne : Eye-Movement Desensitization and Reprocessing ou Désensibilisation et Retraitement par les Mouvements

oculaires,
Thérapies de régression et Hypnose,
Sophrologie,
Formation en Ho Oponopono,
EFT : Emotional Freedom Technique...

V

INTRODUCTION

« Le pouvoir leur fut donné sur le quart de la terre, pour faire périr les hommes par le glaive, par la famine, par la mortalité, et par les bêtes sauvages de la terre. »

L'Apocalypse

Jamais je n'aurais imaginé rédiger un quatrième opus de « *Pandora, la bible du vivre et laisser mourir* » après les trois premiers volumes ; il me semblait pourtant avoir mis les bases nécessaires pour permettre à chacun de mener ses propres recherches afin d'ouvrir la voie à de nouveaux comportements dans le domaine de la santé. Mais, comme « *Le Livre des révélations* », la série Pandora conduit le lecteur à l'action de découvrir les informations savamment cachées et dissimulées par Big

Pharma et ses complices.

Avec Pandora, nous sommes à la quatrième trompette de Jéricho, celle qui fait s'effondrer les murs de la forteresse allopathique jadis imprenable. Les trois dernières trompettes dévoilant déjà tant de malheurs et de mensonges, visant à affaiblir la nation des hommes, trois bols contenant les maux pharmaceutiques, les plaies sirupeuses ont déjà été bues avec la ciguë, ils ont déjà été lus à l'encre sympathique, à présent, c'est au tour du quatrième bol/volume d'étancher la soif de connaissance des parents meurtris, des parents prudents, des enfants curieux.

Il ne nous restera plus qu'à publier trois autres ouvrages pour compléter le livre des sept sceaux du savoir caché de la médecine allopathique, dont la monstrueuse dictature, assassine nos enfants au lieu de les porter au sommet de la santé.

Pandora est l'œuvre d'une vie, la mienne, la vôtre, la nôtre. Les révélations qu'il contient et leur message, s'inscrivent dans le livre de la vie, pour la vie, pour la sauvegarde de l'humanité, car les catastrophes ont déjà eu lieu, elles ont lieu actuellement sous la direction avisée de Big Pharma et de nos gouvernants dont les langues de vipères répandent le poison de leur absence de conscience à travers mille mensonges, plus odieux les uns que les autres.

Chaque publication de Pandora est un message d'espoir pour l'humanité, une mise en garde avisée des risques que les autorités sanitaires, les gouvernements, les laboratoires pharmaceutiques font prendre de manière inconsidérée et sur de faux postulats scientifiques, à nos enfants.

Pandora IV, contrairement à sa version mythologique, cherche à protéger les enfants à travers des révélations scientifiques publiées par des chercheurs et des savants. Il ne fait pas de doute que les autorités sanitaires sont au service d'une malfaisance étatisée et servent un maître du mal qui est l'ennemi de la vie, de la Source, et c'est ce que nous verrons à travers ces conférences.

Chacun est libre de son corps et des soins à lui apporter,

mais plus j'avance dans mes recherches et plus je réalise combien nous sommes prisonniers d'un système monstrueux qui avale les humains dans le gouffre de la médecine allopathique chapeauté par les laboratoires pharmaceutiques.

En tant que patients, nous n'avons rien à dire, les médecins ne nous laissent pas nous exprimer, et exprimer nos doutes revient à être « complotiste », mais n'est-ce pas de notre santé qu'il s'agit, de nos intérêts vitaux ? Il y a de plus en plus d'erreurs médicales et jamais de coupables ; les coupables sont systématiquement les patients. Les hôpitaux français sont à la dérive, les médecins et le personnel soignant font des « Burn out », d'autres se suicident, c'est une épouvantable faillite humaine, nos politiques ont assassiné notre système de soin pour des raisons économiques plus qu'humaines. Encore du « complotisme » me dira-t-on, alors que dire de cette pétition : *Contre le harcèlement, la maltraitance, la dégradation des soins à l'hôpital public !*

— « *Je suis une femme avec sa force et ses faiblesses ! Je suis un médecin femme aussi avec sa force et ses faiblesses... Cardiologue réanimateur, je vis une forme de harcèlement professionnel, une maltraitance, une "placardisation". On vous enlève tout ce que vous avez créé sans explication. Vous n'êtes plus écouté, évincé, ignoré. Tout ceci probablement parce que vous avez "alerté" des dysfonctionnements dans votre service ou que vous avez alerté sur des faits d'irrespect vous concernant ou concernant certains de vos patients. Vous êtes "du côté" des patients ! Ça ne se fait pas ! et pourtant vous avez alerté en interne !*

Ma collègue, anesthésiste réanimateur de la même région, mais dans un autre hôpital n'est pas écoutée, elle ne participe pas aux réunions décisionnelles qui la concernent directement. L'activité grandissante par la réunion des deux anciennes régions devrait voir se créer une filière et un partenariat de prise en charge des patients. Nos supérieurs hiérarchiques s'y opposent pour des raisons particulièrement obscures. Les patients ne sont plus au centre des discussions. "Mes" patients transplantés cardiaques, en l'occurrence, sont en ce moment en déshérence. Ils n'ont pas le suivi de référence dont ils devraient bénéficier, car leur médecin référent est rejeté.

Il n'y a aucune volonté médicale et administrative que l'on organise une filière de prise en charge transversale, multidisciplinaire et multi site optimisé, alors que ceci était une recommandation de l'IGAS[2] !

Les administratifs ont tous les pouvoirs ! Nous n'avons plus qu'un rôle subalterne alors que nous soignons les patients et sommes donc en première ligne.

Combien rapportons-nous, combien coûtons-nous ? Telle est la première question. Est-ce rentable ? Si la réponse est non... À dég...!

Codons-nous correctement ? Là est la question suivante.

La hiérarchie qui nous gouverne est souvent à la "botte" de la direction pour préserver ses propres avantages, et les premiers maltraitants sont souvent des médecins.

---

[2] https://passeurdalertes.org/

Notre système de compagnonnage engendre chez certains la suffisance, l'arrogance de leur fonction et pour assoir leur rôle de praticien ils n'hésitent pas à vous "dégager".

Vous avez un chef de service à vie (pourvu qu'il ait de réelles qualités humaines et d'équipe sinon ???)

Vous avez même parfois 3 chefs et demie de service (ça peut encore plus compliquer les choses !)

Vous avez un chef de pôle. Alors là, attention, ça complique encore plus le dialogue au lieu de l'améliorer.

Vous avez un chef de tous les médecins appelé PCME, imaginez à quel stade de complexité nous arrivons !

Et puis... l'administration !

L'inertie de cette pyramide est telle qu'au bout, il n'y a aucune action mise en œuvre, un mur, "ze" édifice, inébranlable qui fini par décider ce qui est bon pour vous et même pour les patients en les mettant même en danger !

Les administratifs savent ce qui est bon pour nous médecins et personnels hospitaliers ainsi que pour nos patients ! Vive nos études !

Les maltraitants restent le plus souvent en poste voir à votre poste ! Voilà comment vous vous isolez et revoyez à la baisse vos doléances jusqu'à parfois aller jusqu'au suicide.

Le personnel soignant voit ses effectifs toujours un peu plus réduits au détriment encore du patient ! L'écoute, mais oui l'écoute, et toujours cette pyramide...

Croyez-vous vraiment que dans une clinique privée ceci pourrait se passer ?

Le quart de tout cela ferait fermer une clinique !

Alors réfléchissez bien à ce que vous voulez, vous futur patient[3]... Battons-nous contre cette omerta ! Ne nous taisons plus et agissons maintenant.

---

[3] https://www.change.org/p/minist%C3%A8re-de-la-sant%C3%A9-et-de-la-solidarit%C3%A9-agissons-contre-le-harc%C3%A8lement-%C3%A0-l-h%C3%B4pital-public?recruiter=291210301&utm_source=share_petition&utm_medium=facebook&utm_campaign=psf_combo_share_initial&utm_content=ex79%3Acontrol

En marche vers le respect, le soin, l'éthique, la déontologie. Nous avons signé un serment d'Hippocrate pas d'hypocrite. Luttons contre cette gouvernance et reprenons, notre place de Médecin, d'infirmier (ère), d'aide-soignant (te)... »

À nouveau, nous devons subir ce qui est bon pour nous décider par d'autres, ces autres qui sont prétendument remplis des meilleures intentions. Mais les nazis étaient remplis des meilleures intentions, les tortionnaires, comme le Dr Mengele à Auschwitz ne comprenait pas le mal qu'il faisait puisqu'il le faisait pour la science, et la ministre de la Santé du gouvernement « En marche » vers l'échec, nous assure également de ses meilleures intentions, mais ces meilleures intentions sont-elles vraiment les meilleures ? Malheureusement, les 657 pages de « *Pandora IV, une vérité qui dérange!* » prouveront, comme dans les précédents volumes, que ces meilleures intentions sont souvent les pires pour l'intérêt des patients et surtout pour les enfants. Il ne

s'agit pas dans cet opus de donner mon avis personnel
— même s'il transparait, car la colère est parfois difficile
à contenir face aux mensonges officiels répétés et
entretenus dans une volonté de nuire — mais plutôt de
laisser parler la science et les scientifiques qui sont tous
deux bafoués par le scientisme en cours dans la
recherche actuelle, celle d'une science orientée qui vise
à éradiquer des milliers d'années de techniques et de
soins avec quelques victoires certaines, et sous prétexte
de ces victoires, tout ce qu'affirme la médecine
allopathique aujourd'hui devrait être juste, car « *Les
gens bien portants sont des malades qui s'ignorent !* »
disait le Dr Knock, « *leur tort, c'est de dormir dans une
sécurité trompeuse dont les réveille trop tard le coup de
foudre de la maladie*[4]. » C'est encourager la puissance
du malin qui s'arrange pour corrompre les scientifiques

---

[4] « *Knock ou le Triomphe de la médecine* », une pièce de théâtre de Jules
Romains

qui travestissent la science en faveur des intérêts des laboratoires pharmaceutiques qui les financent. La science doit exister par elle-même et ne doit pas être l'outil de l'entité globale qu'est le cartel et l'industrie pharmaceutique.

Il a été démontré par des scientifiques que 75 % de tous les médicaments et prescriptions en France sont mauvais et faux d'après les Professeurs Philippe Even et Bernard Debré, c'est à peu près ce à quoi nous arrivons en ce qui concerne la médecine allopathique, qui est certainement efficace à 25 % face à la nature à cause des traitements uniquement basés sur les médicaments, la radiothérapie, la chimiothérapie, les médicaments, les médicaments et les médicaments et enfin, la chirurgie qui fait d'elle une médecine de pointe. Des exemples ?

— La chimiothérapie depuis plus de cent ans n'a fait aucun progrès en terme d'efficacité, si les patients ne meurent pas d'un cancer, ils meurent des conséquences de la chimiothérapie hautement invasive, les oncologues sont conscients du problème, j'ai développé ce sujet précis dans Pandora I & II, et certains en parlent du bout des lèvres, en effet, il serait dangereux de dire la vérité et l'avenir de leur pratique pourrait en être menacé, si ce n'est, leur propre vie :

— « *ainsi, le patient qui prend des médicaments pour se soigner doit récupérer deux fois, la première de sa maladie, et la seconde, des médicaments.* » Déclarait WILLIAM OLSER (1849-1919), médecin canadien et l'un des 4 professeurs fondateurs du *John Hopkins Hospital*, Baltimore, USA.

Nous voyons dans « *Pandora III, une époque formi... diable !* » que les dernières études scientifiques sur les dangers de la chimiothérapie en tant que diffuseur des métastases dans le corps, sont probantes et personne n'en parle jamais en France. Autre exemple, les vaccins, depuis Edward Jenner, un des inventeurs de la vaccination en Angleterre en 1796, rencontrèrent un succès mitigé sans expliquer pourquoi la vaccination fonctionnait chez certains et pas chez d'autres, pourquoi des citoyens étaient immunisés naturellement et pas d'autres, c'est aujourd'hui toujours le cas.

50 ans d'études statistiques publiées en 1889, ont prouvé que la vaccination contre la variole est dangereuse et ne montre absolument pas les résultats d'immunisation escomptés, pires, cette vaccination favoriserait la propagation des virus et des maladies à travers les vaccinés, comme la tuberculose :

— << *en 1888, au Congrès de la Tuberculose, Landouzy était revenu sur le fait que la variole prédispose à la tuberculose. Effectivement, les cliniciens du siècle dernier avaient remarqué qu'une atteinte de variole prédispose à la tuberculose d'une façon certaine : or variole et vaccine sont deux maladies extrêmement voisines, puisque même le procédé jennérien est basé sur leur similitude. En tout cas, le nombre des tuberculeux a augmenté dans d'énormes proportions dès que la vaccination antivariolique a été généralisée et rendue obligatoire en Europe... Il est singulier que, loin de poursuivre les recherches dans cette voie, on ait fini par considérer l'institution vaccinale comme un tabou légal et les administrations ont multiplié leurs exigences de revaccinations périodiques de telle manière que certains individus pour entrer dans une école, un bureau, pour faire leur service militaire ou passer un concours, ont dû subir des vaccinations répétées à quelques mois d'intervalle[5]. >>*

Ce qui est vérifiable encore aujourd'hui, pour les vaccinations obligatoires, mais ardemment dissimulées par les laboratoires pharmaceutiques qui ont trouvé une manne financière en vendant cette fausse médecine depuis deux siècles, cette médecine vaccinale qui handicape plus qu'elle ne soigne et qui favoriserait une dépopulation organisée et contrôlée, comme nous l'avons vu dans « *Pandora III* » et dans « *Vaccins, secrets et vérités II* ».

En 2018, la société humaine s'acharne toujours à tenter d'immuniser à travers une technique vieille de deux

---

[5] *Essai sur la guerison*, Docteur Allendy , édition Denoël ,1934

siècles, où est le progrès, où est la modernité et surtout, où est l'immunisation sans risques ni effets secondaires ? À ce jour, pas la moindre immunisation ou vaccination n'est sans risques ni effets secondaires, le risqué zéro n'existe pas en matière de vaccination, et nos recherches nous prouvent que ces risques sont présents.

Pourtant si par malheur il nous arrive d'évoquer le pouvoir guérissant des plantes, nous passons pour des originaux retardataires qui n'avons rien compris à la grande médecine des « sorciers blancs ». Plus que tout, la politique des laboratoires à travers les médias et le monde politique est parvenue à envelopper le cerveau des citoyens dans un mensonge plaisant, afin de les conditionner et de les pousser à croire que la seule médecine possible était la médecine allopathique. Rockeffeler, à partir de l'instant où celui-ci a compris que de fabriquer des médicaments à partir du pétrole, dont il avait le contrôle aux États-Unis, pouvait devenir tout aussi rentable que son exploitation de l'or noir a conçu tous les registres de mise en place de la médecine allopathique. La médecine a alors diamétralement changé dès cet instant ainsi que les mentalités au point de mettre en prison des médecins qui campaient sur leurs positions en déclarant que l'homéopathie, la phytothérapie et toutes les médecines naturelles restaient efficaces. N'est-il pas surprenant que ce petit comptable avide de pouvoir ait diamétralement modifié des milliers d'années de médecine et de soin, en forçant avec sa fortune et les pires mauvaises intentions, la médecine à devenir une industrie allopathique soumise au dictat des laboratoires ?

Le fermier amish, Samuel Girod dont j'ai développé la triste mésaventure dans Pandora III, vient d'être condamné à 6 ans de prison ferme pour avoir réalisé et vendu des médicaments naturels pour lutter et guérir du cancer. À partir du moment où Rockefeller a offert des subventions aux universités de médecine s'en était fini de la médecine naturelle, qui laissait place à la production de Big Pharma et à la nouvelle médecine allopathique.

Aujourd'hui, nous sommes encore sous la dictature de cet odieux petit comptable qui a changé la face de l'humanité pour le pire des péchés capitaux : l'avarice à tout prix, au détriment même de la santé et du bien commun de l'humanité.

Comment, un seul homme a-t-il pu contrôler la vie de milliards d'êtres humains ? Et malgré ce contrôle et les fausses promesses de santé de Big Pharma et de son père créateur, les hommes sont de plus en plus malades, le cancer est de plus en plus ravageur, les maladies neurodégénératives émergent spontanément comme des champignons, les enfants ont des maladies que des milliers d'années de progrès n'ont jamais enregistrées jusqu'alors, le diabète, l'autisme, l'asthme, la Myofasciite à macrophages et la fibromyalgie[6] (provoquées par les sels d'aluminium contenus dans les vaccins) et même la grippe, est-ce là le véritable progrès

---

[6] https://www.alternativesante.fr/fibromyalgie/la-fibromyalgie-c-est-l-aluminium-point-final

qui nous a été promis par la médecine allopathique ? Pourquoi un comptable milliardaire à l'aide de ses amis globalistes et oligarques voudrait-il découvrir de véritables réponses à la maladie ?

Comme je le notais précédemment, il n'y a pas de guérison pour les maladies du siècle, pour une médecine qui se prétend infaillible, car elle a été fondée par des hommes d'affaires et non par des médecins. La preuve, la société américaine contre le cancer a été fondé par le même Rockfeller en 1913. Comment pouvons-nous être encore aussi naïfs pour croire que la dictature du « Nouvel Ordre Mondial » du soin peut soigner et guérir du cancer à travers la chimiothérapie, la radiothérapie et la chirurgie, car malgré ces formidables soins, les gens meurent au quotidien de cette maladie induite par notre mode de vie, notre alimentation, nos vaccins... Nul n'a jamais enregistré autant d'enfants atteints du cancer avant le XIXe, le XXe et le XXIe siècle, les statistiques le prouvent ; il n'y a pas ici l'once d'un « complotisme », cet argument pathétique utilisé par les mythomanes et les malades mentaux au service de Big Pharma pour briser une vérité qui dérange ses intérêts diaboliques. Big Pharma et ses actionnaires n'ont que faire de la santé humaine et animale, car nos compagnons souffrent aujourd'hui des mêmes maux que les hommes, et pour cause. Ces hommes d'affaires sont parvenus à nous imposer un principe de pensée :

- Une pastille guérie de la maladie !

Vraiment ? Alors, dans le cas du cancer, l'armada de soins imposés a encore du progrès à faire, alors, la vaccination a encore du progrès à faire, car elle provoque une quantité de maladies atopiques chez l'enfant (eczéma, asthme, diabète, allergie alimentaire, autisme, maladies neurodégénératives, cancer...), je ne cesse d'en apporter les preuves à travers mes recherches et publications.

À présent, j'ai conscience d'être la cible de nombreuses et agressives critiques, d'être même menacé, c'est le jeu ; il y a auprès de ces puissants qui visent à la destruction du monde et de notre humanité, une rancune tenace, une réaction reptilienne qui va chercher au fond de ce cerveau les ressources les plus agressives pour survivre, car, toute critique est une menace, une menace de révélation du plan machiavélique mis en place pour tenter les hommes, une tentation nécessaire, s'ils veulent survivre. Ceux qui révèlent le plan, la vérité sont des dangers universels, mais à la fois des sortes de prophètes ou d'apôtres de la bonne parole pour éveiller les consciences à la réalité dramatique qui se dessine. Si les citoyens se rendent incapables de comprendre le massacre des Innocents qui se déroule sous leurs yeux, c'est que, peut-être ne sont-ils pas dignes d'être sauvés. Les sonneurs d'alerte ne peuvent pas faire plus que d'alerter ; les citoyens doivent se rendre capables de prendre les décisions qui incombent pour épargner leurs enfants du drame qui a été décidé pour et contre eux. Nous sommes ici dans une notion de libre arbitre, nous n'imposons rien ; libre à chacun de décider pour lui-même et ses proches, grâce aux informations et aux preuves divulguées dans ces recherches. Que l'on ne nous demande pas de faire davantage, nous ne sommes pas ceux que nous combattons qui vivent dans l'imposition du pire par le pire. Notre devoir est de rester droit et d'honorer la source, comme les serviteurs de la plus belle des causes, celle de la vie humaine, animale et végétale. Paradoxalement, ceux qui créer des médicaments synthétiques supposés soigner, détruisent l'environnement et la nature dans le même processus. Les laboratoires pharmaceutiques en Inde, les industries de produits phytosanitaires, les exploitations minières et OGM au Brésil, l'huile de Palme à Sumatra, toutes ces exploitations détruisent la vie sur terre, et leurs dirigeants, leurs actionnaires, sont les ennemis de la source de vie en toute connaissance de cause. J'ai conscience du poids de ces paroles, mais chacun doit également en prendre conscience pour organiser la résistance, car elle est vitale pour l'humanité et pour la planète.

Chacun réalise-t-il le nombre de virus mis en circulation

chaque année à travers les vaccins ?

Jamais la planète n'a connu une telle infestation virale depuis que notre civilisation est entrée dans la modernité. Des centaines de virus libres de se multiplier par milliers, par millions, et de se nourrir de chaque corps humain et qui se diffusent à travers les fluides et les microparticules de ses hôtes dans l'atmosphère à la recherche de nouveaux hôtes. Qui aurait pu imaginer un tel plan de destruction ?

Chaque vaccin transforme les enfants vaccinés en bombe bactériologique et la perversion de Big Pharma est d'accuser les non-vaccinés d'être porteurs des virus ? Faut-il être malveillant pour faire porter le chapeau aux innocents en les stigmatisant, en les privant d'école, en les pointant du doigt ? Il n'y a rien de pire que le regard plein de haine des parents accusateurs qui considèrent les parents des enfants non vaccinés, comme les plus dangereux criminels, sans réaliser que ce sont leurs enfants vaccinés qui sont des criminels malgré eux, mais comme le ministère de la Santé et sa représentante déclare que les coupables sont les non-vaccinés, l'ignorance des uns fait la culpabilité des autres.

Tant que les autorités parviendront à masquer la vérité scientifique par le scientisme, nos citoyens seront victimes des plus odieuses manipulations et continueront à offrir leurs enfants en sacrifice à ces apprentis sorciers dont la mission est une dépopulation organisée à travers les vaccinations forcées. Plus les enfants seront vaccinés, plus ils seront affaiblis et leur corps servira de vaisseau pour transporter les plus affreuses maladies, car, personne ne sait au juste ce qui se trouve vraiment dans les vaccins en dehors de ceux qui les diffusent. Il peut fort bien s'y trouver des bacilles de peste, des virus de grippe espagnole dormants, qui sortiront à la faveur d'une fréquence diffusée à travers le WiFi ou un téléphone portable, ou encore à travers des nanotechnologies contenues dans une trainée de chemtrails. C'est l'ignorance qui mène aux drames.

Paradoxalement, j'ai le plus grand respect pour la

médecine et les chercheurs, au point que je reçois tant de témoignages et d'appels à l'aide auxquels je me contente de répondre que je ne suis pas praticien et qu'il serait préférable de consulter son médecin traitant ou un naturopathe qui sont bien plus qualifiés que moi pour soigner et guérir.

Mais après avoir été victimes, la défiance face au corps médical est de plus en plus présente chez de nombreux patients, nous assistons à ce doute, mais également, et il est pénible de l'admettre, à une incompétence médicale de plus en plus présente de la part de nombreux médecins qui se rendent incapables de soigner ou de guérir, et qui au contraire poussent dans la tombe nombres de patients à travers la chimiothérapie, le vaccin contre la grippe, ou les anticholinergiques et leurs effets dévastateurs sur l'organisme et le cerveau, et nombre de médicaments retirés du marché comme le Vioxx, tous prescrits avec les meilleures intentions.

Et pourtant, des médecins passionnés s'insurgent eux-mêmes contre cet obscurantisme de leurs collègues et des autorités sanitaires, créant une scission au cœur de la médecine aujourd'hui. Pourrions-nous affirmer qu'il y aurait de bons et de mauvais médecins au regard des accidents vaccinaux et des erreurs médicales ? La question parait même superflue. Il y a ceux qui refusent de vacciner au risque d'être rayés de l'ordre des médecins, il y a ceux qui critiquent le système, mais la plupart d'entre eux sont à l'âge de la retraite et d'autres, parfaitement soumis, qui refusent de voir la réalité et qui se plient aux règles imposées par Big Pharma à travers la Sécurité sociale et les autorités sanitaires qui servent davantage le cartel pharmaceutique que les citoyens qui l'entretiennent tout en reniant leur serment de « No Nocere » par pure ignorance. Il n'y a rien de pire que de croire savoir alors que l'on ne sait pas et d'avouer, une fois la vérité révélée :

— *Mais je ne savais pas, je croyais bien faire !*

Si l'on devait répertorier le nombre de médecins qui ont cru bien faire en faisant le pire, ce serait le drame du siècle. Combien de victimes aura-t-il fallu avant de mettre en pratique le travail du Docteur Delbet sur le chlorure de magnésium ? Encore aujourd'hui, on privilégie les méthodes prophylactiques de Big Pharma qui sont incomparables aux vertus du chlorure de magnésium découvert en 1919 durant la Grande Guerre, pourquoi ? Tout simplement parce qu'une maladie entretenue rapporte davantage qu'une maladie éradiquée.

La sécurité sociale fait plus gagner d'argent aux laboratoires pharmaceutiques qu'aux citoyens et il y a une relation perverse entre les deux dont personne n'ose parler. L'exemple du Lévothyrox II est démonstratif. Créé pour conquérir le marché chinois, avec des modifications chimiques, dont celle du lactose retiré, mais pas seulement puisque la nouvelle formule a des effets secondaires terribles sur les patients habitués à la première version. Les patients sont de plus en plus malades, et que fait la sécurité sociale dans ce cas précis ?

Mais que diront ces patients lorsqu'ils apprendront que

le vaccin contre l'hépatite B ou un autre pourrait être la cause de leurs problèmes de thyroïde et que Tchernobyl n'était peut-être que l'arbre qui cachait la forêt ? Le bouc émissaire permettant aux laboratoires de dissimuler l'odieuse réalité de la destruction de la thyroïde à travers une vaccination pour en faire un commerce juteux. On forme les chirurgiens à retirer la thyroïde si vitale à l'être humain, pour la substituer par des médicaments partiellement efficaces et ensuite, comme une voiture dont il n'existerait plus de pièces de rechange, on abandonne les patients à leur triste sort avec un Lévothyrox II, moins performant et plus invalidant. On mesure à cet endroit la gravité d'une telle situation qui met sur le carreau des milliers de personnes à travers le monde et qui est, qui sont les responsables ? Les laboratoires pharmaceutiques complices agissants de cette nouvelle médecine mise en place par Rockefeller. Il sont actuellement en train d'établir l'obsolescence des patients, comme celle des matériels électroniques. Les patients ont survécu jusqu'alors, le produit tel qu'il était avant n'est plus assez rentable, changeons-le et tant pis pour les patients, un de perdu, dix de retrouvés.

Et pourtant, la médecine allopathique est la meilleure en ce qui concerne le diagnostic, et si nous pouvions à la fois utiliser la puissance allopathique et la force de la nature, nous éradiquerions, et la maladie, et Big Pharma, d'une pierre deux coups. Mais tant que les diables seront au contrôle, nous ne pourrons rien changer.

Ce combat, je le mène à travers mes conférences et mes publications, c'est un combat pour la vérité et je suis un chercheur qui tente de prévenir, d'avertir chacun des dangers révélés par la science et contrariés par le scientisme de ceux qui défendent des intérêts financiers plus qu'humains. Je ne suis pas dans la complexité de l'imposition d'un point de vue ni d'une idée, mais dans la révélation d'une réalité dissimulée, tout comme je ne cherche pas à convaincre, mais à permettre à chacun de déduire par lui-même d'après les sources scientifiques qui lui sont fournies, qu'elle est vraiment la vérité, celle qu'on lui impose par les discours officiels et la contrainte de la loi, où celle de la vraie science qui n'a pas le droit de cité en France ?

Nul ne peut imposer son point de vue sans offrir de comparaison, or, c'est ce que Big Pharma impose, un point de vue scientifique unique. L'industrie pharmaceutique est la seule à décider de ce qui est bon pour l'humanité, mais de quel droit ? C'est comme si dans un procès on entendait qu'une seule version des faits sans permettre au jury d'en envisager une autre qui pourrait fort bien être la Vérité, celle que l'homme et l'humanité sont menacés par Big Pharma.

Les grands chercheurs qui sont à son service comme les soldats de la mort lente, se prennent à la fois pour dieu et pour les nouveaux Darwin, à modifier l'ADN pour construire un homme nouveau, un homme plus grand, plus fort, plus soumis à ses ordres et surtout, plus contrôlable. Le contrôle médical et le soin sont les prémices d'une profonde transformation de notre société au profit de ces grandes industries qui

« *terraforment* » notre monde, à travers les chemtrails, Monsanto, Syngenta, DuPont... et leurs OGM pour en faire une société à l'avenir incertain où la destruction de tout ce qui a fait l'humanité jusqu'à présent, est non seulement un objectif, mais un but à atteindre, réduire la créativité et la puissance de l'humanité à une société pervertie par la pédophilie, l'absence de morale et l'obéissance, en fait, tout ce que n'est pas l'homme de bonne volonté. Peut-être devrons-nous un jour, à l'image de « *la France en Marche* » de Pétain et aujourd'hui celle de Macron, diviser la France en deux avec d'une part, la « *France libre* » *doux pays de mon enfance*, constituée des plus beaux esprits et d'une force vive, et la France « Macronisée », vaccinée, lobotomisée, mais puissante financièrement :

— « ... *La modernité, et la postmodernité est sans dieu !* ... *Macron est une fabrication rapide d'une marionnette qui va être manipulée par ceux qui l'ont fabriqué, et la grande messe maçonnique à laquelle vous avez peut-être assisté le jour de son élection devant la pyramide de*

Monsieur Lee Pei au Louvre qui comprend 666 vitraux, je ne les ai pas comptés, mais on a envie de le croire, tout est dit et comme dit l'autre, la messe est dite. Nous sommes clairement avec lui, avec son Premier ministre, avec son ministre de l'intérieur, etc. Nous sommes dans une société qui est maçonnique... Macron est une sorte de Fidéicommis[7], j'accepte la formule[8]... »

Père Jean Boboc,

prêtre économe et stavrophore de la cathédrale orthodoxe roumaine de Paris, docteur en théologie et docteur en médecine de la Faculté de Paris.

Mais, revenons à cette recherche qui s'exprime par un long travail d'investigation et de perceptions intérieures, par lesquelles se révèle un monde caché, dissimulé, enterré par une profonde malveillance organisée contre

---

[7] « Il y a fidéicommis quand une personne via son testament transmet tout ou partie de son patrimoine à un bénéficiaire, en le chargeant de retransmettre ce ou ces biens à une tierce personne désignée dans l'acte. » https://fr.wikipedia.org/wiki/Fid%C3%A9icommis

[8] https://www.patriote.info/videos/transhumanisme-videos/le-transhumanisme-religion-maconnique-mondialiste-pere-jean-boboc-jm-vernochet/

les intérêts humains. Ce travail de recherche et d'investigation essentiellement basé sur des sources anglo-saxonnes, plus fiables et surtout, accessibles contrairement aux sources françaises qui sont la plupart du temps dissimulées, ou tout simplement jamais prises en compte ni par les autorités sanitaires, pas plus que par les médecins qui souffrent eux-mêmes d'une profonde désinformation officielle, organisée par les laboratoires, et le ministère de la Santé qui se contente d'imposer des directives, elles-mêmes imposées par cet empire diabolique que l'on nomme Big Pharma, mais chut ! Il ne faut pas le dire, c'est désormais un crime de dire la vérité dans une France « en Marche » vers la destruction finale des droits de l'homme et des droits humains.

Pandora IV est la retranscription d'un certain nombre de mes conférences offertes gratuitement à la société des hommes, des conférences augmentées des dernières découvertes en matière de vaccination et de santé, elles sont retranscrites dans un vocabulaire simple et accessible à tous, car la connaissance de la santé ne doit pas être réservée à une élite qui posséderait un pouvoir sur les autres, ce qui est le cas.

Je m'efforce d'expliquer avec pédagogie le plan diabolique mis en place par les plus grands industriels de la planète, dont l'objectif n'est ni de soigner ni de guérir, mais de contrôler l'humanité en l'affaiblissant coûte que coûte à travers les fourberies et les mensonges les plus gros qui soient.

C'est sans le moindre étonnement que je subis d'acerbes critiques de la part de ceux qui ne comprennent pas pourquoi un homme qui n'a rien à gagner dans une société de compétitivité et de culte de l'Ego décide, poussé par une force intérieure de sauver les enfants en informant les parents :

- « *Or, celui qui veut parler aux hommes des choses joue trop souvent le rôle du voyant parmi les aveugles-nés. Cependant ces choses concernent la nature véritable de l'être humain et son but suprême. Et il faudrait désespérer de l'humanité si l'on devait se croire tenu "d'interrompre ses vains discours". Il ne faut pas douter un seul instant, au contraire, de la possibilité d'ouvrir les yeux à toute personne de bonne volonté, afin de lui permettre de voir[9]. »*

Rudolf Steiner

« La théosophie : l'anthroposophie »

---

[9] Steiner, Rudolf. La théosophie : l'anthroposophie (Collection Rudolf Steiner t. 9) (French Edition)

VI

LE VACCIN CONTRE L'HÉPATITE B SERAIT-IL UN SCANDALE SANITAIRE ?

Attentif à tous les messages que je reçois et ils sont nombreux, j'ai été contacté par une femme du nom de Frédérique, qui, désespérée par son état de santé et peu comprise par le monde médical, s'est décidée à m'envoyer son témoignage que je souhaiterais partager avec son consentement éclairé, afin qu'il aide les futurs parents à protéger leurs enfants des risques de l'industrie vaccinale qui a cette fâcheuse tendance à détruire la vie des familles avec les meilleures intentions :

— « … Je me permets de vous écrire, car j'écoute avec grand intérêt toutes vos vidéos et surtout celles concernant les vaccins. Je vous transmets mon témoignage pour expliquer qu'un vaccin peut avoir des conséquences des années après l'injection. Personnellement concernée je voudrais savoir ce que vous pensez de cette situation catastrophique du vaccin Hépatite B. Adolescente en 1995, j'ai reçu la dose du vaccin contre l'Hépatite B en 3 fois puis un rappel en 1996. J'ai eu une vie normale, mais cela ne va pas durer... En 1997 j'ai commencé à faire des crises d'épilepsie alors que je n'en avais jamais fait auparavant. Mon neurologue de l'époque me prescrit le fameux DEPAKINE. Je l'ai pris pendant 18 mois et comme je ne faisais plus de crises mon neurologue m'a proposé d'arrêter ce que j'ai fait. J'ai eu mon bac L en 1998 puis j'ai voulu entrer en fac de Lettres modernes, car oui à cette époque je voulais devenir prof de français. Une première année difficile, je n'arrivais pas à me concentrer, croyant bêtement à l'époque que le niveau était trop élevé... Je tente de refaire cette 1re année de DEUG (cela s'appelait comme ça à l'époque)... mais là encore malgré tout l'intérêt que j'avais pour toutes ces matières rien n'y faisait... Mes partiels furent une cata.

Je décide alors de tenter la fac de droit, c'était peine perdue... de plus en plus de fatigue, je mettais ça sur le fait que je n'étais pas assez forte pour poursuivre des études supérieures. Alors, je décidai de travailler vu que les études ce n'était pas pour moi... J'ai occupé des petits boulots comme on dit... En 2002, j'ai eu une névrite optique. À ce moment-là les médecins ne donnèrent aucune explication. J'ai reçu un shoot de cortisone au CHU puis retour à la maison... Je continue alors mon petit bonhomme de chemin, je bosse en 3/8 en usine cela se passe bien et j'aime bien ce que je fais. Je déménage dans une autre région en 2008 avec mon love. Nous sommes ensemble depuis décembre 2000.

- (Petit aparté : 8 ans de vie commune et toujours pas de bébé. Je consulte une « gynéco » qui me sort : « *vos ovaires sont en vacances ne vous inquiétez pas...* »

Nous sommes en 2018 et je suis en parcours PMA depuis 2013... Car oui nous nous sommes inquiétés voyant les années défiler... et toujours rien. En fait, ayant fait des examens plus poussés au CHU de Montpellier, il paraît que je suis ménopausée précoce, et ce depuis 2004 au moins... no comment fin de l'aparté).

- En 2010 je trouve du travail et cela se passe bien. En septembre 2010 ma doctoresse me fait le rappel DTP puis en octobre 2010 rappel du tétanos. En mars 2011 je consulte un médecin du même cabinet pour des vertiges très inhabituels je n'en ai jamais eu de ma vie... Il m'ausculte et me dit :

- « *Ne vous inquiétez pas ce n'est pas NEUROLOGIQUE !* » donc je ne m'inquiète pas...

Lol mes parents descendent passer quelques jours chez nous (28 mars 2011). Je voyais que cela n'allait pas j'étais bizarre, toujours ces vertiges... On était lundi, je me disais t'inquiètes on va passer un bon moment.... En 2 jours, je ne tenais plus debout je ne marchais plus je commençais à avoir une hémiplégie gauche et on a appelé ce fameux médecin qui ne s'est pas déplacé et a dit à mon copain d'appeler le SAMU. Le SAMU arriva et m'emmena aux urgences de Sète. Là, le médecin urgentiste me secoua la tête comme un cocotier et oui j'avais les yeux qui tournaient tout seul au point de devenir quasiment aveugle. Mais bien sûr rien n'y fait. Ponction lombaire : rien. On me garde en observation, mon état empire, le vendredi j'ai une consultation avec un ORL (oui, car ils pensaient que c'était « les cristaux » je ne sais quoi... bref !). Je descendis en fauteuil avec une infirmière, car je ne tenais pas debout et quand l'ORL m'a vu, il m'a dit, mais c'est neurologique ce que vous avez, je vais vous envoyer à Montpellier aux urgences neurologiques. Ce qui fut fait. Arrivée à 13 h 30 au CHU, on m'a foutu dans la salle de plâtres et personne n'est venu, j'ai du appeler mon copain (difficilement, car mes affaires étaient loin de moi pas de bip à ma portée bref !) J'appelle mon compagnon en pleur et mes ambulanciers sont venus me rechercher à 19 h pour signaler ma présence aux infirmiers présents. À 21 h on est venus me chercher pour passer une IRM.

Le spécialiste a voulu compléter l'examen cérébral par un examen médullaire et là, j'ai compris que c'était sérieux ; je passe sur des petits détails et là ils me sortent de l'IRM me mettent dans une chambre et accompagné de son interne, le spécialiste me dit :

- « *Ne vous inquiétez pas on va bien s'occuper de vous...* »

On m'emmène au 4e étage puis le lendemain méga shoot de cortisone pendant 3 jours. Le 5 avril jour de ma sortie, le chef de service et tout son staff entrent dans ma chambre et me dit :

- « *Vous avez la sclérose en plaques, vous aurez une vie NORMALE ne vous inquiétez pas cela n'est pas forcément associé au fauteuil roulant... Bla-bla-bla et bla-bla-bla... Vous avez des questions ???? Euh... Et ben non !* lui ai-je répondu.... »

Mon chéri est entré à ce moment-là et j'étais DÉVASTÉE ne connaissant pas exactement ce que c'était que cette maladie et ce qui allait m'arriver ensuite... Du coup, je pars de l'hôpital, je pouvais à peine mettre un pied devant l'autre. Il me faudra un an de kiné pour retrouver un semblant d'équilibre. On m'a bien sûr envoyé vers un « neurologue psychiatre » lol, il m'a donné un traitement de fond (copaxone) qui m'a fait prendre 15 kg et qui me mettait plus mal qu'autre chose, je l'ai arrêté de moi-même au bout de 18 mois et j'ai changé de neurologue, mais cette dernière flippe, car, je ne veux pas de leur traitement de M...

Je passe une IRM/an et basta. Je ne peux plus travailler à cause de la fatigue chronique et des douleurs. Ma vie s'est arrêtée le 20 mars 2011. Depuis, je cherche un sens à ma vie. Vivre avec une maladie auto-immune cela est INSUPPORTABLE, mais sachant que cela m'a été transmis par un Pu... de vaccin. Cela fera 7 ans que ma vie a basculé et j'ai toujours cette haine qui me dit :

-   « *T'aurais jamais dû avoir cette saloperie si des politiciens de Merde n'avaient pas décidé de vacciner en masse des ados qui ne demandaient rien à personne et qui ne risquaient pas de chopper une hépatite B en s'embrassant. »*

Ils ont manipulé nos parents en leur faisant peur. Oui Mr Jandrok, j'ai la haine de tout ça. Mon état se dégrade à petit feu, j'ai 40 ans le 6 avril. Je ne vois pas de changement au contraire maintenant ils veulent empoisonner les bébés avec 11 vaccins et les parents ne disent RIEN. À ma petite échelle, je voudrais que SANOFI paye pour le mal qu'il a fait, tout ça pour le fric ??? De plus en plus de décisions de justice reconnaissent le rapport vaccin Hépatite B et la sclérose en plaques... Autour de moi, il y a plein de gens dans mon cas, mais apparemment, ils « acceptent », la faute à pas de chance comme ils disent...

Je sais, mon témoignage est confus, mais ma colère est grande. Seules des personnes comme vous peuvent comprendre... Je vous remercie de m'avoir lu. J'ai envie d'écrire mon témoignage, je vais peut-être le faire.

Comment pouvons-nous agir pour réveiller les gens qui vont détruire la vie de leurs enfants ? Merci pour votre réponse...

Frédérique, mars 2018

Deux autres exemples qui confirment le témoignage de Frédérique :

— « Bonjour, Philippe, je suis tombé sur le cul quand j'ai entendu le témoignage de Frédérique, il m'est arrivé la même chose. Je n'ai pas la SEP que je sache, mais après mes trois doses de cette saloperie de vaccin contre l'hépatite B, j'ai fait des crises de tétanie et d'épilepsie alors que je n'en avais jamais fait avant. Je vais voir un neurologue. On m'a mis 18 mois sous Depakine, puis les symptômes ayant disparu mon neurologue m'a aussi propose d'arrêter le traitement. Depuis l'âge de 20 ans, j'ai des zones d'insensibilité sur les deux cuisses qui s'étendent petit à petit, mais je ne peux dire si c'est lié. Cependant, jusqu'en troisième j'étais plutôt bon élève.

Puis dépression, toxicomanie et je foire le lycée. Bref !
Nos vies sont sans doute très différentes, mais il y a cet
élément déclencheur commun : le vaccin qui nous a fait
vivre exactement le même parcours symptomatologique
et subir des soins identiques. »

Antoine, 42 ans

25 mars 2018

- Le 3 mars 2003, Karim Kedaimia est vacciné contre
l'hépatite A et B et contre la Fièvre jaune, alors qu'il
vient d'intégrer l'armée de l'air. Sa fonction ne l'expose
pourtant pas à des voyages en Afrique ni en Amérique
du Sud. Un mois après l'injection, celui-ci présente des
troubles inflammatoires, de la fièvre et de violents maux
de tête, plus tard une ponction lombaire confirmera le
diagnostic d'une sclérose en plaques :

- « *Son avocat avait alors plaidé "l'imputabilité
juridique", soit l'existence d'un risque, même très peu
probable, et la démonstration que toutes les autres
causes possibles de survenue de la sclérose en plaques
pouvaient être écartées. C'est ce raisonnement que la*

cour a finalement suivi, confirmant la première décision rendue par le tribunal des pensions militaires[10]. »

Dans le monde, la justice reconnaît au quotidien le lien entre le vaccin contre l'hépatite B et la sclérose en plaques, mais les groupes de conspirateurs officiels qui sont les seuls à avoir la parole médiatique, eux, diffusent et amplifient leur désinformation au point de détruire la Science et la Vérité par la même occasion. Il existe des centaines, des milliers de témoignages comme ceux-ci, et dans le monde entier, ils se ressemblent tous, ils nous racontent la même triste histoire de la destruction de la vie de ces jeunes gens, du personnel soignant vacciné inutilement, uniquement pour le profit des laboratoires et sans le moindre intérêt scientifique et de santé pour les personnes vaccinées. Le vaccin contre l'Hépatite B et cela se confirme, est un crime médical et les scientifiques en sont parfaitement conscients, c'est également une véritable fourberie vaccinale entretenue

---

[10] https://www.ladepeche.fr/article/2018/03/15/2759881-lien-entre-vaccin-sclerose-plaques-confirme.html#jI2FrJOHjI64PZ1g.99

par les mensonges des laboratoires et un matraquage médiatique aberrant autorisé par les autorités sanitaires dans le monde ; voici deux exemples de mensonges officiels et scandaleux concernant l'hépatite B autorisés et diffusés en direction du grand public :

\- *« L'hépatite est une menace de tous les jours pour les jeunes, la contamination peut se faire par la salive du baiser, l'échange de brosse à dents, le piercing, les tatouages, l'acupuncture... »*

Aucun scientifique ni aucun médecin ne peuvent fournir la preuve de cette déclaration, puisqu'elle est fausse, pourtant, des médecins et des infirmiers continuent de développer cet argumentaire pour favoriser la vaccination par ignorance ou par naïveté ; ou encore :

— *« L'hépatite B tue plus de personnes en un jour que le sida en un an*[11] *»*

---

[11] Jouvence Pratiques. Qui aime bien, vaccine peu ! (Les Pratiques Jouvence) (French Edition)

Comment peut-on publier une telle ineptie, et bien les laboratoires pharmaceutiques le peuvent, ils contrôlent la presse et les médias pour effrayer les citoyens et les forcer à se faire vacciner alors que c'est parfaitement inutile dans le cadre de l'hépatite B. La revue « *Alternative Santé* », publie un article édifiant le 16 mars 2018, portant sur « *un rapport parlementaire italien explosif[12]* » « *Après 18 années d'enquête pour déterminer les causes de milliers de décès, cette Commission parlementaire a identifié un risque significatif de développer des cancers et des maladies auto-immunes après l'administration de vaccins combinés et multidoses, tel que recommandé par le calendrier de prévention militaire (p. 156 du rapport). Rappelons ici que les vaccins pour les militaires sont identiques aux vaccins pour les enfants (pp. 156-157)...* **La Commission n'a pas pu trouver une seule étude démontrant la sûreté des vaccins combinés** (p. 154). »*

---

[12] https://www.alternativesante.fr/vaccins/vaccins-un-rapport-parlementaire-italien-explosif

Cela se passe de commentaires.

À présent, soyons pragmatiques et parlons du vaccin lui-même, il y a deux types de vaccins contre l'hépatite B génétiquement conçu et autorisé aux États-Unis :

— Le premier, celui de Merck, le **Recombivax HB** ® (chaque dose de 0.5 ml contient 5 µg d'antigène de surface d'hépatite B avec du formaldéhyde et 5 mg d'aluminium (sulfate d'aluminium de potassium[13])

-      Le second, de GlaxoSmithKline, l'**Engerix-B** ® (chaque dose de 0.5 ml contient 10 µg d'antigène de surface d'hépatite B adsorbé par 0.25 mg d'aluminium sous forme d'hydroxyde d'aluminium, du chlorure de sodium, disodium, du phosphate déshydraté et du phosphate de dihydrogène de sodium déshydraté[14]. Le vaccin contre

[13] Merck & Co., I., Recombivax HB Hepatitis B Vaccine (Recombinant) Issued: December 2007. Product insert from vaccine manufacturer.

[14] GlaxoSmithKline, Engerix-B [Hepatitis B Vaccine (Recombinant)] Issued: December 2006. Product insert from vaccine manufacturer.

l'hépatite B, administré le premier jour de la vie d'un enfant, expose les enfants à près de 250µg d'aluminium au lieu des 1µcg recommandés. Et c'est juste le début d'une liste interminable de vaccins que les enfants vont recevoir dans leur première année de vie. Or, un tout nouveau vaccin approuvé par la FDA contre l'hépatite B est responsable d'une augmentation de 700 fois les risques de crise cardiaque. Le vaccin contre l'Hépatite B est le premier vaccin donné aux nouveau-nés et il est injecté dans les 12 heures suivant sa naissance. Le CDC recommande alors une seconde injection à un ou deux mois d'âge et une troisième entre six et 18 mois. Pensez-vous un seul instant que ces composants soient absolument nécessaires et sans risques pour lutter contre un virus qui touche moins de 2 % de la population, rien qu'en Amérique ?

Il n'y aurait donc aucune logique vaccinale des

laboratoires qui calculent absolument tout ? Ou alors, y aurait-il une intention cachée ?

Si un virus touche moins de 2 % de la population, pourquoi imposer un vaccin aux 98 % restants ? C'est un vaccin que l'on injecte le jour de la naissance, à deux mois sous prétexte que les nourrissons n'auraient pas de myéline (qui sert à protéger les fibres nerveuses), mais si cela est possible pour les nourrissons, les enfants et les adultes qui disposent de cette myéline ne devraient donc pas être vaccinés ? Ne serait-ce pas de l'intoxication médiatique ? Pourtant, des adolescents vaccinés dans leur prime enfance déclarent leur première poussée de démyélinisation selon les données de la cohorte française « Kidmus » (*cohorte française de suivi d'enfants de moins de 16 ans ayant présenté un premier épisode aigu de démyélinisation centrale*).

En clair, déjà à 16 ans des enfants commencent un processus de dégénérescence à cause du vaccin contre l'hépatite B. Avec un tel argument : « *vacciner les nourrissons privés de myéline* », on peut se poser des questions sur l'argumentaire de cette science qui a la fâcheuse tendance à flirter avec l'industrie vaccinale plus qu'avec la vraie science. Quand un bébé fait ses dents, de l'histamine est produite qui ouvre la barrière hématoencéphalique[15], en conséquence, vacciner un nourrisson pendant une poussée dentaire donne aux neurotoxines, comme l'aluminium et le mercure, un accès direct au cerveau du bébé.

Les scientifiques ne peuvent ignorer ces faits, c'est la science qui parle, et malgré ce savoir, ils vaccinent en toute connaissance de cause tout en sachant que leur acte vaccinal va directement handicaper un nourrisson de 4 à 36 mois, n'est-ce pas la preuve d'un crime contre l'humanité à l'échelle planétaire ?

Les vaccins devraient être interdits justement pour les

---

[15] http://www.ncbi.nlm.nih.gov/pubmed/10696506;
http://www.ncbi.nlm.nih.gov/pubmed/7982064;
http://www.ncbi.nlm.nih.gov/pmc/articles/PMC2687937;
http://onlinelibrary.wiley.com/doi/10.1111/j.1469-7580.2010.01249.x/full

nourrissons, mais ils sont imposés par une loi criminelle mise en place par une chercheuse de haut vol dans le domaine des vaccins ; c'est à se poser des questions sur le rôle monstrueux que joue cette femme contre l'intérêt vital des enfants de France, aujourd'hui en 2018. Ainsi, l'Hépatite B est injectée à trois reprises à un mois d'intervalle, suivies d'une 4e injection six mois après la 1re injection. Le schéma est de 0 — 1 — 2 — 12. Ensuite 1 injection un an après la 1re injection puis tous les 5 ans. Le vaccin contre l'hépatite B peut être administré à tous les âges, il peut être combiné avec l'association : *diphtérie-tétanos-polio-coqueluche-Hæmophilus*. Dans ce cas précis, prenons pour exemple le Pedairix (DTaP + Polio + Hepatitis B) 4 injections en 6 mois soit 850 µg x 4.

En 6 mois un enfant soumis au calendrier vaccinal encaisse pour ce simple vaccin 3400 µg ou 0,003 g, ce qui est énorme, puisque cela s'ajoute à tous les autres vaccins et leurs neurotoxines aluminium et mercure.

L'Engerix B contient 250mcg, le Recombivax, 500 µg rien

que pour l'hépatite B[16].

Dès lors, comment imputer la responsabilité d'une sclérose en plaques au seul vaccin hépatite B, alors qu'il se noie dans d'autres vaccins ? Le Gardasil 9 à lui seul contient 500 µg d'aluminium. La fourberie est grande au cœur de la manipulation du cartel pharmaceutique qui se cache derrière des « quantités infimes ». Un poison reste un poison, infime ou pas. L'ironie du vaccin hépatite B, est que ce vaccin est en réalité proposé aux adolescents confrontés à une éventuelle contamination jusqu'à 25 ans, on s'interroge encore du pourquoi de cette vaccination forcée aux nourrissons qui ne risquent ni de se droguer à l'aide d'une seringue ni d'avoir des relations sexuelles multiples et répétées, comme les prostituées. Les enfants atteints guérissent le plus souvent naturellement s'ils sont contaminés. Les laboratoires ont cette fâcheuse tendance à la mythomanie chronique en se référant à des statistiques

---

[16] ces données sont publiées par ThinkLoveHealthy.com, Aluminium in Vaccines : History and Toxicity

inventées de toutes pièces par leurs services de communication, concernant la nécessité du vaccin hépatite B pour la population. Cette technique de l'exagération des données est employée fréquemment par les industriels de la pharmacie et les fabricants de produits phytosanitaires dans leurs « études » à destination du public, mais avec la nouvelle Loi sur le secret des affaires, cela ne posera plus le moindre problème, les laboratoires pharmaceutiques, les lobbys de toutes sortes, les banques, seront libres de tricher à volonté et nous n'aurons plus le droit de les dénoncer sous peine d'amende ou de peine de prison. La vérité est désormais devenue dans la « *France en marche* » vers la destruction de la liberté, de toutes les libertés, un crime.

L'hépatite B est un virus qui conduit à la cirrhose du foie, or les patients atteints par ce virus « *devaient être de l'ordre de vingt-cinq par an, contre près de neuf milles dues à l'alcoolisme... le risque de contamination dans la population française est de l'ordre d'un cas sur cinquante millions !*[17] » 1 sur 50 millions ? Quel est l'intérêt d'imposer un tel vaccin alors que l'on sait que ce vaccin provoque des maladies auto-immunes, maladies invalidantes, scléroses en plaques, la maladie de Charcot ou sclérose latérale amyotrophique (SLA), maladies des articulations, des muscles, de la thyroïde, de la peau, des reins, du système cardio-vasculaire, diabète et même le cancer à travers une leucémie. Où est le principe de précaution tant réclamée par les ministres de la Santé ? Pire, pourquoi le ministre de la Santé Philippe Douste-Blazy, médecin de surcroit, a-t-il autorisé des laboratoires à mener des campagnes de vaccination dans les écoles dès 1995 (exemple du laboratoire *SmithKline*), des vaccinations qui ont fait des ravages auprès de la population vaccinée dans les années 1990 contre une hépatite B qui guérit naturellement contrairement à l'hépatite C. Un des effets secondaires de ce vaccin est le déclenchement

---

[17] Jouvence Pratiques. Qui aime bien, vaccine peu !

d'une méningite (Vidal 23.2.5_Hépatite B), il est étrange de constater que les épidémies de méningites surviennent exclusivement dans les écoles, le vaccin contre l'hépatite B en serait-il la cause ? Et le plus sordide est de constater la mise sur le marché des vaccins contre la méningite de type B (comme par hasard) comme le Bexsero qui contient également 519 µg d'aluminium. On dit souvent que l'argent attire l'argent, mais ne devrait-on pas dire que les virus contenus dans les vaccins attirent des déclenchements de virus et de maladies auprès des patientes vaccines, et des non-vaccinés qui se trouvent à proximité des vaccinés diffuseurs des virus ?

Des enquêtes ont déjà prouvé d'après « *Qui aime bien, vaccine peu !* » et « *Le Dossier noir du vaccin contre l'hépatite B, mensonge d'État ?* » aux éditions du Rocher, que les campagnes médiatiques pour la vaccination contre l'hépatite B sont fondées sur « *le cousinage, la corruption, mais aussi sur la naïveté de personnes bien intentionnées... Un document interne de*

Pasteur-Mérieux, autre fabricant de ce vaccin, affirmait que : « Sur le marché de la vaccination, les adolescents sont un segment très porteur... Il faut dramatiser... Faire peur avec la maladie... »

Cette attitude confirme que les volontés économiques prévalent sur la santé véritable, et que la peur, cet outil bien connu des manipulateurs, est systématiquement employée pour tous les vaccins et entre autres, pour le vaccin contre la grippe saisonnière afin de pousser les citoyens à se faire vacciner avec un vaccin parfaitement inutile d'après de nombreuses sources scientifiques comme nous l'avons vu dans Pandora III. D'autre part, le rapport entre le vaccin contre l'hépatite B et la sclérose en plaques sert de rideau de fumée pour dissimuler et empêcher de reconnaître un nombre important de pathologies moins connues et jamais prises en compte dans les statistiques d'invalidité dues au vaccin :

— *« La réduction des cas d'accidents vaccinaux à la seule sclérose en plaques (elle permet de camoufler derrière la SEP (sclérose en plaques) une multitude d'autres pathologies, la plus grave notamment : la SLA,* maladie de Charcot ou Sclérose latérale amyotrophique (SLA)*ou les aplasies médullaires (destruction de la moelle) qui ont tué au moins une douzaine d'adolescents), d'éviter de comptabiliser les cas et donc de faire des recherches, d'économiser aussi sur les indemnisations (il y en a eu très peu, mais il y en a eu, preuve que l'État, au grand dam des laboratoires, reconnaissait l'accident post-vaccinal)*[18] »

Toute personne normalement constituée, ne se droguant pas à travers des seringues échangées, usagées et n'ayant pas des pratiques sexuelles à risques comme les prostituées, a une chance sur 50 millions de développer une hépatite B, alors, est-il encore nécessaire d'envisager cette vaccination ? Et pourquoi affoler les parents avec une maladie qui ne s'attrapera pratiquement pas ? Les parents sont une cible parfaite pour forcer la vaccination des enfants, à travers un vil

---

[18] http://vahineblog.over-blog.com/article-le-scandale-du-vaccin-contre-l-hepatite-b-113838246.html

chantage à la maladie et à la mort, qui fonctionne à tous les coups.

Les médecins qui proposent le vaccin contre l'hépatite B ou le HPV, sont-ils seulement conscients que les risques de développer des effets secondaires graves sont plus importants que de développer une hépatite B ou de déclencher une maladie auto-immune ? À nouveau, les laboratoires ont dissimulé ces faits et ont développé une campagne médiatique pointant du doigt les pratiques sexuelles des vaccinés pour se dédouaner de leur incompétence chronique à protéger des virus, mais surtout, à forcer la contamination des patients à travers les vaccins.

— *« Il n'est simplement plus possible de croire une grande part de la recherche clinique publiée, ou de compter sur le jugement de médecins émérites ou des directives médicales autoritaires et autorisées. Je ne prends aucun plaisir à cette conclusion que j'ai atteint lentement et à contrecœur au cours de mes deux* décennies de rédactrice/éditrice auprès du "the New England Medical Journal (NEMJ)" Journal de Médecine de la Nouvelle-Angleterre. » —

Docteur Marcia Angell,
médecin et rédactrice en chef du NEMJ.

— « Le complot contre la science est évident : une grande partie de la littérature scientifique, et probablement même la moitié, est tout bonnement fausse. Affligée par des études avec de maigres exemples, aux effets insignifiants, des analyses exploratoires invalides et d'importance douteuse, des conflits d'intérêts flagrants, réunies avec l'obsession de poursuivre les tendances à la mode, la science a pris un tournant vers l'obscurité. »

Docteur Richard Horton,

rédacteur en chef de la célèbre revue médicale The Lancet, considérée être un des journaux médicaux les plus bien respectés dans le monde[19].

L'ancien vice-président du laboratoire Pfizer, le Docteur

---

[19] https://yournewswire.com/pfizer-gardasil-vaccine/

Peter Rost, auteur des « *Confessions d'un Tueur à gages de la Santé* » a dénoncé les dangers du vaccin Gardasil, et affirme que Big Pharma a pour but de garder les gens en mauvaise santé.

En 2005 le Docteur John P.A. Loannidis, actuellement professeur à l'Université de Stanford, spécialisé dans la prévention des maladies, a publié l'article le plus largement consulté dans l'histoire de la Bibliothèque Municipale des Sciences (PLoS), intitulé : «

- « *Pourquoi les recherches et les découvertes scientifiques les plus publiées sont fausses.* »

Dans son article il expose :
— « *Il y a une augmentation publications des découvertes scientifiques les plus actuelles, qui sont fausses... Nous avons désormais une grande quantité de preuves et de déclarations d'experts qui viennent directement du domaine de la science, qui dépeignent un très joli tableau de la situation. La science a pris*

l'habitude d'instruire les médecins et de développer une médecine défectueuse. Nous bénéficions seulement d'études parrainées par de grands laboratoires pharmaceutiques, mais ces études ne sont pas conçues pour une vision panoramique, elles sont plutôt réduites et en faveur de leurs parrains. Elles ne sont pas conçues pour détecter les problèmes qui peuvent survenir des années ou même, des décennies après le début d'un traitement, ou examiner les risques de prendre un médicament durant de longues années. Personne ne semble jamais mentionner ou reconnaître les nombreuses études qui montrent clairement le risque significatif associé à nombre de produits industriels des laboratoires pharmaceutiques pour aider combattre les maladies... Ce qui est encore plus consternant est le manque de conscience de la part du grand public lorsqu'il s'agit de ces faits. Cette question ne va certainement pas être adressée au journal de 20 h, malgré les preuves accablantes pour la soutenir, quelques personnes refuseront même de regarder ou de reconnaître ces faits. C'est un grand problème, notre monde change et nous devons garder un esprit ouvert et être ouverts à de nouvelles possibilités sur la nature de notre monde. Nous sommes en 2015 et comme nous continuons à avancer, il y aura de plus en plus d'informations qui défieront les systèmes de croyances profondément tenus et enracinés dans les consciences.

Chacun doit bien observer les informations qui vont contre ce qu'il croit, en fait, il est nécessaire d'être attentif si nous nous souhaitons avancer et créer un monde meilleur pour nous-mêmes[20]. »

La médecine allopathique se dissimule derrière sa blouse blanche et se drape d'indignité en développant des argumentaires fallacieux basés sur un absolu scientisme, et nous sommes considérés comme « complotistes » parce que nous cherchons dans les traces de l'histoire de la science : la vérité ? Vous ne croyez toujours pas que Big Pharma ne vit que pour le

---

[20] https://yournewswire.com/pfizer-gardasil-vaccine/

profit ? Comment expliquer alors qu'environ « *100 000 traitements anticancéreux périmés ont été distribués entre 2007 et 2011 en Suisse et en France ? L'affaire touche la plupart des grands hôpitaux suisses,* remarque l'article, qui cite notamment l'Hôpital de l'ile de Berne, les HUG de Genève, l'hôpital de Bâle. *En tout, ce serait 2119 flacons périmés qui auraient été distribués en Suisse... En France, 98 820 flacons auraient été vendus aux hôpitaux pour un montant de 3 278 425 euros*[21]. »

Comment se fait-il qu'aucun contrôle n'ait été fait pour des médicaments « supposés » guérir du cancer ? De qui se moque-t-on ?

Autre exemple de scandale vaccinal et médical, le premier vaccin « *amélioré* » contre la poliomyélite, imposé à des centaines de milliers d'enfants, était porteur du virus de cancer SV 40 (provoquant la leucémie) aussi bien que le virus du sida. Il a contaminé

[21] http://www.epochtimes.fr/scandale-pharmaceutique-environ-100-000-traitements-anticancereux-perimes-ont-ete-distribues-entre-2007-et-2011-en-france-163911.html

98 millions d'Américains d'après le CDC[22].

Le premier vaccin contre la poliomyélite a été mis sur le marché aux États-Unis en 1955 par le Docteur Jonas Salk, un autre Dr Mengele, mais parfaitement official, 10 ans plus tôt un autre médecin américain prévenait contre les utilisations intempestives du DDT qui provoquaient justement, la polio. Salk n'en était pas à ses premiers essais sur des patients non consentants. Ainsi, il réalisa ses expériences sur la poliomyélite en vaccinant dans les orphelinats des enfants qui n'exigeaient aucune signature de consentement parental, puisque ces enfants n'avaient aucun parent.

C'est exactement ce qu'a fait en 2010, la *Fondation Bill & Melinda Gates*, entre autres, en Inde avec des étudiants garçons et filles avec le Gardasil ; enfants dont les parents vivants dans des régions éloignées étaient soit absents soit analphabètes. Pour plus d'information, j'ai publié cette information dans « *Pandora, la bible du*

---

[22] http://www.vaccines.news/2015-09-23-cdc-admits-98-million-americans-were-given-cancer-virus-via-the-polio-shot.html

vivre et laisser mourir » il y a quelques années. Les principales organisations non gouvernementales (ONG) internationales, telles que :

- l'Organisation mondiale de la santé
- La Fondation Bill & Melinda Gates
- PATH (Program for Appropriate Technology in Health, financé par la fondation Bill & Melinda Gates)
- GAVI (Alliance mondiale pour les vaccins et la vaccination, financée par Bill & Melinda Gates)

Ces ONG sont rendues coupables de crime de négligence en expérimentant le HPV (Gardasil et/ou Cervarix) sur des scolaires vulnérables, des étudiants alors que leurs parents n'avaient pas donné leur consentement éclairé, car ils n'avaient pas été informés des effets indésirables potentiels sur leurs enfants. Des enfants qui auraient dû être mis en observation après vaccination, alors qu'ils ont été vaccinés et tout simplement abandonnés à leur sinistre sort. 16 000 enfants, garçons et filles de la province de *l'Andhra Pradesh* en Inde ont développé des réactions extrêmement violentes après l'administration du vaccin HPV, allant pour certains jusqu'à la mort et la paralysie pour d'autres. Mais ce vaccin n'invalide pas seulement les enfants indiens, *Natural News* publie le 5 avril 2018 sous la plume de Lance D. Johnson[23] un article intitulé :

- « *Une décision de justice confirme que le vaccin Gardasil tue les gens... la preuve scientifique sans l'ombre d'un doute...* »

Une famille parmi tant d'autres, la famille Tarsell, a attaqué le gouvernement américain huit longues années contre le vaccin Gardasil qui a tué leur fille de 21 ans, Christina Richelle Tarsell, celle-ci « *est morte d'une arythmie induite par une réponse auto-immune* » suite à la vaccination du Gardasil (HPV), qu'elle a reçu seulement quelques jours avant son décès. Une décision de justice a été confirmée par le Ministère de la Santé et

---

[23] https://www.naturalnews.com/2018-04-05-court-ruling-confirms-gardasil-vaccine-kills-people-scientific-evidence-beyond-any-doubt.html

des Services à la Personne : le vaccin Gardasil de Merck provoque des problèmes d'immunité qui causent un affaiblissement spontané et/ou la mort du sujet vacciné[24]. Les parents de cette jeune fille, au regard des difficultés à soutenir ce cas devant la « *Vaccine Court* », se sont directement adressés au *Ministère de la Santé et des Services à la Personne* et après huit ans de combat, ils ont obtenu gain de cause. La Juge *Mary Ellen Coster Williams* a rendu une décision contraire à celle de la « *Vaccine Court* » contenue dans un document de 22 pages qui statue que l'étude d'un expert spécial pour analyser le cas de *Christina Richelle Tarsell* décidant que l'affaire ne valait pas compensation, valait en effet, compensation. Donc, le Juge Williams a déclaré :

— « *En accord avec la plainte, la décision de*

---

[24] https://www.activistpost.com/2018/04/hpv-vaccine-gardasil-kills-confirmed-by-court-ruling.html

http://www.gardasil-and-unexplained-deaths.com/
Dissenting Opinion by Justices Sotomayor & Ginsberg
https://www.law.cornell.edu/supct/html/09-152.ZD.html

> *l'expert spécialement attitré niant et refusant la*
> *compensation est ANNULÉE...* »

Pour la première fois, une décision de justice reconnaît la responsabilité du Gardasil dans un accident vaccinal mortel[25].

Le vaccin contre la polio du Docteur Salk a été déclaré d'utilité publique même si celui-ci avait provoqué 40,000 poliomyélites, et qu'il avait paralysé de manière permanente les orphelins vaccinés, ayant tué au moins 10 d'entre eux. Tous les accidents vaccinaux et les décès ont été minimisés dans tous les rapports officiels par les mêmes autorités qui ont orchestré cette atrocité. Ce drame a été baptisé « *The cutter incident*[26]. »

---

[25] https://www.naturalnews.com/2018-04-05-court-ruling-confirms-gardasil-vaccine-kills-people-scientific-evidence-beyond-any-doubt.html

[26] http://www.livinghistoryfarm.org/farminginthe.../pests_03.html

http://bit.ly/1OLcFgG

http://bit.ly/1P6zShV

http://bit.ly/1DKDb3v

http://bit.ly/1Ml3rpX

Nous rencontrons aujourd'hui les mêmes méthodes mafieuses employées par Big Pharma concernant les vaccins hépatite B, Gardasil, polio, rougeole... La vaccination est une suite de faux succès et de mensonges scandaleux qui ont permis au cartel pharmaceutique d'assassiner, d'handicaper, de détruire la vie des citoyens du monde en toute impunité, dans le but exclusif d'une dépopulation contrôlée et de s'enrichir à milliards. L'histoire de la science, la vraie, nous prouve au quotidien ces mensonges, ces collusions, ces méthodes mafieuses, ces corruptions politiques entretenues et répétées. En France, en 2018, nous assistons au massacre des Innocents à travers une « Salommé/Agnès » qui danse la danse des 7 voiles pour séduire l'érodé Macron et ses faux dieux trompeurs, qui doit exécuter le premier né de chaque famille à travers les vaccins afin d'éviter, semble-t-il, la venue d'un messie, sauveur de cette humanité diminuée, sinon,

http://bit.ly/1WEHYzR

http://1.usa.gov/1mEozNJ

pourquoi ce massacre ? La Franc-Maçonnerie, ennemie jurée du christianisme triomphe ici avec ce gouvernement anti citoyens. L'histoire est une boucle qui s'inscrit dans l'éternel recommencement. On comprend mieux la volonté des socialistes à vouloir éradiquer Dieu et son histoire à travers toutes ses représentations en France. En supprimant l'histoire biblique, ils suppriment les références dont ils s'inspirent pour commettre leurs crimes contre l'humanité à travers les vaccins.

Autre temps, autres méthodes de dépeuplement, mais toujours les mêmes mensonges.

Nous qui cherchons la vérité, sommes en effet dangereux pour l'industrie pharmaceutique qui se fiche de la santé des citoyens et qui pense davantage a conserver un ascendant sur l'ignorance en forçant les états démocratiques à voter des lois antidémocratiques pour justement forcer des vaccinations inutiles et dangereuses pour nos enfants et les enfants du monde.

Nous vivons une époque Formi... diable !

VII

RUDOLF STEINER,
L'ISLAMOPHOBE ?

Il est très pénible de devoir répondre à la bêtise et à l'ignorance, car le niveau de connaissance de l'un se heurte à l'absence de connaissance de l'autre ce qui a pour conséquence de mener aux pires conflits d'idées et aux malentendus ridicules.

L'absence de savoir mène inévitablement à une fermeture d'esprit, dans ce cas, comment peut-on dialoguer avec celui qui ne sait pas et qui assène de fausses vérités sous prétexte d'être persuadé d'être dans le vrai ? Il n'y a rien de pire que l'idiot qui veut donner des leçons au sage, et quand je parle de sage, je parle de Rudolf Steiner.

Les racistes et les suprématistes, qu'ils soient blancs ou noirs, n'ont pas la moindre notion d'ethnologie, ils hurlent à la supériorité d'une race sur l'autre sans rien y connaître, sans comprendre que la race relève du mythe plus que de la science. Des blancs sont racistes contre d'autres blancs, des noirs contre d'autres noirs, des Asiatiques contre d'autres Asiatiques, il n'y a aucune logique dans la haine, et tant que nous n'accepterons pas que nous soyons tous issus de la même origine, une origine humaine, aucune concorde ne pourra se répandre sur la terre, d'ailleurs, cherche-t-on vraiment cette concorde.

Jusqu'à présent, personne parmi les ennemis de la vie et des enfants n'a pu contredire mes livres, et les preuves flagrantes qui les accompagnent. Mais aujourd'hui, ils ont trouvé une faille et celle-ci porte le nom de Rudolf Steiner, pour lequel j'ai la plus grande admiration.

— « *Les esprits éclairés d'aujourd'hui considèrent comme superstitieux de voir des puissances spirituelles à l'œuvre dans les phénomènes naturels. Ils ne se doutent pas le moins du monde que des esprits démoniaques sont actifs dans tout le domaine de la technologie créée par la race humaine. Il leur sera difficile de le voir parce que ces puissances agissent dans la volonté — et je vous ai souvent dit que la volonté est endormie. Elles agissent à un niveau inconscient et s'emparent de l'esprit humain. »*

Lisez-vous ici le discours d'un islamophobe ou celui d'un être humain qui tente de mettre en garde l'humanité contre les forces obscures, les mêmes qui aujourd'hui, s'acharnent à vouloir me faire passer pour un islamophobe à mon tour, pour me séparer de mes amis musulmans pour lesquels je suis engagé de la même façon que pour mes amis juifs et chrétiens.

Il est certain qu'il est difficile de comprendre qu'un homme puisse voir en un autre homme, un ami plus qu'un ennemi sous prétexte qu'il serait d'une autre origine sociale, culturelle et religieuse. Cela déplait fortement à nos empoisonneurs, à ceux qui assassinent nos enfants, vos enfants, et qui s'acharnent à vouloir créer des clivages pour nous séparer, comme ils le font à présent. Je comprends qu'il s'agit ici d'une attaque motivée par le désespoir de vouloir atteindre la vérité, de la dénigrer, c'est pourquoi nous allons tenter de la rétablir.

— Si les hommes ne savent plus lire les messages de la source divine, ils ne peuvent pas comprendre Rudolf Steiner, qui est l'un des plus grands esprits de notre temps et il est connu des éveillés qui savent saisir la profondeur de sa pensée pour tenter d'augmenter leur taux vibratoire. Il est parmi les premiers à évoquer le pouvoir des forces occultes des mondes invisibles dans le monde visible et qui s'acharnent avec force à contrôler notre inconscient qui agit malgré nous sous les directives de ces démons extrêmement puissants qui nous entourent.

La psychanalyse est l'une de leurs inventions pour effacer les traces de leur possession des êtres humains. Elle détermine avec des termes savants la pathologie approximative d'un sujet :

— Tiens, celui-ci est schizophrène, alors qu'il est possédé par des forces occultes et des entités profondément malveillantes.

Mais il est interdit d'évoquer ces forces invisibles, agissantes dans le monde visible, le nôtre, elles doivent rester secrètes pour leur laisser le champ libre d'agir afin d'étendre leur pouvoir sans limites. Les francs-maçons font des messes bien obscures et mènent des rituels secrets sordides, de plus en plus de personnes sont informées, des scandales éclatent, comme le « Pizza Gate » outre-Atlantique ou les « ballets roses » en France et en Belgique, mais chaque personne qui parle de forces occultes est qualifiée d'hurluberlu pour lui couper la parole et le rendre ridicule, briser la voie de la vérité pour la mener vers la folle incohérence.

Que chacun pense ce qu'il veut sur ces mondes auxquels nous appartenons et que nous ne voyons pas, mais le mal est non seulement puissant, mais agissant dans le monde visible. Pourquoi les enfants disparaissent-ils, pourquoi tant de pédophilie, pourquoi les pédophiles connus sont-ils protégés par notre système, pourquoi tout cela ? Et c'est moi l'Islamophobe ? Dans « *Lucifer et Ahriman* », Rudolf Steiner déclare :

— « *Aujourd'hui, les puissances démoniaques remuent à leur gré dans tous les produits de la technologie : leurs activités s'étendent jusque dans la sphère de la volonté humaine, mais les êtres humains ne sont pas encore prêts à le reconnaître... Dans les anciens temps, les esprits perçus dans les phénomènes de la nature étaient lucifériens ; les esprits actifs dans les machines dans tous les produits de la technologie sont ahrimaniens.* » Tout ce qui est « transhumaniste », homme augmenté et robotisation est de l'ordre d'Ahriman, tout ce qui brise l'homme et sa capacité à devenir meilleur est ahrimanien, car l'homme est au service non pas de dieu, mais de ceux qui tirent les ficèles. Ahriman nie l'existence de Dieu pour créer sa propre religion, celle de l'esclavage humain matérialiste.

— Mais que dire de Lucifer, et c'est justement là que l'incompréhension sur la philosophie de Steiner survient. La puissance de Lucifer réside dans sa capacité à exciter chez l'homme ses passions, mais également ses erreurs, ses fausses croyances en de faux prophètes, de faux dieux, mais également de le pousser à être orgueilleux, vaniteux, pompeux et gonflé d'ignorance. On le voit dans l'attitude de ceux qui nous gouvernent, de ceux qui nous attaquent, perclus d'orgueil comme de rhumatismes ils sont dans la haine et la destruction. Cette destruction dont se nourrissent les démons et les diables qui contrôlent cette humanité en souffrance. Lucifer favorise chez l'homme la conception des religions et des sectes qui sont là pour canaliser les énergies humaines vers des buts orientés vers les puissances du mal, même si la foi peut parfois permettre à certains de se détacher de ce piège qui mène l'homme loin de lui même. Lucifer est le porteur de lumière comme Prométhée, il apporte la connaissance aux hommes, il les fait grandir et les élève, mais dans un but unique, celui de le servir lui plutôt que Dieu.

— Le titan Prométhée a volé le feu de la connaissance à Zeus pour l'offrir aux hommes et leur permettre d'exister pour eux-mêmes en se détachant des dieux, la différence est infime, mais fondamentale, c'est cela le message de Steiner, hommes de bonne volonté détachez vous des mirages et des illusions pour vous plonger en vous même et éveiller en vous le dieu qui sommeil, cela fait-il de lui un islamophobe ?

- « *Les êtres humains s'entourent donc eux-mêmes d'un monde ahrimanien qui se développe de façon tout à fait autonome. Vous percevrez cette tendance dans l'évolution humaine. D'un monde luciférien qui influence encore leurs esprits conscients et détermine leurs destinées, les êtres humains sont entraînés dans un monde ahrimanien. Et aujourd'hui, cela se produit à une vitesse très rapide* » grâce à la technologie.

Ne voyez-vous pas la jeunesse prisonnière des téléphones mobiles, des tablettes et de tous les outils informatiques ? Ils sont tellement prisonniers de la machine et des réseaux sociaux, que si une bagarre éclate devant eux au lieu de séparer les excités, ils sortent leur Smartphone et les filment dans l'espoir qu'il y aura du sang et pires. Ils ne sont pas à la recherche de la concorde de l'humanité, mais de la sensation de cette humanité, et plus elle sera violente en sensation, plus elle sera privilégiée. Voilà où réside le pouvoir de Satan, dans l'orgueil, la vanité, la fierté, le sensationnel au détriment de la vie elle-même, jusqu'au détriment de la nature. Et cela s'étend à tous les domaines, comme celui de la médecine qui rend les laboratoires pharmaceutiques, « *prosaïques et philistins* », ils sont là à nous imposer leur volonté, à nous la présenter comme vraie et indispensable, alors qu'elle nous traine dans la déception et le mensonge, exactement comme notre président et ses sbires de ministres. En effet, je peux comprendre les amalgames que des personnes simples loin de la compréhension de Rudolf Steiner font de ses paroles spirituelles d'une profondeur sacrée. Sa pensée philosophique, est j'en conviens, difficile à comprendre pour les propres détracteurs de Steiner qui ne le connaissent pas, qui ne le comprennent pas, alors un gamin masqué qui croit faire le malin sur YouTube en parlant de Steiner sans rien y comprendre, et en citant mon nom pour me salir, sincèrement, c'est le grand cirque Bouglione avec ses clowns et ses pitres qui nous font hurler de rire, avec dans la voix des trémolos, mais alors très « molo », affligeant. Comme je regrette parfois de ne pas avoir un ennemi solide, un Moriarty avec un esprit brillant, malheureusement, nous sommes systématiquement confrontés à la bêtise de peu d'esprit et à l'humour OGM, celui qui pourrit les mots. Steiner est un homme contestable et contesté, mais par qui ? Steiner est contesté par des ignorants, par des malveillants, par des néo nazis qui s'acharnent à le faire passer pour ce qu'il n'est pas. Des néo nazis de la pensée unique, qui l'ont déjà empoisonné une fois, cherchent à détruire l'œuvre d'un génie en prélevant des fragments de ses compositions spirituelles pour détruire le travail de toute une vie consacrée à l'humanité. Steiner est non seulement l'un des meilleurs pédagogues amoureux du vivant du début du XXe siècle, mais il est aussi l'un des plus grands philosophes modernes à l'extraordinaire étendue des connaissances et des savoirs.

Les nouvelles attaques qui lui sont adressées aujourd'hui par des êtres de peu de foi se situent sur une base fort simple et manipulée avec la plus grande faiblesse intellectuelle et morale de la part de médiocres manipulateurs qui tentent de faire de Steiner un islamophobe, ce qu'il n'est pas. Et que dire de tous les grands penseurs et philosophes du XVIIIe siècle et de leurs propos sur les noirs et l'Islam ? La liste des citations et aphorismes est longue et pavée de toutes les intentions les plus discutables aujourd'hui, mais, nous devons admettre, autres pensées, autre temps :

-     « *Les êtres humains s'entourent donc eux-mêmes d'un monde ahrimanien qui se développe de façon tout à fait autonome. Vous percevrez cette tendance dans l'évolution humaine. D'un monde luciférien qui influence encore leurs esprits conscients et détermine leurs destinées, les êtres humains sont entraînés dans un monde ahrimanien. Et aujourd'hui, cela se produit à une vitesse très rapide* » avec l'avènement de la technologique mécanique et magnétique.

Steiner, ce génie, a touché à tout, et il a développé sa conscience pour tenter d'éveiller cette humanité toujours disposée à se plaindre des génies qui pointent du doigt les erreurs faussement modernes dans lesquels les arhimaniens les plongent. Savez-vous que Rudolf Steiner est l'un des pères de l'agriculture biodynamique et raisonnée, et que son travail sur le sujet est mis en pratique aujourd'hui en Inde avec le plus grand succès ? Les ingénieurs agronomes indiens ne disent pas Steiner, mais Dr Steiner, lorsqu'ils évoquent son nom et son travail.

En France, un clown masqué fait une vidéo pour faire passer Steiner pour un islamophobe, et il a la naïveté de croire me blesser et faire de moi un ennemi de l'Islam, m'atteindre ou détruire mon travail de recherche simplement parce que je comprends ce philosophe mieux que celui qui l'attaque, mais est-ce seulement sérieux ? Le croyez-vous vraiment, vous qui me suivez, vous, hommes et femmes de bonne volonté, perdrais-je mon temps à haïr mon prochain alors que j'ai tant à faire pour le sauver des griffes de Big Pharma ?

Steiner = islamophobe, donc Jandrok = islamophobe, quelle extraordinaire réduction « syllogique » que pratiquent les fats frappés de plein fouet par la crétinerie chronique des lâches qui se cachent derrière un masque sans jamais avoir le moindre courage d'assumer leur propre mensonge. Ils ont peur, certes, mais de qui, de quoi ? Des musulmans peut-être, qui, dès qu'ils réaliseront qu'ils ont été abusés par ce sinistre individu lui feront sa fête à la Saint-Jean. Alors, amis, amies, frères et sœurs, où avez-vous lu que j'étais islamophobe, dans quelle vidéo ai-je montré cette islamophobie, dans quel livre que j'aurais écrit ?

Tout cela est de la propagande diffamatoire pour contrôler l'esprit des plus faibles à travers des mensonges de ces suppôts diaboliques qui ne cherchent que la destruction de la pureté et de la vérité. Si je me mets à penser comme ce concombre masqué, ce sinistre individu ignorant de la réalité de Steiner, je dirais donc que Hadj Amin Al Husseini (1895-1974) est un nazi, leader arabe et grand mufti de Jérusalem qui a soutenu les nazis contre les juifs en collaborant à leur propagande de destruction durant la guerre 39/45, mais a-t-on dit des Palestiniens qu'ils étaient des nazis ? A-t-on dit que les Arabes étaient des nazis ? Il serait trop facile de mettre tout l'islam du côté des nazis, et pourtant, chacun sait que c'est faux et que les Arabes ne sont pas des nazis, la preuve, DAESH n'a jamais montré la moindre hostilité envers l'État d'Israël, malgré tous ses crimes commis justement contre des musulmans, mais pas les bons, parce qu'il y a les bons musulmans qui peuvent continuer à vivre et les mauvais qui doivent mourir. Personne ne parle de cette islamophobie primaire pratiquée par une partie de l'Islam et pourtant, elle fait des millions de morts depuis la guerre d'Irak.

Me traiter d'islamophobe à travers Steiner prouve la mentalité vicieuse et perverse de ceux qui s'en chargent, alors que mes meilleurs amis sont musulmans et même croyants, je n'ai pas ici à en dresser la liste, et ceux qui me suivent le savent, je les nomme souvent. Je défends les enfants, tous les enfants de la terre, alors que ceux qui m'attaquent qui défendent-ils au juste ?

Les laboratoires qui fabriquent des bombes chimiques pour gazer les Kurdes en Irak, les Syriens dans les villes assiégées ? Dites-moi, qui est le plus islamophobe, celui qui prend la défense des musulmans ou ceux qui les détruisent et qui s'acharnent à détruire la vérité pour qu'elle n'émerge pas ?

Steiner n'est pas et n'a jamais été islamophobe, c'est une nouvelle propagande pour briser la pensée d'un des plus grands esprits de notre temps qui ne cherche qu'une chose, permettre à l'humanité de s'élever et c'est exactement le combat que je mène, aider toute l'humanité à s'affranchir des malveillants qui la freinent par leurs mensonges et leurs méchancetés.

On reproche à Steiner des paroles faussement interprétées tout simplement parce que celui qui les a prononcées l'a fait avec un degré de connaissance extrêmement élevé et sur des bases qui ne sont pas connues des autres, c'est là tout le problème de la connaissance face à l'esprit étriqué de l'ignorance. Je suis navré d'utiliser ces termes, mais si deux esprits étaient à égalité dans le savoir, il n'y aurait pas la moindre querelle. Je peux comprendre cette mauvaise interprétation, car Steiner est difficile à lire autant qu'à comprendre et il faut un certain apprentissage pour y parvenir, comme il faut un apprentissage pour comprendre la pureté de l'Islam.

Les termes dans la culture occidentale et dans la culture du Moyen-Orient n'ont pas la même résonnance pour ceux qui sont originaires de l'un ou de l'autre côté de la méditerranée, ils peuvent prêter à confusion pour les esprits justement à faible fréquence, qui interprètent à tort et sans raison aucune. Si l'on parle d'un maître dans les domaines de la philosophie et de la spiritualité, il faut être capable de comprendre les principes mêmes de cette science spirituelle, si ce n'est pas le cas, il est inutile de créer des débats stériles faits pour justement séparer les hommes de bonne volonté.

Si de mon côté je devais analyser le coran, et si je prenais au hasard une sourate, une Haddith, cela suffirait-il à résumer l'Islam ? Si j'en crois celui qui a fait une vidéo en affirmant que Steiner est non seulement islamophobe comme je le serais, alors je serais effectivement un pauvre imbécile me contentant de quelques lignes, de quelques paroles pour résumer toute une religion, ce que je ne fais pas comme chacun le sait. Imaginons un instant qu'une simple sourate me permette de juger l'Islam, serais-je un sage ou un démon ? Biens sûr, je vais entendre hurler mes frères musulmans qui me diront :

— *Bien sûr que non, tu ne peux pas, il est impossible de résumer l'Islam à partir d'une sourate prise au hasard ou d'une Haddith.*

Alors pourquoi pour l'Islam est-il nécessaire d'étudier longuement le Coran et pour Steiner, suffit-il qu'un jeune homme masqué décrète une insanité pour qu'elle soit vraie ?

Nous vivons une époque formi... diable !

VIII

LA TRAITRISE DES ÂMES FAIBLES

Depuis un certain temps, j'ai pu constater un fait étrange au sein de la communauté des sonneurs d'alerte, c'est plutôt un sentiment, comme une émotion inachevée, une impression de sédition et de traitrise inspirée par un autre sentiment, la jalousie. Balzac dans « *Mémoires de deux jeunes mariées* » disait de la jalousie :

> - « *Le monde porte à la tête. On prodigue les fleurs de son esprit et de son âme, son temps le plus précieux, ses efforts les plus généreux, **à des gens qui vous paient en jalousie et en sourires, qui vous vendent la fausse monnaie de leurs phrases, de leurs compliments et de leurs adulations**.* »

En clair, « *Mon bon Monsieur, apprenez que tout flatteur vit au dépens de celui qui l'écoute* », disait la Fontaine, dans sa célèbre fable, le Corbeau et le renard, et ne s'aperçoit pas dans sa vanité, du piège que lui tend le jaloux, qui dissimule en lui-même des frustrations inavouées, comme celle de ne pas réussir comme un autre. Son insécurité et son manque de confiance, sa peur de ne pas être à la hauteur éveille en lui-même la peur panique de ne pas être capable, alors que l'autre, celui qui est jalousé ne lui est pas supérieur, mais il a abandonné ses peurs primales pour avancer librement vers l'avenir. Le jaloux et la jalouse sont des êtres souffrants qui font souffrir les êtres pour ne plus être seuls à souffrir et sans mesurer la douleur et la peine qu'ils provoquent chez leurs « victimes », alors que la principale victime, c'est lui, c'est elle. Le jaloux fait une fixation sur sa compétence douteuse ou avérée, et ne supporte pas que d'autres puissent, par leur seule présence, exister et les mettre en second plan d'une médiocre scène internet ou médiatique, ou encore en troisième place du palmarès des intervenants les plus populaires. La conséquence est terrible, le jaloux se transforme en prédateur et même si c'est un imbécile, sa mission est simple, cibler et détruire.

Les jaloux et les jalouses sont légions autour de nous et je les connais depuis longtemps, je les laisse faire, mais bientôt ce sera la moisson des têtes coupées, qu'ils se le disent, qu'ils soient ici ou là-bas n'a pas d'importance, ma patience a des limites comme tout un chacun, et je suis arrivé à un âge où l'on a plus la moindre tolérance pour la méchanceté gratuite et la bêtise qui s'acharnent à détruire les informations destinées à sauver les enfants par leurs mauvaises actions.

Tant que l'on ne fait pas usage d'une logique impartiale et d'un sentiment absolu de vérité, on ne peut atteindre cette vérité splendide qui nous permet de grandir et de nous élever au rang d'hommes de bonne volonté emplis de la plus profonde bienveillance.

Comment expliquer cet exercice auquel je me livre sans parler de ma propre expérience non pas pour m'en plaindre, mais pour démontrer combien la bassesse vient des pires sentiments que le malin s'acharne à réveiller en nous. Dernièrement, un homme que je croyais mon ami s'est révélé sous son vrai visage, celui du traitre à la cause de la vérité. Nous étions en conversation privée à travers un Skype et celui-ci enregistra plus d'une heure de conversation en toute illégalité morale et juridique. Pourquoi avait-il fait cela et surtout pour qui, car l'homme après un tel acte de lâcheté ne me semblait pas posséder l'intelligence subtile d'un manipulateur patenté. J'avoue avoir été sur le coup très en colère, car celui que je croyais mon ami était devenu un véritable Iago. Si vous ne connaissez pas ce sinistre personnage dont la malveillance est légendaire depuis 4 siècles dans les arts de la scène, lisez, je vous prie, *Othello* de William Shakespeare, et je suis certain que vous retrouverez ce protagoniste dans votre entourage proche et lointain.

En effet, cette nouvelle méthode d'enregistrer une conversation en sein privé est faite pour piéger, pour prélever des fragments de conversation à utiliser contre le ou les protagonistes qui sont entrainés dans ce piège. On peut faire dire tout et son contraire à quelqu'un en prenant des fragments de conversation, et comme la plupart des gens ne comprennent pas Steiner comme je le comprends, car ils n'en saisissent que quelques phrases prises dans une conférence complète et riche. Moi qui fais des vidéos pour informer mes frères humains, moi qui publie des livres et qui travaille avec acharnement, si des malveillants prennent des fragments de discours, ils détournent d'autant le discours, c'est un exercice des plus simples.

— Je discutais dernièrement avec un ami musulman sur le Coran et celui-ci me dit :

— *Philippe, tu ne peux pas expliquer le Coran en prenant des sourates au hasard, car elles se suivent toutes.*

Tout était dit. Aujourd'hui, je regardais un documentaire sur Ispahan, en Iran, et je n'ai pas vu un peuple de sauvages comme présenté par les États-Unis, Israël, la

France... mais une nation de culture passionnée par la musique et la poésie traditionnelles, où étaient les diables musulmans, les islamistes, sans doute y en a-t-il, mais doit-on juger un peuple sur ses extrêmes ? Dans ce pays les études sont gratuites pour tous, et ces gens seraient des sauvages parce que les Occidentaux le disent ? Si nous avions conservé un tant soit peu de culture traditionnelle, nous serions évolués, alors que nous ne cessons de développer l'ego et les pires sentiments au lieu de continuer à faire vivre la pensée des grands poètes du passé. Je sais qu'il y a de la bienveillance dans le cœur du peuple iranien et je sais combien la malveillance est puissante en Occident sous prétexte de bons sentiments. Mais reprenons notre exposé, j'ai pu constater que les forces du mal s'acharnent sur les sonneurs d'alerte et les chercheurs de vérité, mais un tel acharnement prouve qu'elles sont affaiblies et qu'elles perdent le contrôle de l'humanité. Si nous devenons des cibles, nous devons nous armer de patience contre ces attaques systématiquement motivées par la haine et la peur. La peur de quoi me demanderez-vous ? La peur de la prise de conscience, car l'humain est habité par le génie, ce génie qui manque justement à ces « mal-agissants ». À travers le génie humain se développe les plus belles élévations, de la « Joconde » à la salière de François Ier, de l'abbaye de Citeaux au Réquiem de Mozart, de la Cathédrale de Strasbourg à « la Mort de Sardanapale », du « dormeur du val » au « Livre de St Michel » jusqu'à « l'origine du monde », que seul l'homme est capable de créer. L'homme, pure création de la Source est son reflet absolu, est-ce pour cela que l'on doit éteindre cette étincelle en lui ? Pour l'empêcher d'atteindre son but ? Le Dr Christian Tal Schaller déclarait dans une conférence avoir traité une enfant géniale qui à trois ans faisait des équations mathématiques, mais après un vaccin, la petite avait perdu son génie, il avait disparu. Est-ce à quoi servent les vaccins prétendument vendus pour améliorer la santé, et les voilà qu'ils la détruisent à travers une organisation machiavélique, mais surtout, ils retirent à la Source son droit d'exister à travers nos enfants. Le vaccin retire l'âme du divin insufflée par la source en l'homme, c'est désormais prouvé. Par chance, je travaille dans un domaine où la science contredit les mensonges scientistes des contradicteurs désespérés et désespérants de 16 à 77 ans, manipulateurs pervers qui tentent de se faire passer pour victimes, après avoir déclaré les pires horreurs contre les intérêts humains ; c'est le cas actuellement sur les réseaux sociaux, plus c'est jeune, plus « *ça parle bête* » comme on dit en Alsace, et plus ça chiale quand ça prend une claque, les gamins appellent papa et maman à la rescousse, incapable de se défendre eux-mêmes. Ça se prend pour des adultes, mais il faudrait encore leur mettre la culotte ! La parfaite illustration de la lâcheté, et le pire, c'est que l'on en parle dans les grands médias ; et les parents viennent donner des leçons de morale à la télévision pour défendre leurs affreux petits monstres en détournant le fond du problème pour mener des croisades partisanes. Mais des parents désespérés de voir leurs enfants devenir autiste ou couverts de cloques, ou victimes des plus terribles infections depuis des semaines à la suite des injections obligatoires, ces enfants là ne voient jamais leurs parents les défendre sur les plateaux TV où l'élite malfaisante à ses entrées, vous êtes-vous demandé pourquoi et à quoi cela rime-t-il ? Tout est fait pour détourner le regard de la vérité et pourtant, il est donné à tout homme de sentir et de comprendre la vérité, Steiner disait dans l'*Anthroposophie* que :

— « *Le sentiment de la vérité est, en effet, le magicien qui ouvre « l'œil de l'esprit » même à ceux qui, au début, ne voyaient rien de ce dont on leur parle. Ce sentiment agit dans l'ombre ; l'âme ne voit pas, mais, grâce à lui, la puissance de la vérité s'empare d'elle, et, peu à peu, en la pénétrant, éveille en elle le « sens supérieur ».*

Éveillez vos sens supérieurs et ne vous laissez pas influencer par les sirènes et les faux prophètes, ceux qui vous effrayent avec la guerre, avec les maladies, avec le chômage, avec les aliens et l'Ufologie qui amènent les pires fantasmes et les peurs les plus effrayantes. Et si nous étions les vrais aliens, personne ne parle de cela, et si ces fameux aliens étaient présents sur la terre avant nous ? Qui peut le dire, vous en savez quelque chose vous ? Ou sont-ce seulement vos convictions personnelles, parce qu'avec des convictions personnelles, Hitler aidé des puissances occidentales a fait la seconde guerre mondiale avec les massacres et les horreurs qui l'ont accompagné.

Pourquoi aujourd'hui Steiner est-il diabolisé ?

Tout simplement parce qu'il parle des forces invisibles agissantes dans le monde visible. Et tous les mauvais sentiments, la jalousie, la haine sont motivés par les puissances spirituelles obscures. Il y a parmi nous, sans que nous le sachions des mages blancs, mais surtout des mages noirs qui manipulent la société des hommes en revêtant le masque des plus grands défenseurs de l'humanité.

Ne soyez pas inquiets, je ne suis ni un mage noir, ni un jeteur de sort, mais ils existent, j'en connais même certains, nous savons qui ils sont et j'ai la chance d'être entouré de véritables chamans et de grands guérisseurs versés dans les mondes spirituels pour bâtir des murs de défense pour les empêcher de nous atteindre. Alors comment font-ils, comment se manifestent-ils ? Ils utilisent le « channel », ils passent à travers des intermédiaires conscients ou pas, des gens manipulables et faibles d'esprit pour nous atteindre et nous faire sombrer dans des manigances sordides de traitrise et de lâcheté. Il y a dans notre espèce humaine, et de tout temps, des êtres bien misérables qui agissent souvent pas dépit plus que par nécessité. Ils sont souffrants, mais leur peine ne justifie pas pour autant leurs mauvaises actions. Je sais combien la Bible devient une sorte de « *Mein Kampf* » à bannir de notre culture depuis les socialistes francs-maçons, mais les ruses du malin y sont pourtant décrites avec précision :

-     « *Homme plein de toute espèce de ruse et de fraude, fils du diable, ennemi de toute justice, ne cesseras-tu point de pervertir les voies droites du Seigneur ?* » remplaçons Seigneur, par Vérité :

— « *Franc-maçon plein de toute espèce de ruse et de fraude, fils du diable, ennemi de toute justice, ne cesseras-tu point de pervertir les voies droites de la vérité ?* »

Voilà ce qu'ils sont devenus ces hommes et ces femmes, qui entretiennent leur monstrueux ego à travers méchancetés et traitrises pathétiques, ils et elles s'amusent avec l'humanité pour la rendre encore plus sotte et malveillante afin de renforcer les puissances du mal et pourquoi feraient-elles cela ?

Pour justement empêcher les hommes de s'éveiller dans cette vie et dans l'autre, pour les pousser dans les affres sans fond de la misère pour les garder sous contrôle dans cette vie comme dans la mort, car la vie ne s'arrête pas lorsque le corps s'éteint, il existe un monde insoupçonné où l'esprit est vagabond, où il voyage à travers les mondes jusqu'à la nuit sans limites, un monde de liberté et de joie, alors si je me réfère parfois à la Bible, je ne défends pas le principe de souffrance chrétien dans le monde des vivants pour gagner le paradis, car le paradis est ici, dans ce monde où nous éprouvons les sentiments, la joie, l'amour jusqu'à l'orgasme, sensation sublime et inexplicable qui relie le corps à l'âme l'espace de quelques secondes.

Ces malveillants sont là pour nous parasiter, pour se glisser dans la peau d'un suppôt malfaisant, tout sourire et fausse bienveillance avec dans l'intention, celle de nous trahir et de nous tromper.

Ne croyez pas qu'il s'agisse ici d'une farce, ou d'une vision paranoïaque, les démons des mondes invisibles sont bien dans le monde visible et agissant, alors ne vous laissez pas prendre par leurs manigances et leurs mensonges et ne faites plus confiance à personne, les conversations privées sont enregistrées par ces voyous et ces lâches, comme si Big Brother ne suffisait pas, ils ont leur chien de garde qui se disent sonneur d'alerte et qui sont au service de ces sectes diaboliques qui sont bien plus nombreuses que vous ne pourriez l'imaginer, et ce combat contre les forces du mal, nous le menons depuis la nuit des temps, mais les énergies sont mouvantes et elles commencent à tourner en notre faveur, enfin, la moisson arrive...

Nous vivons une époque formi... diable !

IX

Conférence sur le Mumble
Le 3 novembre 2017

UN RÉSUMÉ BIEN UTILE À L'OMBRE DE LA VÉRITÉ

Allemagne : la Censure est désormais pleine, entière et officielle et les tribunaux réécrivent l'Histoire par Judith Bergman, le 29 octobre 2017.[27] L'Allemagne a exprimé le désir que sa nouvelle loi soit copiée par le reste de l'UE. Les salariés des médias sociaux sont officiellement devenus une police de la pensée. L'État leur a délégué le pouvoir de recadrer le tout-venant sur le sujet politique et sociétal ; eux seuls décident désormais qui est autorisé à parler et de quoi. Dans ces conditions, la liberté d'expression n'est plus rien d'autre qu'un conte

---

[27] https://fr.gatestoneinstitute.org/11239/allemagne-censure-officielle

de fées. Tel serait le but recherché, tel est celui qu'impose le président français à la nation mère de la Révolution de 1789. Abolition des droits sociaux et humains, mépris des acquis de la révolution, destruction de la nation et de la culture d'un pays qui a illuminé le monde par sa grandeur passée :

— « *Viendra un temps où l'on développera des vaccinations qui pourront empêcher les tendances à la spiritualité... Ces inoculations auront une influence telle sur le corps humain, qu'elles l'amèneront à refuser d'accorder la moindre place aux tendances spirituelles de l'âme... Je vous ai averti que les esprits des ténèbres vont inspirer les humains... pour la mise au point d'un vaccin qui, dès le plus jeune âge, extirpera de l'âme toute tendance à la spiritualité... ces tendances qui ne sont que folies aux yeux des matérialistes* ».

Rudolf Steiner

« *La chute des esprits des ténèbres* », Lecture 13,

Dornach, 27 Oct. 1917

LE VENT TOURNE

« Maintenant je suis maudit, j'ai horreur de la patrie.
Le meilleur, c'est un sommeil bien ivre sur la grève. »

Arthur Rimbaud,
« *Mauvais sang* », avril-août 1873

C'est dans la pénombre de mon laboratoire à idées, dans cet atelier des mystères dévoilés que j'entends cogner les bruits sourds de la raison, gommés par l'imprégnation malveillante et perverse des puissants. Ils sont là, invisibles, autour de moi, ils m'espionnent à travers les webcam, les TV connectées, à travers le réseau internet, les « trolls » et les faux amis, armés des pires mauvaises intentions et des meilleurs conseils, et le Linky, diabolique boitier système qui grille les cerveaux à travers les murs des maisons, celui qu'ils nous ont vendu comme un compteur intelligent, comme un progrès social, est un piège mortel que chacun doit refuser avec acharnement, il est le principe même du contrôle du cerveau et de sa destruction à travers de puissants champs magnétiques. Tous les scientifiques savent que le Linky avec ses rayonnements franchi la barrière encéphalique de chaque individu, c'est un outil de destruction parfaitement inutile pour le consommateur alors pour qui est-il nécessaire ? Qui a intérêt à détruire le cerveau des enfants, celui de leurs parents et celui des citoyens ?

— « *Pour le Dr Dietrich Klinghardt*[28] *nominé deux fois pour le Prix Nobel, les analyses sanguines réalisées sur des personnes en bonne santé et des personnes malades montrent que, dès leur installation, les compteurs intelligents font exploser les marqueurs d'inflammation TGF Beta 1 et MMP3 9 une metalloproteinase, le niveau de cuivre dans le sérum augmente (signe d'inflammation chronique), les hormones dépassent les valeurs normales, les neurotransmetteurs dépassent les valeurs normales*[29]. *Je considère qu'à l'échelle planétaire, c'est*

---

[28] https://changera.blogspot.fr/2017/11/les-compteurs-communiquants-detruisent.html

[29] https://youtu.be/PN_dXI6huM4

bien plus important que l'augmentation des produits chimiques dans l'environnement... Ils nous sont vendus avec l'idée que la compagnie d'électricité nous fasse un retour sur ce qui dans notre maison consomme trop d'électricité, et que la compagnie nous fera des suggestions sur la manière de modérer notre consommation, pour que notre maison soit plus verte. Pour qu'elle ne contribue pas à une consommation excessive d'électricité. C'est ce qui nous est vendu ! Mais en fait, ce que vous recevez quand vous avez un compteur intelligent à la maison, c'est l'information selon laquelle, il y a trois jours, vous avez consommé trop d'électricité. C'est tout ! La compagnie d'électricité s'empare des données que collecte le compteur et découvre par exemple que chaque mardi et jeudi, il y a une surveillance électronique du bébé parce que personne n'est à la maison. Ils peuvent calculer quand et combien de temps est utilisée la télévision, ils peuvent le

---

https://www.youtube.com/watch?v=PN_dXI6huM4&feature=youtu.be

voir sur les schémas de fréquence. Et en fait, ils vendent ces données aux publicitaires. Donc c'est du business. C'est du business qui ne contribue pas du tout à la réduction de la consommation... Donc, ce qui se passe avec les compteurs intelligents, c'est qu'un routeur envoie des informations aux compagnies d'électricité. Et voilà ce que nous avons vu : le mari d'une de mes patientes et amies avait la maladie de Parkinson. Et elle réussissait à le gérer depuis de nombreuses années. Un compteur intelligent a été installé. En quelques semaines, le patient a été dramatiquement atteint dans ses fonctions cérébrales, il ne pouvait plus marcher. Et, six mois plus tard, il est mort ! Ma patiente qui a guéri de la maladie de Lyme 10 ans plutôt et qui été en très bonne santé, dès que le compteur intelligent a été installé, son état s'est dégradé. Elle ne pouvait plus dormir la nuit. Elle a la sensation permanente d'une vibration dans le corps. Elle a l'impression de perdre la tête. Elle a dû quitter sa maison pour sauver sa vie ! Elle est retournée vivre dans la maison de sa famille. Elle avait une jolie maison ici à "Mercer Island", un des quartiers les plus riches de Seattle. Une maison dans laquelle on ne peut plus vivre à cause du compteur intelligent. Maintenant, en tant que médecin, j'essaie d'expliquer à la compagnie d'électricité qu'elle détruit la santé des patients. Et bien sûr, la compagnie électrique répond qu'il n'y a pas de loi de surveillance et qu'elle est libre. Autant que nous le sachions, les compteurs intelligents n'ont jamais été étudiés pour la protection de la santé humaine. C'est une technologie venant de compagnies privées. Ces compagnies ont le droit de l'installer chez vous, de détruire votre santé, et elles ne sont responsables de rien pour cela. C'est seulement un exemple... Nous avons de nombreux cas où des enfants avaient retrouvé leur capacité d'apprentissage, avaient guéri de l'asthme, de l'autisme ou d'un cancer du cerveau, rien n'était plus détectable. Dans les six mois, l'installation du compteur, le cancer du cerveau est revenu alors qu'il était considéré guéri.

L'épilepsie est revenue. L'autisme était de retour. *Où des enfants manifestant les symptômes de régression de l'autisme, des enfants nés normalement et après le 3e, le 5e ou le 6e vaccin, ou à l'âge de 8 mois, subitement déclinent. Ils perdent ce qu'ils avaient gagné, ils perdent l'usage de la parole, ils perdent le contact avec les yeux. Et ils vont mal. On ne voyait pas cela chez les enfants de 8 ans. Mais maintenant, oui. Des enfants tout à fait normaux, de huit ans, tout allait bien à l'école aussi. D'un seul coup, l'enfant devient autiste, il perd tout ce qu'il a appris, y compris le langage, à 8 ans ! Quand nous avons fait des recherches : un compteur intelligent avait été installé dans la maison. Donc, cette technologie, pour un nombre important de gens, est dévastatrice… »*

Est-ce une nouvelle stratégie pour noyer les dégâts causés par les vaccins en les imputant au Linky inversement ? Nul n'ignore la nocivité de ces boitiers et les accidents dont ils sont responsables en France et surtout outre-Atlantique, à moins que ce ne soit une volonté absolue de nuire à laquelle s'ajoute le compteur intelligent. Comment ce gouvernement de « guignols » du théâtre lyonnais peut-il forcer ces tueurs silencieux en totale ignorance, alors que nous savons ? Est-ce à nouveau une preuve du pouvoir des lobbys sur la démocratie ? Une démocratie prise en otage par les intérêts financiers d'une minorité ? Nous sommes prisonniers d'un cul de basse-fosse et nous devons nous échapper de ce cul-de-sac de nœuds. Ah, comme ils se frottent les mains les satanistes à nous pousser dans nos derniers retranchements et à vouloir croire que, parce qu'ils l'ont décidé, nous devrions accepter leur condamnation aux pires tourments ? Un bourgeon peut devenir une fleur, mais un lâche peut devenir un héros si l'on réveille en lui la raison et c'est justement ce qui manque au représentant de commerce qui gouverne la France aujourd'hui, la raison, et ce n'est pas parce qu'il en manque que les Français doivent suivre son mauvais exemple. Que ceux qui ont peur de se révolter sachent que cette peur leur a été insufflée en bonus avec la lâcheté, qu'ils acceptent enfin qu'ils soient des êtres divins et les démons fuiront la queue entre les jambes rejoindre leur maître sataniste pour attendre les coups de bâton qu'ils méritent. Étrange déclaration en ce début de soirée, n'est-ce pas ?

Début de soirée que je passe avec moi-même, avec vous qui m'écoutez et que je ne connais pas, certains sont des amis fidèles et sincères, d'autres me sont inconnus, mais en fait, vous êtes tous des amis, puisque vous me faites l'honneur d'assister à cette conférence qui vous est adressée. Sans que je vous vois, je sais que je vous parle à tous comme à un seul homme, à une seule femme, je ne suis pas différent de vous, j'ai froid, j'ai chaud, j'ai faim, j'ai soif, j'ai les mêmes besoins de chacun, nous sommes semblables à la seule différence près que j'ai suivi une autre route, celle de la vérité à mes risques et périls. Je ne dis pas ici que vous n'avez pas fait ce choix, je dis qu'il ne vous a pas encore été proposé, car, la société propose et dispose et qu'il faut avant tout déterminer sa place dans cette société. Une fois la prise de conscience établie, les choix se font d'eux-mêmes. C'est comme un jeu vidéo avec des portes d'accès, il ne vous reste plus qu'à choisir la bonne porte pour entrer dans un nouvel aspect de cette même société qui vous empêche d'accéder à l'éveil par toutes les ruses imaginables, tromperies, mensonges, matraquage médiatique, guerres, injustices, trafic de pédophilie, maladies, satanisme, sacrifices… Il faut donc se faire force pour avoir le choix, pour choisir une porte, pour s'ouvrir à une autre réalité, une autre spiritualité qui élèvera chacun inévitablement. Nombre d'entre vous ne sont pas encore parvenus à faire ce choix, il ne vous est pas venu à l'esprit, car votre esprit est emprisonné dans une monstrueuse matrice qui broie les cerveaux pour les empêcher de penser. Il les broie par le mensonge historique, par l'éducation, par le matraquage absolu des médias, par la médecine allopathique et sa chimie criminelle qui détruit les cerveaux à travers les vaccins, qui détruit la pensée à travers les vaccins, par l'éducation, par le mensonge absolu des sophistes qui prennent l'esprit de la majorité pour un hochet pour enfant et qui, en l'agitant en l'air, fait tomber la vie de tant d'âmes humaines. Or, c'est ce cercle vicieux que nous devons briser pour faire de l'homme, l'être exceptionnel qu'il est et pour quoi il est né, redonnons confiance à cet homme, divine création d'un génie inconnu de nous et ne le laissons plus dans les mains des malfaisants qui le détruisent dès sa naissance. À peine respire-t-il ce petit d'homme, que déjà on l'empoisonne sous prétexte que c'est pour son bien, le petit d'homme est vacciné contre des maladies qu'il n'a pas, contre des maladies qu'il pourrait donner aux adultes qui ont tant perdu leur immunité à force de vaccins qu'ils sont affaiblis à mort :

- Je dois donc tuer l'enfant qui vient au monde en le condamnant à la mort lente pour me protéger ?

Est-ce cela la réponse de la modernité ? De la Science et du progrès ? Réalisez-vous, chers auditeurs, l'absolue aberration de ce mode de pensée, de cette fausse science pervertie par l'absolu mensonge des laboratoires qui cherchent à s'enrichir en détruisant l'espèce humaine :

— « ... *si mon corps est malade, je ne puis le forcer à m'obéir ! C'est pis que tout cela ! je suis désarmé, si vous ne me venez en aide...* »

Joris-Karl Huysmans :

« *Marthe, histoire d'une fille* »

Cette aide, les sonneurs d'alerte vous l'offrent, ne la rejetez pas, ne la dénigrez pas, faites-lui confiance, faites leur confiance, les sonneurs d'alerte n'ont rien à gagner à risquer leur vie à vous l'offrir, alors que les laboratoires et les politiques ont tout à y perdre, et surtout la révélation de leurs crimes et de leurs complicités de crimes contre l'humanité. Cherchez toujours à qui profite le crime, et vous comprendrez qu'ils vous ont menti pour aller uniquement dans leurs intérêts en vantant leurs poisons comme miraculeux et qui détruisent votre existence et le cerveau de vos enfants. Tous ceux qui luttent contre cette vérité universelle, contre cette trahison humaine, et qui nous qualifient de « complotistes » pour ne pas voir la vérité scientifique, seront bientôt face à leur conscience, et que feront-ils lorsqu'ils réaliseront qu'ils ont été complices de l'assassinat de leurs propres enfants ? Pourront-ils encore continuer à vivre avec ce poids sur la conscience ?

Ce soir, un chien est à mes pieds dont le souffle apaisant me rappelle à l'essentiel, la vie, le bonheur de vivre et de partager les vérités cachées par ceux qui veulent nous assassiner. Oh, ils y parviendront certainement, armés de leurs fourberies, de leurs mensonges et de leurs lois iniques et de leurs traitres à l'humanité, mais nous ne nous rendrons pas sans nous battre et sans brandir le glaive de la vérité contre le mensonge, chacun et chacune doit devenir Saint Michel terrassant le démon, Saint George tuant le dragon, chaque humain armé de son unique volonté, chaque humain brillant de toute son intelligence contre les forces du mal qui ne se cachent plus, se révoltera contre le mensonge d'état, contre le mensonge de la ministre de la Santé, contre celui du cartel pharmaceutique qui dirige et contrôle notre société et le monde pour mieux le détruire.

— « *L'éducation morale de soi-même doit toujours marcher de pair avec une observation occulte de l'être humain. Elle nous permet d'affirmer sans réserve le droit de chaque homme à être lui-même... »*

Rudolf Steiner,

1924, *« L'initiation »*

— « *La quasi-totalité des produits pharmaceutiques qui incluent les vaccins et les produits contenant du sang et des anticorps monoclonés, sont certainement infectés par des virus qui causent le cancer et de nombreux types de maladies neurologiques. Et il n'y a aucun moyen de les rappeler, car ils sont inclus dans la production actuelle des vaccins. »*

« The Truth about Vaccine[30] »

Ce qui est confirmé par les vaccins contre la grippe qui d'une part, ne fonctionnent pas, rendent malades, contaminent et sont de plus en plus fabriqués sur des

---

[30] https://go.thetruthaboutvaccines.com/

lignes cellulaires qui sont, en réalité, potentiellement oncogènes et cela, autorisé par la FDA qui tolère ces hauts niveaux de contamination à travers le vaccin contre la grippe sans le moindre contrôle, d'après la Docteure Sherri J Tenpenny[31]. Il existe une sordide complicité entre les organismes de santé et les laboratoires pharmaceutiques, nous le savons, nous en avons des preuves factuelles au quotidien, oui et alors ? Alors rien, cela ne change rien, cette complicité est responsable des décès, des invalidités, des morts subites du nourrisson, de l'autisme et de toutes les maladies génétiques et auto-immunes, et l'on continue à traiter les chercheurs de vérité et les scientifiques de « conspirationnistes » ? De qui se moque-t-on ?

Le Dr John Bergman déclare *sur neonettle.com* que le vaccin « influenza » pour lutter contre le dernier H3N2 est inefficace et forcé auprès du public par des pratiques commerciales liées à des techniques de la peur, et que ce vaccin est composé d'ingrédients provoquant le

---

[31] http://www.i-sis.org.uk/fluVaccinesCancerRisks.php

cancer.

Cette pratique de vaccination viserait à diffuser le cancer à travers le vaccin contre la grippe cette année. D'après les Centres de prévention et de contrôle des maladies (CDC), la valence de grippe actuelle est la plus sévère jusqu'à présent et elle est souvent fatale. Des dizaines de milliers de personnes sont mortes jusqu'ici durant cette saison de grippe, favorisant une crainte accrue du public, poussant les citoyens à faire la queue pour un vaccin contre la grippe dans les pharmacies, tandis que Big Pharma encaisse des milliards de bénéfices sur ce vaccin dangereux et lié à des symptômes de mort. À présent, selon le docteur Bergman, les preuves et les évidences ne sont plus discutables ; les vaccinations peuvent causer beaucoup plus de dégâts sur la santé des personnes vaccinées contrairement aux avantages vantés par la presse, Big Pharma et les gouvernements[32] :

---

[32] http://www.neonnettle.com/news/3758-doctor-blows-whistle-on-flu-shot-it-s-designed-to-spread-cancer

Anna Treague (un officier de santé publique) déclare :

- « *Je crois que la baisse du taux effectif du vaccin cette année est due aux mutations que le virus fait dans le traitement du vaccin lui-même. Cela fait partie de la raison pour laquelle les cas de grippe sont si répandus cette année. Elle ajoute que la vaccination est une partie du problème, si ce n'est pas le problème ENTIER.* »

Ce qui implique que ce vaccin contre la grippe ainsi que de nombreux autres, ne sont pas si bons pour la santé comme prétendus à force de « Fake news » et de matraquage médiatique et politique par les laboratoires pharmaceutiques et les autorités. La science et les faits parlent d'eux-mêmes et tout le monde le sait dans les milieux scientifiques et commerciaux, sauf le cœur de la population, la première concernée, qui est endormie par les mensonges quotidiens des faux apôtres de la bonne santé. Et de leur côté, les pharmaciens seraient-ils également complices de ce crime contre l'humanité pour des raisons de profits ?

UN MILLIARDAIRE DE BIG PHARMA ARRÊTÉ POUR CAUSE DE CONSPIRATION ET DE CORRUPTION DE MÉDECINS[33]

Je n'aurais jamais imaginé que je verrais un jour un fondateur propriétaire de Big Pharma finalement arrêté pour avoir officiellement dirigé un cartel de drogue, mais ce jour est enfin arrivé.

— « *Les autorités fédérales américaines ont arrêté le fondateur milliardaire et propriétaire de Insys Therapeutics jeudi dernier pour avoir soudoyé des médecins et des centres antidouleur pour ordonner la prescription du Fentanyl de Insys Therapeutics à leurs patients* »

Rapporte, la *Daily Caller News Foundation*[34], une des

---

[33] Mike Adams, Natural News

[34] http://dailycallernewsfoundation.org/2017/10/26/big-pharma-mogul-

meilleures sources de journalisme libre en Amérique aujourd'hui. Ces médicaments qui incluent les opiacés provoquent une dépendance, nous le savons à présent, responsable de la mort de 64 000 personnes par an, aux États-Unis seulement. De la *Daily Caller News Foundation* : Le Ministère de la Justice (DOJ) déclare que John Kapoor, âgé de 74 ans, est suspecté, accompagné de sept autres cadres actuels et anciens du laboratoire pharmaceutique *Insys Therapeutics* ; John Kapoor est suspecté de racket et d'avoir organisé une conspiration nationale par corruption et fraude pour contraindre la distribution illégale du vaporisateur **Fentanyl** d'*Insys Therapeutics*, désigné comme antalgique, à des patients atteints de cancer. Le cours des actions de l'entreprise est tombé à 2 % après les arrestations, selon le *New York Post*[35].

---

arrested-for-bribing-doctors-to-prescribe-fentanyl/

[35]   http://www.dossiers-sos-justice.com/archive/2011/08/17/tres-important-le-vaccin-contre-la-spiritualite-pour-freiner.html

Les choses changent, c'est pourquoi nous devons garder espoir, surtout si l'on commence à emprisonner des criminels de l'humanité qui n'ont rien à envier aux nazis, que les mêmes montrent du doigt en criant par principe : — *plus jamais ça !* Alors qu'ils en font autant.

LES MENSONGES
DE LA MINISTRE DE LA SANTÉ

Notre ministre n'est pas à un mensonge près, après avoir affirmé à la télévision et après avoir été reprise par toute la presse écrite et pro vaccinale, comme dans une foire à la fanfare, que le mercure et l'aluminium contenus comme adjuvants dans les vaccins étaient sans le moindre risque, elle a également affirmé que les parents ne risquaient plus d'amende ou de peine de prison s'ils refusaient la vaccination de leurs enfants, rien n'est plus faux scientifiquement pour le premier point, ainsi que pour le second depuis le vote de vendredi dernier en pleine nuit à l'assemblée.

C'est d'ailleurs la première fois dans l'histoire de France, que des entreprises privées comme les laboratoires, achètent directement et sans se cacher, un gouvernement entier, président, ministres, députés de la majorité accompagnés de la presse, alors que ce beau monde devrait défendre les intérêts des citoyens et des enfants de ce pays, ainsi que de toutes les communautés, mais justement, c'est loin d'être le cas. Ces laboratoires ont clairement fait un coup d'État sans faire la moindre vague, sans même tirer un coup de feu, le président Macron fraichement élu a ouvert toutes les portes du ministère de la Santé à des compagnies scélérates et criminelles pour non seulement vendre leurs productions pharmaceutiques empoisonnées, mais également les imposer sous couvert de lois, qu'ils ont ordonnées au peuple à travers un état corrompu, ce n'est ici pas de la « Fake News », ce sont des faits que chacun peut vérifier : « *L'État français affiche une dette publique de 2000 milliards d'euros, un déficit budgétaire de 75 milliards et une charge d'intérêt de 41 milliards.*

"Dans le monde réel des entreprises, jamais une société ne serait arrivée à une telle extrémité, car les banques lui auraient fermé les crédits bien avant", analyse Jean-François Bauer, expert à l'Ifrap. À l'aune de la vie courante des affaires, le jugement concernant la sphère publique française et son fonctionnement serait en effet sans appel : à la fois économiquement non viable et sans espoir de redressement[36]. »

Je rappelle à cet endroit que celui qui a été placé par les banques et les lobbys à la tête de la France était lui-même ministre du Budget, chacun peut mesurer ici son degré de compétences.

L'État français est une entreprise depuis décembre 2012, avec ses numéros de Siren et de Siret à vérifier sur ce lien : https://www.societe.com/societe/republique-francaise-presidence-100000017.html

Nos gouvernants nous font croire que nous sommes en

---

[36] https://www.lenouveleconomiste.fr/letat-etait-entreprise-24725/

démocratie, alors que nous sommes dans une entreprise dont la règle principale est de faire des bénéfices et du profit, non de protéger les citoyens. Pour revenir aux mensonges de la ministre, des milliers d'études scientifiques sur le plan international prouvent la toxicité reconnue du mercure et de l'aluminium dans le corps du vivant, humain, animal ou végétal. Le mercure et l'aluminium sont tous deux des neurotoxines reconnues responsables de maladies graves liées au spectre autistique, aux maladies auto-immunes, neurodégénératives, Alzheimer, Parkinson... on ne compte plus les maladies dont elles sont responsables. L'avocat Robert F. Kennedy Jr, fervent opposant aux mensonges des laboratoires et à l'empoisonnement organisé par ceux-ci sur la population mondiale, déclarait récemment que :

- « ... *le Mercure organique et non organique est une puissante neurotoxine et même la plus petite quantité peut causer de multiples effets négatifs sur le développement du cerveau de l'enfant. L'exposition au Methylmercure pendant la grossesse (in utero) a été associée aux retards de développement (par exemple, à l'âge des premiers pas) et diminue l'intelligence du bébé, et la gravité de cette diminution augmente au fur et à mesure que l'enfant est exposé au Methylmercure dans les vaccinations suivantes. L'exposition à l'Ethylmercure du thimerosal dans certains vaccins a été associée à l'autisme et à d'autres troubles neurologiques chez les enfants vaccinés*[37]. »

— « The Agency for Toxic Substances and Disease Registry (ATSDR) » L'Agence pour les Substances Toxiques et l'Enregistrement des Maladies (ATSDR) affirme que les petits-enfants et les fœtus sont particulièrement sensibles aux effets du mercure qui provoquent :

— *« Des dégâts cérébraux, la déficience intellectuelle, les problèmes de coordination, la*

---

[37] https://www.ncbi.nlm.nih.gov/pubmed/26945727

cécité, des crises de type d'épilepsie et l'incapacité de parler. »

Mais pour notre ministre de la Santé, c'est parfaitement inoffensif, de qui se fiche Mme Buzyn ? Elle est médecin, chercheuse et elle ne sait pas ce que tout le monde sait ? Sa famille a subi les pires horreurs dans les camps de concentration et elle applique des lois similaires au peuple français aujourd'hui en imposant des traitements médicaux, comme le faisaient les nazis à une population qui n'avait pas d'autre choix que de les accepter et de les subir ? À quoi joue-t-elle, où sont son humanité et sa compassion pour les enfants et les adultes, ou est passé son serment de « *Primum No Nocere* » lorsqu'elle est devenue médecin ? Elle n'est pas le premier exemple de médecin séduite par le système obscène et criminel des laboratoires pharmaceutiques. Les obligations du calendrier vaccinal contre la grippe ou le vaccin influenza visent tous les enfants de moins de six mois d'âge, avec deux doses étroitement recommandées pour de très petits enfants.

- « *Alors que l'on sait que ce vaccin contre la grippe ne sert à rien pour des enfants d'âge inférieur à 5 ans, alors pourquoi cette obligation vaccinale ? »*

Ils visent également les femmes enceintes et les femmes qui « pourraient » être enceintes, mettant directement, nous le verrons plus loin dans cette conférence, la vie des fœtus en danger de mort. Or, énormément de vaccins contiennent du mercure, même lorsque les laboratoires pharmaceutiques prétendent que ce n'est pas le cas, il y en a toujours, déclare Mike Adams sur son site d'informations médicales *Natutal News.com* ainsi que l'avocat Robert Kennedy Jr et des associations de victimes. Le mercure biologique (organique) peut traverser la barrière cérébrale à travers le flux sanguin et de nombreuses études l'ont pointé du doigt comme l'une des causes majeures de l'augmentation du risque de troubles neuro-développementaux, comme le trouble du spectre autistique (ASD), des troubles de TOC, trouble obsessionnel compulsif, le retard de l'apprentissage de la parole et le trouble d'attentiondéficit/hyperactivité (ADHD). Honteusement, les Centres de prévention et de contrôle des maladies (CDC) refusent d'admettre que le mercure est un facteur de risque d'Autisme, alors qu'ils en sont parfaitement conscients, chacun a pu le constater à travers le film « VAXXED », disponible gratuitement sur internet. Un film qui est loin d'être « complotiste » et qui démontre grâce à des études précises, la complicité des organismes officiels et des laboratoires pharmaceutiques dans la dissimulation de faits scientifiques, et d'informations capitales qui auraient pu éviter à nombre d'enfants à travers le monde de devenir autistes ou de décéder suite à leurs vaccinations.

Deux études, deux méta analyses ont examiné dans les tissus des sujets atteints d'autisme des concentrations significativement plus élevées de mercure dans les globules rouges des patients atteints, à l'opposé des sujets non vaccinés et non atteints d'autisme dont les résultats étaient sains. La première méta analyse a trouvé des niveaux significativement plus hauts de mercure dans le sang des patients autistiques[38]. Évidemment, Madame Buzyn, ministre de votre santé, prétend officiellement que le mercure est sans risque, le lecteur tirera lui-même les conclusions sur la compétence ou la défiance de cette personne. Quant au second mensonge de la ministre, la revue « Alternative Santé » donne la réponse :

— *« Là aussi, pour comprendre que derrière les bonnes paroles se profilent une politique sanitaire qui méprise et infantilise les citoyens, il faut savoir lire entre les lignes. En l'espèce, avoir quelques connaissances en droit et comprendre que :*

— *La suppression de l'article du Code de la Santé publique sur le sujet (L3116-4) aura pour effet non pas de supprimer les sanctions juridiques envers les patients, mais de rendre applicable un autre article, **celui du code***

---

pénal (227-11) et beaucoup plus sévère. Les parents récalcitrants risqueront 2 ans de prison au lieu de 6 mois aujourd'hui, et 30 000 euros d'amende au lieu de 3 750 euros aujourd'hui. La majorité des députés interrogés sur le sujet il y a quelques jours n'avaient même pas conscience du tour de passe-passe qu'ils étaient sur le point d'entériner par leur vote… Et contrairement au cas du Lévothyrox, *en cas de problème de santé consécutif à la vaccination, les parents ne pourront pas se retourner juridiquement contre les laboratoires.* »

Alternative santé

Les citoyens se sont laissés influencer par les tromperies d'une ministre qui a manipulé l'opinion générale par de fausses déclarations au profit des laboratoires pharmaceutiques. Elle rejoint la politique de l'état de Californie qui déclare à travers un document du « *State Of California Health and Human Services Agency*[39] » que

---

[39] https://www.naturalnews.com/files/Mercury-flu-shots-California-Children-Secretary-Dooley-Notification-Letter.pdf

le mercure est toujours utilisé dans les vaccins, alors que les parents sont parfaitement ignorants du fait que le Thimérosal est un agent neurotoxique qui est ajouté dans le vaccin contre la grippe avec l'aluminium. Actuellement aux États-Unis et en France, aucun organisme officiel de santé publique n'a réclamé le retrait du mercure des vaccins, malgré toutes les connaissances scientifiques que nous en avons. Les politiques, les élus, les administrations et la télévision jouent les aveugles concernant ce problème de santé publique. Comment explique-t-on que le vaccin contre la grippe est passé de 25,000 µg de mercure à 50 000 µg, soit 25,000 fois plus que la limite autorisée de mercure dans l'eau du robinet[40] ? Il y a une évidente protection des laboratoires pharmaceutiques par l'État français qui se trompe de victime, Big Pharma est un bourreau, et ce sont les citoyens qui sont rendus victimes de ses agissements criminels, avec la complicité du, des

---

[40] NaturalNews.com
NaturalHealth365.com

gouvernements à travers le monde.

La Loi Reagan, « *National Childhood Vaccine Injury Act de 1986* » protège également les laboratoires aux Éats-Unis de tous recours de la part des victimes d'accidents vaccinaux.

Rappel à la Loi[41]
par Patrick Cadet-Geffroy[42]

La dictature des laboratoires s'installe au cœur du gouvernement français à l'insu de la nation. Pendant les élections présidentielles de 2017, les diables nous ont rejoué la partie de Le Pen contre la démocratie pour que les Français « votent » pour un mauvais ministre de

---

[41] - https://m.facebook.com/story.php...

- https://m.facebook.com/story.php...

- https://m.facebook.com/story.php...

https://www.infovaccinsfrance.org/-...

[42]https://www.facebook.com/notes/nos-dirigeants-sont-gentils-ils-nous-poussent-%C3%A0-nous-dresser/rappel-%C3%A0-la-loi-par-patrick-cadet-geffroy/185417898673991/

l'Économie et un banquier douteux, mais celui-ci une fois élu, applique la politique dictatoriale d'un IIIe Reich déchu, celle de priver chaque individu de ses droits humains.

— La Convention européenne des droits de l'homme — ou Convention d'Oviedo — ratifiée par l'Union européenne le 4 avril 1997 garantit les libertés individuelles et n'impose aucune vaccination obligatoire :

— « **Primauté de l'être humain. L'intérêt et le bien de l'être humain doivent prévaloir sur le seul intérêt de la société ou de la science** »

L'article 5 précise que :

— « **Une intervention dans le domaine de la santé ne peut être effectuée qu'après que la personne concernée y a donné son consentement libre et éclairé. Cette personne reçoit préalablement une information adéquate quant au but et à la nature de l'intervention ainsi que quant à ses conséquences et ses risques. La** personne concernée peut, à tout moment, librement retirer son consentement. »

La loi « Kouchner » du 04 mars 2002 n° 2002-303, art. L1 111-4 du Code de la Santé publique :
— « **AUCUN ACTE MÉDICAL ni aucun traitement ne peut être pratiqué SANS LE CONSENTEMENT LIBRE et ÉCLAIRÉ de la personne et ce consentement peut être retiré à tout moment** ».

Le consentement doit être LIBRE :

— « **Le médecin doit en outre obtenir, dans tous les cas, le consentement du patient avant toute intervention.** » (Déontologie médicale du CSP, art. R 4127-36)

Il y a là une violation de la Déclaration universelle des droits de l'homme ! En 2011, la Cour Suprême des États-Unis a déclaré que les vaccins étaient : « **inévitablement dangereux** » ! En France, l'Institut Pasteur déploie en 2017 une campagne médiatique affirmant le contraire.

Tout traitement médical non volontaire et forcé est une violation :

— De la Déclaration universelle des Droits de l'Homme des Nations Unies (1948) — De la Charte des Droits fondamentaux de l'Union européenne (2000) — De la Convention internationale relative aux Droits de l'Enfant (CIDE) des Nations Unies (1989) — De la Convention du Conseil de l'Europe pour la protection des Droits de l'Homme et de la dignité de l'être humain à l'égard des applications de la biologie et de la médecine : La Convention sur les Droits de l'Homme et la biomédecine (= La Convention d'Oviedo) (1997) — De la Charte européenne des Droits des Patients (2002) — Du Pacte international des Nations Unies relatif aux Droits civils et politiques (1966) — Et même du Code de Nuremberg (un ensemble de principes éthiques sur la recherche dans le domaine de l'expérimentation humaine en médecine, établis en 1947 après le Procès de Nuremberg à la fin de la Deuxième Guerre mondiale).

La Charte européenne des Droits des Patients stipule clairement en son article 4 :

- « **Chaque personne a le droit d'accéder à toute information qui pourrait lui permettre de participer activement aux décisions concernant sa santé ; cette information est un préalable à toute procédure ou traitement, y compris la participation à la recherche scientifique.** »

Or, ce droit est systématiquement bafoué en France, aux États-Unis et dans nombre de pays où la politique vaccinale est forcée par le gouvernement. Les citoyens ne bénéficient d'absolument aucune information sur les risques vaccinaux par la presse publique et par les autorités sanitaires ; les vaccinateurs ne laissent jamais les notices des vaccins aux parents des enfants vaccinés, pourquoi ? Qu'ont-ils à cacher ?

Le public prend-il conscience que ces gens leur injectent un vaccin dont ils ne connaissent rien des éventuels effets secondaires, et que ces mêmes gens ne font pas de sérologie prévaccinale pour vérifier si un vaccin est compatible ou pas avec le sujet vacciné, et qu'il peut de tout évidence provoquer des réactions adverses gravissimes sans que personne ne s'en préoccupe et encore moins le patient, parce qu'il est rendu ignorant de tout par ceux qui produisent, vendent et administrent ces vaccins.

L'article 5 établit que :

— **« Chaque personne a le droit de choisir librement parmi les différentes procédures de traitement et les différents soignants, sur la base d'informations proportionnées. »**

L'article 9 de cette Charte précise en outre :

— **« Chaque personne a le droit de ne pas être victime du mauvais fonctionnement des services de santé ou d'erreurs médicales ; elle a droit à des services de santé et des traitements qui répondent à des normes de sécurité élevées. »**

La Convention internationale relative aux Droits de l'Enfant (CIDE) stipule quant à elle clairement :

— « **La responsabilité d'élever l'enfant et d'assurer son développement incombe au premier chef aux parents ou, le cas échéant, à ses représentants légaux. Ceux-ci doivent être guidés avant tout par l'intérêt supérieur de l'enfant**. »

Dans le cas présent, l'état Français interdit aux parents de choisir si oui ou non la vaccination est un bien ou un mal pour leur enfant en leur retirant « **La responsabilité d'élever l'enfant et d'assurer son développement** » pourtant « **Ceux-ci doivent être guidés avant tout par l'intérêt supérieur de l'enfant**. »

Le gouvernement Macron refuse d'accorder ces droits aux parents, il sait mieux que les parents et que la Loi, mais sait-il mieux que la science ? Les députés français ont clairement bafoué la confiance du peuple. Nous assistons avec « La France en Marche », à un viol des traités et des lois européennes, qui, quand elles conviennent sont indiscutables et lorsqu'elles ne conviennent pas à Big Pharma ne sont pas appliquées, avec E. Macron, c'est la loterie caractérielle.

Et comment un homme qui n'a pas d'enfant peut-il décider sans la moindre connaissance médicale pour les enfants d'une nation ? Il ne s'agit pas ici de « complotisme », mais de Lois bafouées par un gouvernement félon qui ne s'embarrasse plus de ces lois qu'il impose à chacun de respecter sans les respecter lui-même ! Charité bien ordonnée commence par soi-même, dans ce cas, que les élus se fassent une série de vaccins, députés, ministres, président, ensuite, nous verrons si ces vaccins sont vraiment inoffensifs comme ils le prétendent en nous traitant de « complotistes » dès que nous cherchons dans la science, la vérité.

Certains se drapent dans l'indignité et dans cette notion fourre-tout pour clore le débat et ridiculiser la vérité pour que le mensonge triomphe. Le « complotisme » est un terme qui désigne une façon de penser liée à la théorie du complot, c'est-à-dire à la pensée que des complots seraient orchestrés par les plus hautes instances du pouvoir pour imposer ses volontés à la majorité, n'est-ce pas le cas en l'espèce ? Mais non, qui pourrait penser une chose pareille ? En dehors de ceux qui veulent imposer leur volonté de vacciner par la force les enfants du monde. Un complot contre la vie à travers les vaccinations, l'alimentation, les boissons, les pollutions atmosphériques... Toujours dans cette description de la moquerie globale des grands industriels de la pharmacie, de l'agriculture et de l'alimentation, on vient de découvrir dans le Pepsi-Cola[43] ainsi que dans d'autres sodas, en dehors du sirop de maïs OGM en haute teneur en fructose, un toxique connu sous le nom de « *4— Methylimidazole* » ou « *4 — MEI* » qui peut provoquer le cancer et en tous les cas, en augmenter les risques. « *The Center for Environmental Health* » a déposé une plainte contre Pepsi-Cola en

---

[43] https://www.naturalnews.com/2017-02-21-horrifying-toxic-chemical-in-pepsi-known-to-cause-dna-breaking-fragmentation.html

2013, qui a dû verser 385 000 dollars d'amende et fournir régulièrement des informations sur l'évolution de ces produits pour les rendre optimums, ce qui fut fait en 2015. Pepsi « *a accepté d'exiger des fournisseurs du colorant de son caramel, de respecter certains niveaux de "4 Meï" dans ses produits en vente aux États-Unis, et de s'assurer que les niveaux cancérigènes n'excéderont pas 100 parties par milliard.* » Le 4-Meï est une impureté qui se créer pendant la fabrication du colorant du caramel III et IV. Pourtant, la FDA déclare « *qu'il n'ya pas de raison de croire* » que le « *4-Meï* » soit cancérigène. Ce qui rend plutôt perplexes puisque les études conduites par le gouvernement fédéral ont montré clairement que l'exposition à long terme aux « *4-Meï* » accroit l'incidence du cancer du poumon chez les souris males et femelles. Les conclusions du gouvernement fédéral ont même incité l'état de Californie à ajouter le « *4-Meï* » à leur « *Proposition 65* », la liste officielle des produits cancérigènes. Tandis qu'il n'y a aucune limite fédérale pour le moment pour le « *4-Meï* », l'état de la

Californie exige que les produits qui contiennent plus de 29 microgrammes (µg) doivent être étiquetés afin d'en informer les consommateurs. Mais revenons à notre sujet de prédilection, la vaccination. À travers cette conférence je vais tenter de répondre à cette question ?

- La vaccination, pour quoi faire ?

La vaccination, c'est l'injection de plasmides pour empêcher l'évolution neurologique et spirituelle de l'Homme. Mais, les Plasmides, qu'est-ce que c'est ? En microbiologie et en biologie moléculaire[44], un plasmide désigne une molécule d'ADN distincte de l'ADN chromosomique, capable de réplication autonome et non essentielle à la survie de la cellule :

- « *Un plasmide porte un ensemble de gènes permettant sa propre réplication et fréquemment des gènes de résistance à des antibiotiques qui apportent un avantage aux bactéries qui les*

---

[44] https://fr.wikipedia.org/wiki/Plasmide

contiennent[45]. »

Que l'on ne nous dise pas que les vaccins sont inoffensifs, ils modifient sciemment l'ADN et ce génie génétique ne peut pas être contrôlé, il échappe à son créateur en provoquant des maladies auto-immunes, d'où la responsabilité directe des vaccins dans les accidents vaccinaux de plus en plus fréquents. Tout être humain a une partie de son cerveau qui est le siège de sa connexion avec le Divin. Ce qui a été démontré scientifiquement par le Docteur Melvine Morse dans son livre, « *La Divine Connexion* », le premier livre qui démontre la présence de Dieu dans le cerveau humain. C'est ce que les religions et les Illuminati nous cachent depuis des millénaires. Aussi, il est inutile de rechercher Dieu en dehors de vous, car il est en vous, non seulement dans votre cerveau, mais dans l'ADN de chacune de vos cellules :

— « *John Evans est biologiste et chimiste, il a étudié et*

---

[45] http://www.techno-science.net/?onglet=glossaire&defin...

enseigné la psychologie, la philosophie, la mythologie et l'histoire des religions. Celui-ci évoque l'une des découvertes les plus fondamentales qui aient jamais été réalisées et qui pourraient changer la manière dont nous envisageons la religion et la science. Le "God Gene" (Gène de Dieu ») comme il l'appelle, est une petite partie de l'ADN humain. Il est désigné sous l'appellation VMAT2. »

C'est ce « *God Gene VMAT2* » qui nous différencierait des chimpanzés et qui permettrait le fait unique que nous soyons des êtres humains. C'est cette partie de notre ADN qui permettrait également la spiritualité, l'amour et la moralité humaine, et qui nous permettrait d'apprécier le monde dans lequel nous vivons. C'est le « God Gene » qui permettrait à notre corps d'élaborer une chimie en rapport avec ces concepts moraux et spirituels. Selon que cette chimie serait plus ou moins importante, elle permettrait l'existence de personnages comme Gandhi ou au contraire, comme Hitler[46]. Une conférence donnée au Département de la Défense du Pentagone le 13 avril 2005, un an après la découverte du « *God Gene* ». Le scientifique présentateur explique un projet qui servirait à modifier le « *God-Gene* » des populations du Moyen-Orient pour mettre fin aux désordres qui se produisent dans ces régions. Le projet aurait été baptisé FUNVAC[47] (fondamentalisme — Vaccin) selon l'article[48] :

http://www.godlikeproductions.com/forum1/message1 517351/p...

---

[46] https://youtu.be/WP2TvvJ1To0

[47] http://www.dossiers-sos-justice.com/archive/2011/08/17/tres-important-le-vaccin-contre-la-spiritualite-pour-freiner.html

[48] « In 2004, the government started experimenting with VMAT2. The project was titled FunVax. It stands for Fundamentalism Vaccine. After the attack on the World Trade Center and the wars in Iraq and Afghanistan, it became apparent that hearts and minds of the people within the Middle East would not be won...unless, people started thinking outside the box. Government scientists started manipulating the God gene. They created a "vaccine" that inhibited the God gene. The vaccine was designed to spread via air – it's an airborne virus and is similar to the flu. It took the DoD half a decade to get it to work, but it has been released and the effects are spreading. Iraq is stable. Dictators are losing power. People are embracing democracy over theocracy. » http://www.godlikeproductions.com/forum1/message1517351/pg1?discl aimer=1

Ces vaccins sont assez semblables au vaccin contre la grippe et seraient destinés à être répandus par voie aérienne (chemtrails) pour « permettre » aux populations de remplacer la théocratie par la démocratie, mais qu'appelle-t-on Démocratie, serait-ce l'instauration du Nouvel Ordre Mondial ?

John EVANS explique :

— « *Il existe des douzaines de théories du complot au sujet du Nouvel Ordre Mondial, des Illuminati, ainsi que des plans destinés à contrôler la race humaine. Mais il existe un complot bel et bien réel et tellement plus important que tous les projets conspirationnistes dont on n'ait jamais parlé. Ce projet a effectivement pris naissance sous l'administration Bush et se poursuit avec l'approbation de l'Administration Obama. Son nom de code est "FunVax" (Vaccin/Fondamentalisme).* »

Le FunVax » est un projet de défense qui a commencé en 2004. Son objectif était d'éliminer le terrorisme. La méthode consistait à manipuler génétiquement les fanatiques religieux pour les contraindre à abandonner leurs croyances fondamentalistes. Voilà qui donne sérieusement à réfléchir sur qui créer le terrorisme dans le monde ?

LES VACCINS SONT DES ARMES BIOLOGIQUES DE DESTRUCTION MASSIVE

Tous les vaccins sont des armes biologiques de destruction massive qui participent à engendrer un œdème cérébral, à faire muter l'ADN et à détruire le lien avec la part de divinité qui est en nous dès notre plus jeune âge pour nous rendre dépendants des religions inventées par les Illuminati reptiliens depuis des millénaires, pour diviser les peuples et instrumentaliser les guerres de religion. Selon la définition du biochimiste Wendell Stanley, les virus sont de « simples » associations de molécules biologiques. Ils sont le fruit d'une auto organisation de molécules organiques et ne sont donc pas vivants. Le biologiste François Jacob insiste également sur cette caractéristique des virus :

— *« … placés en suspension dans un milieu de culture, ils ne peuvent ni métaboliser, ni produire ou utiliser de l'énergie, ni croître, ni se multiplier, toutes fonctions communes aux êtres vivants ».*

- *Les virus ne peuvent se multiplier qu'en utilisant l'équipement enzymatique d'une cellule vivante. De plus, les virus contiennent bien un acide nucléique, de l'ADN ou de l'ARN, mais pas les deux (sauf le mimivirus), à la différence des cellules vivantes*[49].

Michel Cymes[50] dans l'émission « *C'est à vous* » adepte des déclarations coup de poing, fait de la « Fake News » en déclarant :

---

[49] http://www.dossiers-sos-justice.com/archive/2011/08/17/tres-important-le-vaccin-contre-la-spiritualite-pour-freiner.html

[50] https://youtu.be/t5JVUsxD-pk

— « *Si un enfant n'est pas vacciné, vous pouvez prendre, transporter un virus qui lui risque de contaminer d'autres personnes, cela s'appelle la santé publique. Et ces gens qui sont soi-disant contre cette soi-disant vaccination se foutent complètement de ce qu'est la santé publique.* »

Comment un médecin, après les descriptions scientifiques et biologiques sur les vaccins et leurs effets, comment peut-il proférer un tel discours ? Serait-il ignorant de la science ? Comment se fait-il que ce médecin médiatique ignore ce que tous les grands scientifiques américains et même français savent, que les vaccinés sont transporteurs et émetteurs des virus contre lesquels ils sont vaccinés après vaccination, qu'en est-il vraiment du souci de « *santé publique* » si important à ses yeux ?

Dans le même ordre d'idée, car M. Cymes a déclaré à peu près la même chose que le Dr Pan, sénateur de Californie dans une étrange unité du discours. Le Dr Pan, parfaitement corrompu et représentant de Big Pharma déclarait :

- « *J'ai personnellement été témoin de la souffrance causée par des maladies évitables par les vaccins et tous les enfants méritent d'être protégés à l'école* », a-t-il déclaré dans un propos rapporté par l'agence Reuters. S'il est vrai que les enfants développent des maladies, il l'est également qu'ils les attrapent le plus souvent après avoir été vaccinés, ou tout simplement contaminés par des vaccinés. La preuve avec la rougeole sauvage qui une fois attrapée immunise le sujet à vie, mais étrangement des immunisés développent une rougeole d'un tout nouvel ordre, une rougeole vaccinale modifiée génétiquement qui se transmet uniquement à travers le vaccin. Cette vérité scientifique n'est pas développée dans les médias, ce qui nous prouve que Big Pharma et ses suppôts sont bel et bien des monstres agissants contre les intérêts humains. Si ces deux médecins que tout rapproche ont sans nul doute été témoins « *de la souffrance* » vécue par les enfants qui ont des réactions défavorables et invalidantes suite aux vaccins, pourquoi aucun ne l'évoque-t-il, ont-ils peur de froisser les laboratoires pharmaceutiques ?

Le Dr Pan est sponsorisé à hauteur de millions de dollars par Big Pharma, qu'en est-il du Dr Michel Cymes qui occupe l'espace médiatique de façon aberrante ? Celui-ci à touché un chèque important pour la vente de l'émission sur la santé (dont il détenait 24,8 %) qu'il anime sur le service public pour se faire un petit pactole[51], tant mieux pour lui, était-ce une façon de le remercier pour son dévouement pour Big Pharma, car les grands groupes économiques sont souvent des filiales des lobbys ? Et pourquoi n'entend-on pas d'autres médecins français s'inscrivant en faux par rapport à son discours avec la même écoute médiatique ? Pourtant, ils existent et nous ne les entendons que sur les réseaux sociaux. Il n'y a aucune voix contradictoire en France dans les grands médias et si par chance nous devions avoir un débat, nous aurions 9 suppôts de Big Pharma contre un honnête médecin, un débat en aucune façon contradictoire.

---

[51] https://fr.finance.yahoo.com/actualites/jackpot-michel-cymes-marina-carr%C3%A8re-035056835.html

Pourtant, il ne fait plus de doutes que les études scientifiques, les vraies, prouvent que les enfants non vaccinés sont en meilleure santé, et que les enfants vaccinés contaminent leur entourage avec leurs virus injectés. Ce qui explique cette volonté de forcer la vaccination à tout prix pour tous, afin que l'on ne soit plus capable de prouver que les vaccinés devraient être mis en quarantaine, ce qui serait une nécessité de santé publique et sur ce point, c'est le silence complet de ces grands défenseurs de la santé publique. Quels sont vraiment leurs intérêts personnels dans cette sinistre affaire de vaccination forcée ?

- La science serait-elle à deux vitesses ? La première en faveur de Big Pharma, la seconde en défaveur des citoyens ? Quelqu'un ment, et si l'on suit la science, on peut pointer les coupables du doigt.

Témoignage de Nini Leroux sur Info Vaccin France :

« Voilà ce que ma fille a eu a ses 4 mois juste après le couple infernal Infanrix hexa et Prevenar 13. Le

syndrome de Stevens Johnson ! Pourquoi refuser la sérologie prévaccinale. Pourquoi ne pas parler des dangers possibles de la vaccination au lieu de faire passer celle-ci comme une prise de Doliprane...

J'ACCUSE OUI J'ACCUSE la plupart des professionnels de santé de ne se poser aucune question sur l'anamnèse de leurs patients et de leur famille ! De ne pas se renseigner ni de s'informer de manière indépendante sur la composition des vaccins et les contre-indications ! De ne pas avoir le courage de signer une contre-indication ! De n'avoir pas le courage d'être au côté de leur patient tout simplement ! »

OUI À LA LIBERTÉ VACCINALE
QUI DOIT ÊTRE UN CHOIX !

Par rapport à ce discours officiel publié par des personnes complices plus qu'abruties, je souhaiterais apporter le témoignage effrayant de Francis Boyle, spécialiste en guerre biologique et bactériologique qui a publié aux Éditions Demi-Lune « **Guerre biologique et**

terrorisme » dont personne n'a entendu parler bien sûr et encore moins nos journalistes si prompts à révéler les scandales médiatiques. L'enregistrement audio de cette émission se trouve à cette adresse :

http://prn.fm/cant-happening-102214/
http://www.lepouvoirmondial.com/les-vaccins/

-      Est-il encore besoin de dire et d'écrire que les vaccins sont des armes biologiques qui portent atteinte au système immunitaire et neurologique, qu'ils modifient notre ADN, nous affaiblissent, nous déciment et nous handicapent en effaçant notre mémoire pour nous empêcher de nous défendre contre notre prédateur commun ? « **La maladie ne s'attrape pas** », « **elle se fabrique** » par nos mauvaises habitudes alimentaires, notre mauvais positionnement mental, notre ignorance du fait biologique, nos addictions ou parce qu'elle est provoquée par des agents toxiques extérieurs qui sont injectés directement dans le sang.

Francis Boyle:

-     *Laissez-moi vous dire ceci : toutes les précédentes épidémies d'Ebola en Afrique avaient été circonscrites, avec un taux de mortalité de 50 %. Celle-ci n'est pas « contenue » et a un taux de mortalité de 70 %. Cela me fait dire que nous avons affaire à un organisme génétiquement modifié ou OGM. Nous savons que ce type de travaux était conduit à Fort Detrick (centre médical militaire américain du United States Army Medical Command, situé au nord de la ville de Frederick dans le Maryland). Il y a aussi ce Docteur Kawaoka de l'Université Madison du Wisconsin, il a admis sur sa page Web avoir modifié génétiquement le virus Ebola pour le rendre plus violent. Il a aussi ressuscité le virus de la grippe espagnole, pour le Pentagone. Il a aussi fait des recherches très poussées sur la grippe, y compris en modifiant génétiquement le virus H5N1, ce virus de la grippe si dangereux qui a sévi lors de l'épidémie du SRAS [SRAS — Syndrome respiratoire aigu sévère – NdT]. Et le tout était financé* par le Pentagone ou bien le National Institute of Health (NIH), ou par le CDC. Ces travaux étaient si dangereux qu'il a dû transférer son laboratoire du Wisconsin vers Winnipeg au Canada. Mais peut-être que les Canadiens ont dit : « **allez-vous-en d'ici, on ne veut pas de vous, c'est trop dangereux pour nous** », je ne sais pas. Ce que l'on sait, c'est que le laboratoire BSL-4 Kanema de l'Université de Tulane (Nouvelle-Orléans) était impliqué. Nous savons qu'ils font ce type de recherches sur les armes biologiques depuis longtemps. [Le laboratoire US de Fort Detrick était impliqué aussi. Ils sont connus également depuis longtemps pour conduire ce genre de recherches, y compris sur le virus Ebola. Les trois laboratoires que j'ai cités ont tous été mis en place par l'USAID, qui n'est rien d'autre qu'une organisation servant de couverture à la CIA. Je suis juste en train d'essayer de relier tous ces points entre eux, sur la base des informations que j'ai pu récolter sur ces armes biologiques, depuis si longtemps, depuis mes études à l'université de droit de Harvard, et je me suis intéressé *professionnellement à la question, puisque j'ai été appelé à défendre le Council for Responsible Genetics au début des années 1980, dans leur Comité sur les armes biologiques, etc.*

David Lindorff (du site ThisCantBeHappening) :

— Êtes-vous en train de suggérer que cette épidémie a été déclenchée délibérément, ou bien s'agit-il selon vous d'un accident, le virus leur aurait échappé sans qu'ils le veuillent ?

Francis Boyle:

— Vous savez David, si vous allez sur le site Web du Ministère de la Santé de la Sierra Leone — c'est une information publique — ils ont fermé le laboratoire BSL-4 de Kanema cet été et ont affirmé que c'était la source de l'épidémie Ebola, car Tulane et d'autres laboratoires administraient des vaccins aux gens.

David Lindorff:

Vous voulez dire, au personnel des laboratoires ?

Francis Boyle:

Non, aux gens, aux Africains de l'Ouest. Sur une large échelle.

David Lindorff : *Mais alors il y a un vaccin ?*

Francis Boyle:

*Ils disent que c'est un vaccin, mais ce dont il s'agit, c'est un virus Ebola vivant. Ils ont affaire à un virus Ebola vivant pour ce soi-disant vaccin. Je vous rappelle « **Et ces gens qui sont soi-disant contre cette soi-disant vaccination se foutent complètement de ce qu'est la santé publique**... » Vous ne pouvez accorder aucune confiance à ce qu'ils disent. Et donc, je pense qu'il y a vraiment quelque chose à faire, mais que cela doit se passer au niveau local, dans les communautés et avec les autorités sanitaires. Par exemple, nous avons eu une crise ici à l'université de Droit. Les abrutis en charge de l'Université ont envoyé un juriste gouvernemental taïwanais. Et ils savaient que nous avions affaire à la tuberculose. J'ai découvert cela et j'ai demandé que tout* le monde passe des tests, ils ont refusé, alors, j'ai lancé l'alerte. Et avec les autorités sanitaires et tous ici, nous avons finalement obtenu que tout le monde passe les tests et nous avons découvert que cinq personnes étaient infectées par la tuberculose. Heureusement, on a pu les traiter et elles s'en sont sorties. Sans cela, elles auraient développé la tuberculose qui est une maladie extrêmement contagieuse. Ce qui est sûr, c'est qu'il faut travailler avec les autorités sanitaires locales et des spécialistes qui n'ont jamais été impliqués dans des travaux de guerre biologique pour le gouvernement des USA. Malheureusement nous avons 14 000 scientifiques qui participent à ces affreuses recherches en armements biologiques pour le compte du gouvernement des USA, je les appelle les « **scientifiques de la Mort** », et plus de 1 500 laboratoires aux États-Unis qui font ce type de recherche. Vous ne pouvez pas leur faire confiance… Ce genre de travaux de recherche constitue un crime selon les termes de la loi antiterroriste contre les armes biologiques que j'ai écrite, et nous avons dépensé 79 milliards de dollars depuis le 11 septembre 2001 dans ce domaine de recherche, ce qui en dollar constant, représente le double de ce qui a été dépensé pour le projet Manhattan pendant la Seconde Guerre mondiale pour développer la bombe atomique.

David Lindorff:

Mais ils disaient que c'est défensif.

Francis Boyle:

Oui, ils disaient que c'est pour protéger le peuple américain de virus émergents comme l'Ebola. Mais regardez autour de vous. Vous pouvez voir qu'ils n'ont rien fait pour protéger qui que ce soit.

David Lindorff:

S'ils travaillaient sur un vaccin depuis les années 80, ils devraient l'avoir trouvé, non ?

Francis Boyle:

Soit ils devraient l'avoir, soit ils l'ont, et c'est dans les tiroirs au fin fond du laboratoire de Fort Detrick, mais ils ne nous le disent pas, et ils ne l'ont donné qu'aux plus hauts dirigeants de notre gouvernement. C'est très similaire aux attaques à l'anthrax d'octobre 2001, et le fait que tout le monde à la Maison-Blanche prenait du Cipro (antibiotique prévenant les effets de l'anthrax – NDT). Mais bon, je ne sais pas s'ils l'ont. Soit nous avons le vaccin, soit tout cet argent a été dépensé en pure perte, soit — et ce n'est pas incompatible — ils l'utilisent pour développer des armes biologiques. Faites votre choix. Je dois vous laisser. Merci pour l'invitation...

UN ARTICLE DU 17 OCTOBRE 2017 MONTRE LA DIRECTION NÉO-NAZI QUE PREND L'ORIENTATION VACCINALE AUX ÉTATS UNIS... ET AILLEURS[52]

---

[52] https://www.naturalnews.com/2017-10-17-medical-terrorists-at-large-nma-panel-suggests-no-american-has-the-right-to-refuse-experimental-vaccinations-and-children-must-be-held-down-by-police-while-

— Le terrorisme médical à grande échelle ! L'Association Nationale de Méningite suggère qu'aucun américain n'a le droit de refuser une vaccination expérimentale et les enfants doivent être maintenus par la police quand on les vaccine. À lire de telles déclarations, nous pourrions en effet marcher sur la tête, mais l'extrémisme scientiste est de plus en plus puissant aux États-Unis et en France. Seriez-vous disposés à ce que la porte d'entrée de votre domicile soit défoncée par une équipe du Raid mandatée par le CDC ou le ministère de la Santé et maintenir vos enfants sous la menace d'une arme, tandis qu'ils sont vaccinés de force avec les derniers vaccins expérimentaux contre l'Anthrax, le Zika, Ebola, le HPV, la Rougeole, la Varicelle, la Grippe porcine ou n'importe quelle autre Grippe et ce qu'ils choisiront d'inventer comme vaccin cette année ?

L'Association Nationale de Méningite (NMA) pense que si les parents n'obtiennent pas chaque vaccin inscrit

injected.html

dans le calendrier vaccinal, ils sont une menace pour la société et des parents irresponsables qui devraient mourir de peur à chaque fois qu'ils lisent des comptes rendus sur les maladies infectieuses, extrêmes et isolées. L'objectif est bien de développer la peur auprès des citoyens, pour les pousser à vacciner leurs enfants sans mesurer la conséquence d'un tel acte et s'il se produit un accident, ce sera de la faute des parents qui auraient du savoir, car si nul n'est censé ignorer la loi, nul n'est censé ignorer les accidents vaccinaux. Dans le même esprit, nous pourrions considérer que les parents sont pleinement informés des effets indésirables du vaccin R.O.R, avec, par exemple, le virus actif de la rougeole souche Schwarz. Comme la nouvelle loi des affaires a été votée par la France en marche vers la destruction de tout un peuple, et que le citoyen que je suis se désolidarise en tant que personne morale de ce même gouvernement, c'est en tant que citoyen du monde en faveur de la plus parfaite création divine que je m'autorise à informer des dangers que représentent les vaccins sans jamais qu'ils soient publiés ni diffusés aux parents avant vaccination. Sur le lien qui suit, vous pourrez vous faire votre propre opinion sur l'utilité d'une telle vaccination en prenant bien conscience des risques encourus par votre enfant :

https://compendium.ch/mpro/mnr/8773/html/fr?Platfo rm=Desktop&start=1

La brigade « VACCIN ANTIFA » a bien l'intention de violer le domicile des citoyens avec une milice armée pour vacciner de force, parents et enfants avec des vaccins chargés de neurotoxines. Si cette agression se produit menée par la brigade Antifa, cela n'apparaitra pas au journal télévisé ni dans la presse écrite, parce que les ordres d'agir viendront d'en haut, de la chaîne supérieure de commandement et nous savons tous que Big Pharma contrôle les médias de masse. Si les citoyens résistent contre ce viol manifeste des droits humains, la brigade des Vaccins Antifa, fonctionnant main dans la main avec les Services de protection de l'enfance, traînera les familles hors de leur domicile, à leur corps défendant, pour exécuter cette « noble » mission, car, ils ont été entrainés à le faire – la conséquence nous la connaissons déjà, l'augmentation des taux d'autisme, des troubles auto-immuns et du cancer, le tout pour stimuler les profits de l'industrie vaccinale. Pensez-vous qu'il s'agit d'une farce ? Ces êtres malfaisants veulent « *éduquer* » les familles en les terrorisant et utiliser ensuite la tactique de la peur, ainsi, les parents soutiendront la législation pour la vaccination obligatoire qui sera imposée à tout le, les pays. L'Association de Méningite nationale (NMA) convoquée à New York en mai dernier pour la conférence « *Advance Vaccine Impact*[53] » avec des médecins confirmés comme Paul Offit, Paul Lee... Que des pros vaccinations, afin de diffuser leur propagande scientiste sous couvert de science, soutenue par plusieurs complices de l'industrie pharmaceutique, et particulièrement leur insidieux leader et marionnette des ventes du vaccin **RotaTek**,

---

[53] https://youtu.be/e-Q7Ha_hjcA

« l'infameux » Dr Paul Offit.

La réunion des complices a été présidée par Arthur Allen, véritable marchand ambulant des laboratoires travaillant pour « *Politico* », un journal de propagande, distribuant au public, une panoplie de fausses informations ou « Fake news ». Arthur Allen est connu pour être un sympathisant nazi et pour avoir développé sa propre marque de violence à travers une forme de terrorisme journalistique. Le journal « *Politico* » proposait à ses lecteurs sous la plume de Michael Hirsh, de mener des attaques à la batte de baseball contre des maisons appartenant à des personnalités connues, des sonneurs d'alerte opposés à leurs idées de vaccination forcée. Michael Hirsh, le rédacteur démissionnaire fait directement référence à ses actions à la « *German-American Bound* », une organisation nazie américaine des années 1930 qui promouvait l'idéologie nationale socialiste. Le but suprême de cette conférence sur la vaccination et de jeter le discrédit sur « l'anti-vaccination » en la rendant responsable des échecs vaccinaux afin de dissimuler cette peste chimique qui a été imposée à travers les vaccins à des citoyens Américains en leur injectant des ingrédients cancérigènes — à savoir le SV40, le mercure, l'aluminium, le formaldéhyde, le MSG, glutamate monosodique et des combinaisons de virus vivants prétendument « atténuées. »

« LES GENS DOIVENT ÊTRE DAVANTAGE CONTRAINTS PAR LA CRAINTE QUE PAR LA RAISON » est la devise des médecins pros vaccinaux cette année à la convention de *l'Association Nationale de Méningite* (NMA). Ce qui en dit long sur leurs intentions malveillantes à l'égard des jeunes générations. La crainte est vendeuse, le Docteur Paul Offit, grand complice de l'industrie vaccinale (l'infâme et diabolique fabricant du vaccin le plus toxique jamais réalisé, **le Rotateq**, qui contient un virus de porc mortel, appelé « circovirus »).

La seule façon de vendre des vaccins toxiques aux Américains qui ont été informés des dangers des vaccins et des produits cancérigènes qu'ils contiennent est d'effrayer à mort le public en utilisant une propagande de maladie infectieuse, tout simplement parce que la science et la raison sont les pires ennemis de l'industrie vaccinale, c'est pourquoi elle développe le scientisme qui fonctionne à merveille avec le vaccin contre la grippe, par exemple. Un vaccin toxique et inutile, injecté à des millions de sujets dans le monde.

Étrangement, plus de 3 milliards de dollars d'indemnités ont été versés aux familles victimes des vaccins par la « *Vaccine Court* » dans un silence assourdissant, ce qui prouve non seulement la dangerosité des vaccins, mais leur parfaite inefficacité. Les complices assidus de Big Pharma sont tous adhérents de l'Association Nationale de Méningite. Voici la liste complète du jury, la « Magic Team » démoniaque :

— Amy Middleman, Université de Médecine d'Oklahoma

— Paul Offit, l'Hôpital pour enfants de Philadelphie et Université de la Pennsylvanie

— Dorit Rubinstein Reiss, Université de la Californie

Collège de Loi de Hastings

— William Schaffner, École Universitaire Vanderbilt de Médecine

— Alison Singer, Présidente de la Fondation de recherche sur l'Autisme

— Jason Schwartz, Université de Santé publique de Yale

— Paul Lee, NYU Winthrop Hôpital

Vous avez un aperçu du type de personnes respectables qui collaborent et encouragent toutes les vaccinations contre lesquels les personnes éveillées ont affaire, et qui tentent protéger leurs enfants en évitant ces vaccinations toxiques. Avec un tel palmarès, comment des personnes simples, peuvent-elles lutter, comment peuvent-elles trouver des arguments contre ces criminels officiels ? La science nous permet de connaitre la vérité, mais pour qu'elle soit connue de tous, il faut la diffuser, et qui a le pouvoir de diffusion de l'information, les mêmes qui soutiennent cette monstrueuse « Magic Team ».

PETITE INFORMATION DISSIMULÉE AUX PARENTS

Pour le vaccin Tripedia[54] (Diphtérie, Tétanos, Coqueluche) de Sanofi Pasteur une feuille d'encart à la page 11, admet ouvertement que le vaccin est lié avec :

— « *Idiopathique thrombocytopénie purpura, **la mort subite du nourrisson**, des chocs anaphylactiques, la cellulite, **l'autisme**, la convulsion, des crises d'épilepsie, l'encéphalopathie, hypotonie, la neuropathie, la somnolence et l'apnée.* »

Le journal Le Monde persiste et signe dans sa propagande pro vaccinale :

— « *L'obligation vaccinale étendue que le gouvernement a proposée au vote du Parlement n'est pas née d'une quelconque obsession sécuritaire ou lubie ministérielle. Elle est voulue par nos concitoyens.* »

---

[54] http://www.sante-nutrition.org/lautisme-et-la-mort-subite-repris-dans-la-notice-du-vaccin-diphterie-tetanos-coqueluche/

Mais si elle est voulue par le citoyen pourquoi est-elle obligatoire, et comment le citoyen déciderait-il une telle obligation alors qu'il ne connaît rien à la vaccination en dehors de ce que lui délivre la propagande des laboratoires, des médecins, des médias et du ministère de la Santé. Le docteur Paul Offit a déclaré que : **« La hausse des infections respiratoires est liée à une diminution du taux de vaccination »** et lorsque les hémorroïdes piquent les yeux, c'est dû à quoi ? Scientifiquement chacun sait qu'il s'agit là d'un mensonge absolu. Inutile de préciser que le Dr Offit a été couvert d'éloges sur l'efficacité des vaccins, mais le Dr Offit a fait sa fortune en vendant des millions de vaccins. Il est l'inventeur du vaccin Rotavirus ou RotaTeq[55], désormais recommandé par le CDC, les Centres de prévention et de contrôle des maladies pour être administré à tous les enfants en bas âge. Fort de son succès, Le Dr Offit **a prétendu que la hausse de la**

---

[55] https://www.naturalnews.com/047913_Rotavirus_vaccine_intussuscepti on_injury_compensation.html

coqueluche, des oreillons et des infections de rougeole est due en grande partie à l'affaiblissement des taux de vaccination, comme le fait en France le Dr Buzyn. Mais, un examen plus approprié de ses déclarations a prouvé que ce n'est pas du tout le cas.

Les chercheurs ont noté que depuis la première moitié de ce siècle, certains enfants recevant le vaccin contre les oreillons sont toujours victimes des oreillons. En avril 2014, une éruption d'oreillons s'est produite à l'Institut de Technologie Stevens, mais tous ceux qui avaient été infectés, étaient entièrement vaccinés avec deux doses du MMR ou du R.O.R cela signifie :

— Primo, les vaccins perdent de leur efficacité,

— Secundo, ils n'ont jamais vraiment fonctionné.

— Tertio, ils provoquent les maladies contre lesquelles ils sont censés les protéger

VAERS, le Centre d'information sur les Vaccins a confirmé que deux virologistes du laboratoire Merck, Stephen Krahling et Joan Wlochowski ont intenté un procès contre leur ancien employeur. NVIC (National Vaccine Information Center) déclare :

— « *Le procès allègue que Merck a fraudé le gouvernement des États-Unis pendant plus de 10 ans **en exagérant l'efficacité du vaccin R.O.R**. Les virologistes prétendent dans leur procès qu'ils ont été des témoins de première main sur des tests incorrects et des données falsifiées par Merck pour artificiellement gonfler l'efficacité du vaccin.* » La présidente du NVIC (National Vaccine Information Center) et co fondateur, Barbara Loe Fisher, met en garde contre les relations inquiétantes et confortables, ainsi que les accablants conflits d'intérêts entre les agences fédérales de la surveillance de sécurité des vaccins comme les Centres pour le Contrôle des Maladies (CDC) et les fabricants de vaccins.

À présent, parlons de son super vaccin le **RotaTek**, primo le rotavirus des porcs qui est utilisé dans son vaccin contamine les enfants vaccinés, le CDC le sait, mais il ne fait rien et refuse de retirer le vaccin. Le 7 mai 2010, la

FDA a annoncé que le vaccin **RotaTeq** avait été contaminé avec de l'ADN de deux circovirus porcins : PCV1 et PCV2. Jusqu'à présent, le fabricant de vaccins, Merck, n'a pas donné d'informations quant à savoir quand, le PCV1 et PCV2 seront retirés de ce vaccin. Bien que le PCV1 n'ait pas été associé à la maladie clinique chez les porcs, le PCV2 est un virus du porc mortel qui cause l'immuno suppression et une maladie épidémique sérieuse auprès des porcs qui endommage leurs poumons, leurs reins, leur système reproducteur, leur cerveau et cause finalement, la mort. La FDA a recommandé la suspension provisoire de l'utilisation du vaccin **Rotarix**, le 22 mars 2010 après que l'ADN du PCV1 ait été identifié dans le Rotarix, mais n'a pas appelé à la suspension de l'utilisation du vaccin **RotaTeq** après que le PCV2 ait été trouvé dedans.

Le 1er juin, 2010 le « *National Vaccin Information Center NVIC* » invite Merck à volontairement retirer le **RotaTeq** du marché jusqu'à ce que le PCV2, soit retiré du vaccin. Ce vaccin provoque également une pathologie particulière, « *l'Intussusception* » qui fait qu'une partie de l'intestin glisse dans une partie adjacente et qui peut provoquer un cas d'urgence abdominale commune frappant des enfants en dessous de deux ans. D'habitude, les intestins se bloquent. Cela provoque une compression des vaisseaux, un gonflement des intestins et en fin de compte, l'obstruction. La réduction du flux sanguin peut en réalité tuer l'intestin affecté, et provoquer la gangrène. « *L'Intussusception* » peut causer une hémorragie interne et peut même provoquer une rupture d'intestin. Les symptômes incluent des crampes et des douleurs abdominales qui, pour des enfants en bas âge, ressemblent à une réaction de colite, provoquant vomissements et manque d'appétit. Si on ne diagnostique pas à temps cette hyper inflammation ou si le pédiatre fait un mauvais diagnostic, cela peut mener à la mort de l'enfant. Les enfants de moins d'un an sont plus sujets à « *L'Intussusception* » qui est liée au vaccin **RotaTek**…

Et la ministre A. Buzyn nous affirme que les vaccins sont

complètement inoffensifs ?

Aux États-Unis, le Comité consultatif du CDC sur les Pratiques d'Immunisation (ACIP) est un corps d'experts de professionnels de santé qui votent officiellement la recommandation des vaccins qui deviendront obligatoires pour le calendrier vaccinal. Le Docteur Paul Offit qui a été financé par le laboratoire Merck à hauteur de 1.5 million de dollars à la présidence de la chair de Vaccinologie de la Maurice R. Hilleman, de l'Hôpital pour enfants de Philadelphie depuis qu'elle été créé en 2005, est parvenu rapidement à devenir un membre votant et décideur de « *l'Advisory Committee on Immunization Practices (ACIP)* » de 1998 à 2003. Il a alors continué à toucher une subvention de 350,000 dollars de la part du laboratoire Merck pour développer le vaccin de Big Pharma, le **RotaTeq pentavalent**, le vaccin contre le Rotavirus qui a été approuvé en 2006 par la FDA. Quand l'Hôpital pour enfants de Philadelphie publie le bénéfice de ses redevances vaccinales mondiales pour le vaccin **RotaTek**, le bon docteur Offit a, de son côté, refusé de les déclarer. Le revenu distribué à Offit pour son vaccin invalidant a été estimé à 46 millions de dollars[56].

Que pouvons-nous penser d'une telle escroquerie scientifique, n'est-ce pas notre ministre de la santé qui nous parle de sécurité et de santé publique et qui autorise ce type de vaccin sur nos enfants, ou plutôt, contre nos enfants ? Et que dire du vaccin contre la grippe, offert gratuitement à nos personnes âgées en France ? Depuis quand les laboratoires pharmaceutiques offrent-ils gratuitement des vaccins ?

— « *Le vaccin contre la grippe est complètement inutile et le gouvernement le sait*[57] » déclare le docteur Blaylock. Le vaccin contre la grippe contient des

---

[56]

https://articles.mercola.com/sites/articles/archive/2009/06/25/vaccine-doctor-given-at-least-30-million-dollars-to-push-vaccines.aspx

http://www.nvic.org/NVIC-Vaccine-News/May-2010/Vaccine-Safety-Critics-Call-For-RotaTeq-Vaccine-Re.aspx

[57]   http://www.dossiers-sos-justice.com/archive/2011/08/17/tres-important-le-vaccin-contre-la-spiritualite-pour-freiner.html

plasmides et d'autres éléments destructeurs qui font muter notre ADN, détruisent les cellules cérébrales et empêchent l'évolution neurologique et spirituelle de l'Homme. « ***Il y a trois raisons que le gouvernement donne aux personnes âgées pour qu'ils se fassent vacciner contre la grippe :***

1.   *pneumonie*
2.   *hospitalisation*
3.   *mort*

Pourtant une étude du groupe Cochrane a étudié des centaines de milliers de personnes vaccinées contre la grippe et a constaté que le vaccin n'offre aucune protection contre :

1.   —   **pneumonie-hospitalisation-mort** aux personnes vaccinées... »

La Docteure Lisa Christian, membre de l'équipe de chercheurs de *l'Ohio State University Wexner Medical*

Center qui a fait cette découverte, affirme que :

- « *De fortes évidences montrent que celles et ceux qui reçoivent le vaccin contre la grippe dans l'année ont une baisse de la réponse immunitaire des anticorps dans l'année en cours. Nous avons lancé cette étude pas seulement pour comprendre comment la vaccination affecte la réponse immunitaire des femmes enceintes, mais aussi pour vérifier comment les anticorps contre la grippe affectent les bébés une fois leur mère vaccinée*. »

Ce que confirme également la Dre Suzanne Humphries, néphrologue et spécialiste des effets secondaires invalidants des vaccins et surtout, spécialiste du vaccin contre la grippe[58], qui, dit-elle, provoque une faiblesse du système immunitaire et des réactions adverses au Tamiflu[59] surtout au niveau du rein et pouvant

---

[58] https://www.facebook.com/wearevaxxed/videos/594562354224378/

[59] Ce médicament appartient à la famille des antiviraux. Il possède la propriété de bloquer une enzyme nécessaire à la propagation dans l'organisme du virus de la grippe : sous l'effet du traitement, les virus

provoquer un système de dialyse à la suite de la prise de ce médicament :

- « *Une patiente atteinte de la grippe, même vaccinée, prend le Tamiflu et se retrouve à l'hôpital en dialyse, voilà ce qui arrive lorsqu'on le prend après avoir été vacciné. Et si vous continuez à faire tout ce que l'on vous dit de faire, vous finirez en dialyse également, mais on jettera la faute sur la grippe... même avec quatre vaccins, on est éventuellement protégé à 65 %, pour la rougeole, par exemple, entre 2 et 10 % des vaccinés ne répondent pas favorablement au vaccin. Le rappel n'est pas une protection, mais il est en fait destiné aux 10 % pour tenter de les protéger et malgré ce second vaccin, la probabilité qu'ils soient protégés reste encore très faible. On fait croire que les vaccins sont protecteurs, mais c'est faux et s'ils l'étaient, ils ne le sont que pour de*

---

grippaux ne peuvent quitter les cellules où ils se sont multipliés.

Il est utilisé dans le traitement et la prévention de la grippe chez l'adulte et l'enfant. Donner 2 jours après déclenchement des symptômes grippaux, éviter la prescription à des personnes souffrant de néphropathie.

https://www.onmeda.fr/medicament/tamiflu-93599629.html

courts laps de temps. La protection se situe entre 6 mois et deux ans, comme les labos le savent, ils font vacciner sans cesse les patients afin de prolonger leur immunité, mais en vain. Parlons du vaccin influenza et de la protection d'un an annoncée. L'année suivante, il se peut qu'il y ait deux, trois ou plus de virus de l'influenza qui circulent. Il existe nombre d'études épidémiologiques et de littératures sur le fait que le vaccin contre la grippe la première année accroit le risque de contracter la grippe l'année suivante et de le diffuser pendant une longue période de temps en fragilisant le système immunitaire et les cellules T qui perdent leurs propriétés mémorielles de répondre à la grippe l'année qui suit la vaccination. En fait, le vacciné est plus susceptible de contracter la grippe, qu'une personne qui n'aurait jamais été vaccinée et c'est un fait scientifique prouvé[60]. » « Les vaccins antigrippaux échouent à 99 %, augmentent la propagation de la maladie et ont des effets secondaires

---

[60] https://youtu.be/jt9rdznYsLI

handicapants[61] ! … Les scientifiques du groupe indépendant Cochrane ont étudié des essais randomisés et contrôlés comparant le vaccin antigrippal avec placebo ou sans intervention.

*Ils comprenaient 52 essais cliniques portant sur plus de 80.000 personnes qui évaluaient l'innocuité et l'efficacité des vaccins antigrippaux chez des adultes en bonne santé. Les études ont été réalisées entre 1969 et 2009. Les auteurs ont découvert que les vaccins antigrippaux réduisaient probablement le taux de grippe chez les adultes en bonne santé de 2,5 % sans vaccination (mais avec placebo) à 0,1 % avec. Cela signifie que la différence entre le vacciné et le non-vacciné est de 1,4 % ou 0,014. Par conséquent, 71 personnes devraient être traitées avec le vaccin antigrippal pour prévenir un seul cas (1/1, %). Autrement dit, le vaccin antigrippal n'a rien fait pour 70 des 71 personnes qui l'ont reçu. **Cela signifie que cette étude a révélé que le vaccin contre la grippe a***

---

[61] https://changera.blogspot.fr/2018/02/les-vaccins-antigrippaux-echouent-99.html

échoué à près de 99 % (71/72)[62]. » Et pourtant, quel battage publicitaire et médiatique pour le prescrire de gré ou de force et même pour l'offrir aux plus de 65 ans, vaccinés généreusement par les pharmaciens français, cette vaccination n'a rien de scientifique, alors pourquoi la fait-on ?

Le problème est que la plupart des femmes enceintes vaccinées contre la grippe avortent le ou les jours suivants la vaccination en règle générale.

Une étude publiée dans « *The Human environnemental and Toxicology* » révèle que de multiples vaccins contre la grippe contiennent du mercure qui est la cause directe à **425 %** de l'augmentation de morts fœtales de ses femmes vaccinées durant la pandémie de grippe en 2009. Pourtant, on continue à vacciner les femmes enceintes alors que les médecins ont appris qu'il ne faut jamais vacciner une femme enceinte, ou cas exceptionnel. D'autres parts, si ces femmes n'avortent

---

[62] https://changera.blogspot.fr/2018/02/les-vaccins-antigrippaux-echouent-99.html

pas et qu'elles sont protégées contre la grippe l'année de leur vaccination, cela supprime la réponse du corps et des anticorps pour l'année suivante, puis encore suivante et encore suivante... Une étude vient de démontrer qu'une seule vaccination contre la grippe peut amoindrir et affaiblir les sujets vaccinés dans les années suivant cette première vaccination en augmentant le risque de 250 % de développer la grippe.

— *« Ce sont les vaccins contre la grippe eux-mêmes qui mènent à une augmentation d'infections de grippe*[63]*. »*

En 2008, ceux qui ont reçu le vaccin contre la grippe ont

---

[63] https://www.naturalnews.com/2017-10-17-bombshell-flu-shots-scientifically-proven-to-weaken-immune-response-in-subsequent-years-researchers-stunned.html

https://www.facebook.com/HealthRanger/videos/10154854759876316/?hc_ref=ARS5HS8uBITLQzWSEwGUr5Q63zXWViZkhrFgeQcYTpAkkfz3m_J5 1Rr2Rd_XI6zr_Z0&fref=nf

éprouvé une augmentation de 25 % d'infections de grippe dans les années suivantes.

Le vaccin contre la grippe en 2017 injecté à 160 femmes enceintes a fragilisé davantage les personnes vaccinées, en diminuant la fabrication d'anticorps, et c'est exactement ce que le site *NaturalNews* ne cesse de répéter, que le vaccin contre la grippe affaiblit le système immunitaire au lieu d'encourager le corps à fabriquer sa propre réponse à l'infection.

D'après Mike Adams, l'aventure du vaccin contre la grippe poussée par l'industrie vaccinale et le monde politique est un canular médical qui est aisément réfuté par des faits scientifiques. Le vaccin contre la grippe est un HOAX médical, car il contient toujours du mercure, cette neurotoxine qui endommage les fœtus et le cerveau des nouveau-nés en causant de graves effets neurologiques. Le vaccin contre la grippe, c'est de la médecine poubelle, de la supercherie, le vaccin contre la grippe est une escroquerie qui blesse plus de sujets qu'il ne les aide, il affaiblit le système immunitaire et à présent, la science le confirme encore et encore.

> - « *Les gens qui se font vacciner contre la grippe seront les premiers à mourir dans une pandémie mondiale parce qu'ils ont été rendus vulnérables aux infections par le vaccin.* »

Ce n'est pas mon opinion personnelle, je viens de vous donner les sources scientifiques qui le confirment. Alors, ceux qui prétendent que le vaccin contre la grippe est garanti par un scientisme extraordinaire, comment expliquent-ils que la Science affirme le contraire ?

> - « *Il n'y a aucune raison de vacciner des personnes avec du mercure à moins d'avoir l'intention de les blesser physiquement.* »

Pour protéger la santé, les médecins recommandent de prendre de la vitamine D, du zinc, de booster son alimentation et de cesser de s'exposer à des produits chimiques toxiques. Il faut consommer une alimentation naturelle et changez de mode de vie et de consommation. Nul n'a besoin de vaccins déclare Mike Adams, The Health Ranger :

- « *je n'ai pas eu la grippe depuis peut-être 15 ans,* déclare Mike Adams, *je n'ai jamais été vacciné, donc, si le vaccin contre la grippe pouvait vous protéger contre la grippe, alors je devrais attraper la grippe tous les ans puisque je ne suis pas vacciné et je n'ai jamais eu la grippe, comment est-ce possible si le vaccin contre la grippe doit vous protéger de la grippe ?*

Donc, c'est un gros mensonge de l'industrie vaccinale qui vous blesse, qui vous rend malade. Supposez qu'il y ait une pandémie massive qui tuerait des millions de personnes autour du monde, une grippe aviaire, une grippe H1N1, ou H5N1 savez-vous qui mourraient les premiers ? Ceux qui ont eu le vaccin. En d'autres termes, et c'est scientifiquement prouvé, le vaccin contre la grippe serait en fait, un vaccin de programme de dépopulation. Parce qu'une pandémie est inévitable ; durant les dix dernières années, l'Organisation Mondiale de la Santé a déclaré des épidémies de stade 4 à 6 dans certains cas, donc, il est évident que nous aurons une pandémie cette année, l'année prochaine, en tous les cas, dans les prochaines années.

Si vous vous faites vacciner contre la grippe, c'est comme de vous mettre une cible dans le dos dans un stand de tir et d'être tué par la prochaine pandémie de grippe. C'est ce que montrent les études. Si vous voulez vivre et survivre à une pandémie, ne vous faites pas vacciner contre la grippe. Parce que la grippe ne vous tuera pas, très peu de personnes meurent de la grippe comparée à de nombreux décès par an, le CDC affirme que 35 000 personnes sur 360 millions en meurent chaque année, mais les chiffres sont exagérés et on ignore s'ils meurent de la grippe <u>ou des effets secondaires du vaccin</u>.

Mais une pandémie peut tuer 10 millions, 100 millions de personnes autour du monde, vous ne voulez certainement pas appartenir à ce groupe, si vous voulez plus d'information visitez notre site "WWW.Vaxines.News" et si vous voulez être plus en forme avec de la vraie science allez sur

WWW.Medecine.news[64] ».

Ce message clair annonce une pandémie grippale globale et inévitable dans les prochaines années, car, plus on développe une politique de vaccination contre la grippe, plus on annonce le projet pandémique à venir.

Actuellement en 2018 et dans le monde entier, les

---

[64]https://www.facebook.com/HealthRanger/videos/10154854759876316/?hc_ref=ARS5HS8uBITLQzWSEwGUr5Q63zXWViZkhrFgeQcYTpAkkfz3m_J51Rr2Rd_XI6zr_Z0&fref=nf

http://www.thedailysheeple.com

http://www.reginfo.gov

http://www.nvic.org

http://www.fda.gov

http://www.nvic.org

http://articles.mercola.com

http://articles.mercola.com

 http://www.amazon.com

http://truthstreammedia.com

http://gut.bmj.com

http://www.thedailysheeple.com

http://truthstreammedia.com

http://www.thedailysheeple.com

http://prn.fm/cant-happening-102214/

http://www.lepouvoirmondial.com/les-vaccins/

https://youtu.be/WP2TvvJ1To0

personnes âgées et toutes les personnes vaccinées contre la grippe tombent comme des mouches dans les ÉPHAD suite à leur vaccination forcée contre la grippe. Un scientifique du *Johns Hopkins Hospital*, le Dr Peter Doshi, a publié un rapport dans le *British Medical journal* dans lequel il indique que le CDC se base sur des études scientifiques très aléatoires et de « *piètres qualités* » :

- « *Rien ne prouve que le vaccin contre la grippe réduit la mortalité des personnes âgées.* »

De façon fort intéressante, Doshi cite une étude australienne qui a constaté des risques significatifs pour les enfants, déclarant qu'un enfant sur 110 en dessous de cinq ans avait des convulsions après des vaccinations en 2009 pour la grippe H1N1[65]. » À tel point que le gouvernement des États-Unis indemnise actuellement les victimes de la grippe plus que tout autre vaccin :

— « *Les EPHAD, maisons de retraite, hôpitaux, ne*

---

[65] http://yournewswire.com/flu-vaccines-killing-senior-citizens/

disent pas que la grippe de leurs pensionnaires est liée avec le vaccin contre la grippe, mais ils savent tous que c'est le cas. »

Dr Peter Doshi

Interrogeons-nous sur la nécessité d'un tel vaccin auprès des personnes fragiles, vaut-il mieux les laisser développer la grippe le cas échéant et les laisser fabriquer leurs propres défenses, ou développer de graves complications suite à la grippe causée par le vaccin ?

Nous vivons une époque formi... diable !

X

LES MAMMOGRAPHIES ENTRAÎNENT DES DIAGNOSTICS NON VALIDES ET DES EFFETS NOCIFS[66]

Les premières mammographies remontent à l'année 1913, c'est le chirurgien berlinois A. Salomon qui fit une radiographie d'une mastectomie, puis cette technique se développa et se perfectionna jusqu'à aujourd'hui ; pourtant, en 2018, cet examen reste archaïque, brutal et même invalidant dans certains cas. La mammographie numérique que l'on pratique à présent, offre des avantages non négligeables et de meilleurs résultats en terme de détails que la mammographie analogique traditionnelle, mais elle demeure toujours très archaïque, cette technique qui

---

[66] http://www.greenmedinfo.com/blog/mammograms-lead-invalid-diagnoses-cause-harm

met sous presse un organe sensible sous prétexte de voir au travers, alors que la palpation et l'échographie qui ne sont ni brutales ni invalidantes, peuvent donner des résultats similaires en matière de détection. Le dépistage précoce par mammographie aux rayons X a été le centre des campagnes de sensibilisation du Cancer du sein pendant plus un siècle. Cependant, très peu de progrès ont été accomplis en sensibilisant le public sur les différences essentielles entre les lésions/tumeurs bénignes et un cancer invasif ou non invasif détecté par le biais de cette technologie. Quand toutes les formes de pathologies mammaires sont examinées dans l'ensemble, quel que soit leur risque relatif pour les dommages, la maladie du sein prend l'aspect d'une entité monolithique que vous avez ou que vous n'avez pas ; les oncologues l'appellent :

— Le cancer du sein.

La notion d'un cancer du sein qui ne présente aucun symptôme, et qui ne peut pas être diagnostiqué par palpation manuelle de la poitrine ne devient pas envahissante dans la grande majorité des cas, ce qui peut sembler incroyable pour la plupart des femmes. Cependant, il existe une anomalie clinique assez mystérieuse connue comme le « *carcinome canalaire in situ (CCIS)* », qui est, en fait, le plus couramment diagnostiqué et inutilement traité sous forme du « cancer du sein » aujourd'hui. Les femmes ne parviennent pas à comprendre que leur spécialiste n'a pas pris le soin de leur expliquer qu'elles peuvent faire un choix lors d'un diagnostic présentant un CCIS « *carcinome canalaire in situ* ».

Plutôt que de succomber à un traitement agressif avec de la chirurgie, des rayons et de la chimio, les patientes peuvent choisir d'éviter le pire, tout en restant vigilantes, car, les conditions de la vie moderne ont tendance à provoquer ce type de pathologies. Le plus étonnant est qui si l'on modifie les conditions et les facteurs déclenchants, ces pathologies peuvent se résorber d'elles-mêmes. Mieux encore, un changement radical de style de vie peut-être axé sur l'élimination de l'exposition aux produits chimiques et rayonnement, ainsi qu'une meilleure hygiène de vie en contrôlant son exercice et sa nutrition. Ce choix n'est pas accompli dans la plupart des cas parce que la communauté médicale n'informe pas ses patientes que ce choix existe, alors que la patiente doit rester libre de son corps et des soins à apporter à ce corps sans contraintes ni chantage à la mort du genre :

- *Si vous ne suivez pas ce traitement, vous prenez le risque de mourir d'un cancer du sein.*

Alors que le praticien devrait plutôt proposer d'apporter des solutions moins invasives que la chirurgie et les rayons si la pathologie n'est pas absolument certaine, ce qui souvent est le cas. 30 à 50 % des nouveaux diagnostics de cancer du sein ont été obtenus à travers des projections de mammographie aux rayons x et sont finalement classés comme « *carcinome canalaire in situ (CCIS)* ». Le CCIS se réfère à la croissance anormale des cellules dans les canaux galactophores du sein en formant une lésion calcifiée couramment entre 1 et 1,5 cm de diamètre et il est considéré comme non invasif ou « *cancer du sein, à stade 0.* » Certains experts plaident pour son reclassement complet comme condition non cancéreuse[67].

Nous avons récemment rapporté, dans les revues telles que le BMJ « *The British Medical Journal* » une revue médicale internationale et renommée en ligne. Le site est mis à jour quotidiennement avec des articles originaux, podcasts, vidéos, le tout organisé en quatre flux de contenus principaux : vidéos, recherches, éducation, informations. En outre, le site est entièrement consultable, grâce à une archive vers 1840 articles sur de nombreux sujets cliniques et non cliniques.

Le BMJ a commencé à publier des études indiquant que

---

[67] http://www.greenmedinfo.com/blog/mammograms-linked-epidemic-misdiagnosed-cancers

« *le dépistage du cancer n'a jamais sauvé des vies* », ou que ce que les autorités médicales classiques considéraient depuis des décennies être « le cancer » ne l'était après tout, pas vraiment un cancer. Dans la dernière étude du BMJ sur le sujet intitulé :

— « Efficacité et surdiagnostic de dépistage par mammographie aux Pays-Bas : étude basée sur la population.

— *les chercheurs ont analysé l'incidence spécifique du cancer du sein aux Pays-Bas chez les femmes qui avaient été inscrites pour passer une mammographie de dépistage tous les deux ans depuis 1989 (50-69 ans) et 1997 (de 70 à 75 ans). L'étude a évalué la mortalité du cancer du sein et le taux de surdiagnostic du cancer du sein.*

— Le principal résultat des mesures sur l'âge spécifique des patientes et l'incidence du cancer du sein depuis 1989 jusqu'en 2012 ont été décrits comme suit :

— « *Les chiffres supplémentaires in situ et stade 1 des tumeurs du sein associées au dépistage ont été estimées en comparant les taux chez les femmes âgées de 50 à 74 ans avec ceux des groupes d'âge qui n'étaient pas invités à faire cette étude. Un surdiagnostic a été estimé après soustraction des cancers dans le temps. Réduction de la mortalité du cancer du sein et surdiagnostic au cours des années 2010-12 ont été calculés sans (scénario 1) et (scénario 2) une cohorte d'effets vains sur tendances de la mortalité.* »

— « *Le programme de dépistage de la mammographie hollandaise semble avoir peu d'impact sur la charge de cancers avancés du sein, ce qui suggère un effet marginal sur la mortalité due au cancer du sein. <u>Environ la moitié de la plage détectée de cancers du sein représenterait un surdiagnostic...</u>*

Le Surdiagnostic a augmenté au fil du temps avec l'extension du dépistage des femmes âgées de 70 à 75 ans et le remplacement de la mammographie sur film basé par mammographie numérique. En 2009-11, 51 %

des tumeurs in situ et les cancers de stade 1 trouvés chez les femmes âgées de 50 à 74 ans et 52 % cancers détectés serait un surdiagnostic de cancer. »

L'étude indique que l'objectif principal du dépistage du cancer, à savoir, pour diminuer la mortalité de cancer, n'est pas atteint. En clair, le dépistage ne garantit en rien la découverte d'un cancer, pire, <u>il mène à de fausses directions sous prétexte que le carcinome parfaitement inoffensif est interprété injustement comme un cancer.</u>

En revanche, un taux aussi élevé de 1 cancer toutes les 2 personnes diagnostiquées, est de toute évidence un surdiagnostic, c'est donc un euphémisme pour décrire un cancer faussement étiqueté comme une maladie potentiellement mortelle. Le cancer in situ, par exemple, est profondément mal compris dans l'établissement médical conventionnel.

Malgré une étude datant de 2012 du « *National Cancer Institute* », et publié dans NEJM (Nederlands Journal of Medecine) qui a constaté que le « *carcinome canalaire in situ* » a été mal compris comme le cancer pendant les trois décennies passées et qu'il devrait en fait être reclassifié comme une lésion bénigne ou indolente d'origine épithéliale. Tant les professionnels médicaux, les médias que le public dépendent toujours d'informations incomplètes, fausses et périmées, dont les conséquences peuvent être dévastatrices sur la santé publique. **Par exemple, il a été évalué que 1.3 million de femmes ont été diagnostiquées à tort et traitées pour le cancer du sein pendant les 30 dernières années.** <u>Et si certaines d'entre elles en sont décédées, c'est donc que c'est le traitement qui a tué la patiente, et pas le cancer.</u> Le surdiagnostic, et le surtraitement subséquent pour le cancer du sein a également de profonds effets psycho-spirituels préjudiciables et des effets physiques sur les sujets diagnostiqués et traités. Comme je l'ai indiqué précédemment dans, « *les dangers cachés des mammographies que chaque femme devrait connaître* », les femmes qui ont été faussement diagnostiquées avec le cancer, même trois ans après avoir été déclarées guéri du cancer, « *continuent de signaler de graves conséquences psychosociales sur leur vie, comparées aux femmes qui avaient des résultats normaux dans tous les 12 résultats psychosociaux.* »

De plus, non seulement ces femmes doivent souvent subir des traitements invasifs, une tumorectomie, une mastectomie, une chimiothérapie ou une irradiation, suivi d'un traitement médicamenteux avec des agents hautement toxiques comme le Tamoxifène et l'Arimidex — *l'ancien traitement a été classé comme cancérigène par l'OMS et « l'American Chemical Society ACS »* —, mais les erreurs de diagnostic sont reconnus pour être « *un surdiagnostic* » et donc, contribuent à l'illusion que la vie de ces femmes « *a été sérieusement prise en compte* » et que si la mammographie est un traitement agressif, il est conçu pour améliorer les résultats de survie.

L'oncologue ne devrait-il pas parler de vie plutôt que de survie et d'autant plus dans le cadre d'une erreur médicale fondamentale ? Ces femmes traitées malgré elles, ont survécu à leur surdiagnostic et leur surtraitement, mais la qualité et la durée de leur vie ont été significativement réduites. L'étude a conclu avec l'appréciation provocatrice suivante, qui implique que la mammographie aux rayons x non seulement ne sauve pas des vies, mais augmente probablement la mortalité des patientes :

- « *Les données avancées sur le cancer du sein aux Pays-Bas indiquent que la mammographie nationale néerlandaise, et son programme de dépistage auraient eu peu d'influence sur la diminution de la mortalité due au cancer du sein observé au cours des 24 dernières années. Cette conclusion est conforme à la preuve de fabrication des résultats que les essais en aveugle ont largement surestimé la capacité de dépistage par mammographie pour réduire le risque de décès par cancer du sein dans la période de la vie après la première exposition à la mammographie. Par contraste, l'étendue d'un évident surdiagnostic ne cesse d'augmenter avec l'invitation au dépistage des femmes âgées et l'adoption de technologies capables de détecter les tumeurs mammaires de plus en plus petites, avec l'imagerie numérique, alors que la plupart d'entre elles sont d'une importance clinique inconnue[68]. »*

Le Docteur Leana Wen, médecin urgentiste, formée à l'Université de Harvard, conférencière et auteure du livre le plus vendu ces dernières années : « When Doctors Don't Listen : How to Avoid Misdiagnoses and Unnecessary Tests. » (Quand les médecins n'écoutent pas : Comment éviter erreurs de diagnostiques et les examens inutiles.) Leana Wen a décidé de dévoiler la vérité à ses patients et a demandé à ses confrères et consœurs médecins d'en faire autant sur leurs liens étroits entretenus avec les compagnies pharmaceutiques ; leurs réponses ne se sont pas fait

---

[68] Mammograms Linked To An Epidemic of Misdiagnosed Cancers

Millions Wrongly Treated for 'Cancer,' National Cancer Institute Panel Confirms

Covering Up The Causes of Breast Cancer Since 1985: AstraZeneca's BCAM

attendre, Le Docteur Leana Wen a reçu des menaces de mort[69]. Pourrions-nous considérer cette réponse comme un point de détail ? Mais quel détail, alors qu'il s'agit de la vie des patients ? L'implication de la pratique médicale liée à son rapport économique prévaut davantage sur la vie humaine, et ces menaces le prouvent, ce qui n'empêche pas la Docteure Leana Wen, de s'investir sur ce chemin difficile, qu'est la « Vérité ».

- « *Après de nombreuses études internationales, il a été constaté que la mammographie est agressive et peut justement être la cause d'un début de cancer, surtout si l'on tente de retirer une tumeur naissante qui développerait retirée jusqu'à 17 % le risque de rendre le cancer inguérissable d'après de nombreux experts médicaux, dont le Dr Gofinan, dans son livre, Preventing Breast Cancer (prévenir le cancer du sein).* »

---

[69] http://youtu.be/915R206Ojzw

- « *Le fait de bombarder le sein de rayons X et donc, de lui envoyer des radiations ionisées ne lui rend pas service par rapport au résultat obtenu. Ainsi, une étude suédoise indique que 70 % des tumeurs détectées par mammographie n'en étaient pas, les fausses reconnaissances positives de tumeurs ne sont pas seulement financières et facteur de stress chez les patientes, mais elles peuvent mener à trop d'examens peu nécessaires et à des biopsies invasives.*

- *En fait 70 à 80 % des femmes déclarées positives au cancer du sein après une mammographie, ne montrent pas, même après biopsie la moindre présence de cancer.* »

- « *Dans le même temps, la mammographie représente également une large proportion à ne pas identifier les tumeurs ou à reconnaître de "fausses interprétations négatives". Le Dr Samuel S. Epstein, dans son ouvrage, "The Politics Of*

Cancer", déclare que les femmes âgées entre 40 et 49 ans, une sur quatre n'est pas identifiée par la mammographie ? L'institut national du cancer (NCI) déclare ce niveau de "fausses interprétations négatives" encore plus élevé à 40 % sur des femmes âgées entre 40-49 ans. L'institut National de la santé admet également que la mammographie passe à côté de 10 % des tumeurs malignes chez les femmes après 50 ans. Les chercheurs ont découvert que les tissus du sein sont plus denses chez les jeunes femmes, ce qui rend difficile la détection des tumeurs. Pour cette raison, de "fausses interprétations négatives" sont deux fois plus fréquentes dans le cadre de la détection du cancer du sein auprès des femmes ménopausées. »

De plus, comme le déclare le Dr Samuel S. Epstein MD dans son livre, « *des mammographies régulières auprès des jeunes femmes augmentent le risque de cancer. Des analyses à propos d'examens sous contrôle sur les dix dernières années ont montré un développement certain des décès par cancer du sein dès que l'on a commencé ce type d'examen. Ce qui confirme l'évidence d'une grande sensibilité d'une poitrine préménopausée et sur les effets cancérigènes et cumulatifs des radiations. »*

Dr Samuel S. Epstein MD

« The Politics Of Cancer » page 539

Le site : www.cancer.net déclare :

- « *Une des méthodes de la médecine allopathique pour traiter le cancer est la chimiothérapie qui est une drogue agressive qui travaille contre les défenses immunitaires du corps, qui tentent de se battre contre le cancer. La chimiothérapie est extrêmement toxique et les effets secondaires peuvent justement détruire le système immunitaire.* »

Il est très difficile aujourd'hui de se prononcer sur un sujet aussi grave, car nous sommes bombardés d'informations et d'informations contradictoires qui prédominent, mais les études, les recherches de la part de scientifiques motivés par la science et soucieux de la santé humaine, nous permettent d'y voir plus clair.

Le médecin ne doit pas devenir un apothicaire, un prescripteur, il doit, il a le devoir de protéger la vie et non pas de pousser dans la tombe ses patients sous prétexte qu'il a un appétit d'ogre en matière d'agent et qu'il est harcelé en permanence par Big Pharma et ses mensonges pour entretenir un commerce illicite, car, malhonnête. « *Les oncologistes et l'industrie du cancer du sein s'adonnent à un surdiagnostic systématique du cancer de façon à effrayer des patients et leur faire accepter des traitements inutiles. Ces traitements aident à générer 100 milliards de dollars par an de revenus des chimiothérapies, souvent pour de soi-disant "cancers" qui n'auraient jamais dû être considérés comme des cancers. "Les médecins, les patients et le public doivent reconnaître que le surdiagnostic est courant et survient le plus fréquemment lors du dépistage du cancer",* prévient l'article scientifique de NCI commandé dans le JAMA[70]. »

Comme nous avons pu le constater, les erreurs de diagnostic concernant le cancer du sein, mais nous pourrions l'étendre au cancer de la prostate également, peuvent mener à la mort et/ou à l'invalidité, et à la diminution de l'intelligence des sujets traités avec la chimiothérapie, c'est malheureusement un fait scientifique, et pas un avis personnel. À nouveau, nous sommes face à ce problème grave que la chimiothérapie ne fonctionne pas dans 94 % des cas comme je l'ai indiqué il y a quelques années dans « *Pandora, la Bible du vivre et laisser mourir* » à travers le témoignage du Dr Hardin B. Jones et suite à une étude de l'OMS réalisée avant les années 2000. En 18 ans depuis l'an 2000, et chacun doit l'admettre, les laboratoires

---

[70] http://www.sante-nutrition.org/fraude-de-lindustrie-du-cancer/

pharmaceutiques ont fait d'immenses progrès en matière de destruction du vivant et ce que l'on pouvait jadis guérir avec des produits naturels, devient obsolète aujourd'hui à cause des facteurs chimiques de déclenchement des maladies à travers les vaccins et les produits génétiquement modifiés se trouvant dans ces mêmes vaccins, comme l'enzyme Nagalase et autres neurotoxiques reconnus qui provoquent et entretiennent le cancer. Il est aujourd'hui devenu très difficile d'échapper à ce monstre que l'on désigne sous l'appellation de Big Pharma, qui est véritablement devenue l'antichambre de la mort et de la destruction de l'humanité.

Nous vivons une époque... formi... diable !

11

L'ONU ADMET QUE LA FLAMBÉE DE POLIO EN SYRIE EST CAUSÉE PAR LE VACCIN CONTRE LA POLIO[71]

Qu'il y a-t-il de plus méritant que de planter des arbres en sachant que l'on ne pourra jamais profiter de leur ombre protectrice ? En effet, il n'y a rien de plus profond que de mener la guerre contre le diable armé de la seule force de sa volonté. La réalité médicale aujourd'hui s'oppose à la réalité de terrain, c'est un peu comme si le démon déguisé en ange épousait en robe de marié la santé. La santé qui se désagrège depuis que les laboratoires pharmaceutiques en ont pris possession au début du XXe siècle, depuis qu'ils nous imposent des

---

[71] https://www.naturalnews.com/2017-08-30-bombshell-united-nations-admits-latest-outbreak-of-polio-in-syria-was-caused-by-polio-vaccines.html

philtres empoisonnés en nous faisant croire que nous en aurions besoin pour aller mieux, alors qu'avant de les prendre, nous n'allions pas plus mal. Ils nous ont vendu une fausse vie en nous volant la vraie, la seule, la notre et depuis, nous mourrons dans d'atroces souffrances, nous sommes devenus pharmaco dépendants et détachés de la terre, de ses fruits et de ses énergies qui ne parviennent plus à nous soigner, nous en oublions même qui nous sommes en nous offrant corps et âme à la médecine du mensonge et de la fourberie qui ne cesse de flatter notre bêtise pour nous faire croire que nous ferions les bons choix en nous vendant à cette organisation criminelle mise en place par Big Pharma et vendue à la population par la publicité et le Ministère de la Santé. Si celui-ci était là pour protéger le citoyen, cela se saurait. Il a triché, menti, abusé de la confiance des Français pour dormir dans le lit des laboratoires et s'enrichir à milliards sur la misère humaine. Que se passera-t-il lorsque les parents qui ont perdu un enfant, lorsque les enfants qui ont perdu leurs parents réaliseront qu'ils ont été les dindons de la plus mauvaise farce jouée sur la scène d'un théâtre d'ombres pour enrichir un monstre sans foi ni loi, mais surtout, sans la moindre pitié ?

Qu'arrivera-t-il lorsqu'ils réaliseront qu'ils ont perdu l'amour de leur vie parce que des monstres et des félons ont préféré assassiner des humains pour s'enrichir à milliards, vendre des vaccins et des médicaments à tout prix au détriment de la vie humaine ?

Et que ferons-nous de ces complices si haut placés qui ont poussé la vaccination pour détruire une génération, que dis-je, des générations d'enfants, soit en les tuant, soit en les invalidant à vie pour en faire de misérables victimes pharmaco dépendantes et tellement rentables pour cette industrie de la destruction du vivant ?

Seul le peuple, motivé par la protection des siens peut parvenir à faire changer ces lois vaccinales anti-scientifiques et pros scientistes et quoi que disent nombre de soignants ignorants de la science, parce que fondus dans le moule du mensonge, le couperet de la guillotine frappera la nuque de ces faux scientifiques qui ont agis prétendument pour le bien de tous avec les meilleures intentions. Ce que l'on peut faire comme mal à l'humanité avec les meilleures intentions...

Pourquoi pros scientistes à propos de la vaccination, tout simplement parce qu'il n'y a aucune science dans les lois vaccinales, que des suppositions scientistes et pas plus de science dans les vaccins qu'elles imposent à la population ? C'est pourquoi il revient aux parents de mener ce combat pour éviter d'handicaper leurs enfants, pour éviter la propagation d'épidémies à travers les vaccins, c'est un fait scientifique avéré dont ne parlent jamais les organismes officiels, pas plus que le ministère de la Santé pas plus que le journal de 20 h ou ceux de BFM. Imagine-t-il ce ministère de l'insalubrité impudique et supposé public, l'angoisse d'une maman qui se demande à chaque vaccin :

- J'espère que celui-ci ne fera pas de mon enfant un autiste... J'espère qu'il survivra, j'espère qu'il ne sera pas aveugle ou épileptique, qu'il ne

développera pas de cancer...

Et quel sera le vaccin coupable ? Nul n'en sait rien, ils sont tous faits en même temps, dans les bras, dans les fesses, dans les cuisses des petits qui hurlent de douleur, et ceux qui se tiennent la tête, car leur cerveau est en feu, tellement enflammé par le mercure et l'aluminium, les nanoparticules, les pauvres petits gémissent comme des animaux blessés et les médecins prétendent que cela est normal ? Les enfants sont envoyés en urgence à l'hôpital et mis entre les mains d'autres médecins qui doivent gérer les erreurs et conséquences de leurs confrères qui justement comme Pilate : *s'en lavent les mains...*

Tous les vaccins sont faits en même temps pour brouiller les pistes, pour que l'on soit incapable de déterminer avec précision l'invalidité par rapport à un vaccin particulier. Ils ont pensé à tout, mais surtout, à endormir les parents, à les rendre plus aveugles qu'ils ne le sont déjà en utilisant les médias et en invitant des menteurs pathologiques pour discuter de la question vaccinale et affirmer sans le moindre scrupule, que les vaccins sont naturels et certainement pas toxiques. Nous avons affaire à des criminels de l'humanité.

Peut-on blâmer les parents qui réclament une sécurité vaccinale pour leurs enfants, une sécurité qui ne leur est jamais fournie, ni par l'état ni par les vaccinateurs, ni par les laboratoires pharmaceutiques qui n'ont que des prétentions de santé sans apporter la moindre preuve d'efficacité de leurs produits vendus comme miracles, mais pourvoyeurs de mort, de maladies et de tourments.

Le cartel pharmaceutique s'acharne à provoquer la peur en développant des campagnes médiatiques à partir de victimes du mauvais sort, en modifiant la réalité comme ils sont accoutumés à le faire, par exemple, avec la rougeole de Disneyland apparue en janvier 2015 qui était une parfaite manipulation, une parmi tant d'autres. En effet, 42 personnes ont été touchées par le virus de la rougeole à Disneyland. À ce jour, personne, je dis bien, personne n'a apporté la moindre preuve que la rougeole a été amenée à Disneyland à travers un enfant non vacciné, en revanche, parmi les victimes, des enfants avaient été vaccinés, ce qui nous prouve que le vaccin est inefficace ou au contraire, très efficace pour diffuser le virus aux non-vaccinés.

En France aujourd'hui, le 14 février 2018, le fameux JIM.fr, journal réservé aux professionnels de santé, mais qui est surtout pro laboratoire et pro vaccinal, déclare :

- « *Dans la très grande majorité des cas, les patients n'étaient pas vaccinés ou n'avaient pas reçu l'ensemble des doses recommandées (dans une région où la couverture vaccinale est inférieure à la moyenne nationale). Quatre personnes ont dû être admises en réanimation **et une femme est morte** ce samedi au CHU de Poitiers*[72]. » Une femme qui souffrait d'obésité sévère, donc les victimes ne sont pas nécessairement des enfants, ce qui implique que ce sont des adultes qui

---

[72] http://www.jim.fr/medecin/pratique/recherche/e-docs/la_rougeole_tue_a_poitiers__170196/document_actu_pro.phtml

ont été ou pas vacciné dans l'enfance et plus à l'âge adulte, car, s'ils avaient développé la rougeole enfant, ils seraient immunisés à vie, en conséquence, ils ne sont pas victimes de la rougeole, mais de la vaccination contre la rougeole qui les a empêchés d'être immunisés.

Dans le cas de ce décès, la victime a bien attrapé la rougeole d'après les autorités, mais rien ne prouve qu'elle soit morte de la rougeole sauvage ou vaccinale, nous n'avons aucune information vérifiable sur ce cas en dehors des déclarations de la presse pro vaccinale qui s'acharne à semer la terreur auprès de la population pour favoriser la vaccination du R.O.R qui met en danger d'autisme les enfants vaccinés. Alors rougeole ou autisme, ou aucun des deux ?

Comment dans ce cas, un vacciné pourrait-il attraper la rougeole puisqu'il est vacciné ? Cet argument est en désaccord complet avec la science et la propagande des laboratoires pharmaceutiques, puisque « *les vaccins protègent des maladies.* »

Et bien tout simplement parce que le sujet vacciné est

récepteur/émetteur du virus et que le vaccin contient le virus de la rougeole vivant ou atténué. Nous retrouvons le même cas avec le vaccin contre la grippe, le vacciné, devient émetteur du virus de la grippe et souvent déclenche lui-même la grippe, une bronchite complexe, successivement après la vaccination, et les années suivantes, nous rencontrons le même problème avec le vaccin contre la polio, qui donne la polio dans certains cas, sans compter le nombre de déclenchements de maladies auto-immunes. D'autres parts, nous vivons dans des pays où les dépenses de santé sont tellement importantes que l'on pourrait faire vivre un état africain toute une année avec ces frais parfaitement inutiles et allant dans une seule direction, les comptes en banque des laboratoires pharmaceutiques.

La santé n'est plus l'apanage de la médecine, c'est un enjeu commercial d'importance, elle est cotée en bourse et on la vend à renfort de publicité à travers les médias sous le regard des autorités de santé publique dont la mission est officiellement la protection du public, alors que les relations véritables et écœurantes entretenues entre Big Pharma et les organismes officiels sont tellement évidentes, que nous ne devrions plus accorder le moindre crédit à nos ministères de la Santé ni à nos états, qui travaillent main dans la main avec les industriels de la pharmacie au détriment de la santé publique tout en nous jurant sur la Bible des laboratoires le contraire.

Les nombreux exemples de validation de médicaments et de vaccins censés protéger la population et qui provoquent l'exact effet inverse nous prouvent ces relations perverses. Il suffit de lire dans la presse ce qui se déroule actuellement en Pologne[73] en matière de protection vaccinale ; le nombre d'accidents vaccinaux sans cesse croissant, les vaccins défectueux en toute connaissance de cause, vendus et administrés de force aux enfants, et les autorités qui s'acharnent à affirmer que si les vaccins sont défectueux, ils ne sont pas dangereux malgré les faits et les accidents quotidiens ?

---

[73] http://initiativecitoyenne.be/tag/vaccination%20polio-liberte%20vaccinale/

En effet, cela revient à dire que votre voiture est défectueuse, mais qu'elle n'est pas dangereuse, les freins peuvent lâcher à tout instant, mais c'est absolument sans risques lorsque vous roulez à 120 km/h sur une autoroute encombrée. Combien de temps vont-ils nous prendre pour des imbéciles et combien de temps allons-nous accepter de nous laisser traiter de la sorte ? Nous sommes prisonniers d'un ordre de manipulation mentale qui détourne la réflexion.

Le professeur Francis A. Boyle dans l'introduction de son ouvrage « Guerre biologique et terrorisme » déclare :

- *« … en dépit des précautions prises en terme de confinement, des accidents se produisent, l'inattention se développe, les évaluations incorrectes du risque deviennent plus fréquentes. C'est avec des agents nouveaux ou originaux que des erreurs de jugement sont à prévoir. L'histoire des accidents industriels indique que ces nouveaux agents infectieux seront tôt ou tard disséminés dans la communauté...* » et les apprentis sorciers de la CIA et les gouvernements ne se sont pas gênés pour mener des expériences sur le vivant en se cachant derrière l'erreur, l'accident, la fuite. Les vaccins sont l'outil idéal pour tester sur une population les prémices d'une attaque biologique, en se cachant derrière l'erreur d'un vaccin défectueux :

- *Ce n'est pas nous, c'est les autres.*

Comment après les contrôles douaniers, ceux des laboratoires et des autorités sanitaires, de telles erreurs peuvent-elles encore se produire ? Comment en Pologne ou ailleurs, alors que les autorités savaient ces vaccins défectueux, ont-ils été diffusés et injectés de force ? Comment, je vous le demande ? C'est impossible à moins que cela ne soit une faute volontaire ; l'erreur humaine n'existe pas dans ce cas précis, puisque nous parlons de science, c'est donc qu'elle était souhaitée et souhaitable. Et que dire de cet autre danger mortel que sont les « chemtrails » et leurs trainées de nanoparticules et de virus lâchés dans l'atmosphère des grandes villes pour provoquer des épidémies virales aidées par les vaccins contre la grippe qui polluent la population au sol et celle qu'elle n'a pas pu atteindre l'est à travers ces nuages de poisons que l'OTAN en emporte le vent, diffuse sur les populations civiles pour en diminuer le nombre. Non, point de complot ici, lisez les bons livres, les bonnes études scientifiques, cessez d'écouter les ministres de l'insalubrité publique qui diffusent des poisons verbaux pour endormir votre conscience, cessez de vivre dans votre bulle d'ignorance en vous croyant suffisamment intelligents pour avoir une science infuse que vous ne posséderez jamais si vous vous acharnez à refuser de voir la réalité en face. Informez-vous et ne subissez pas la fausse information, libérez votre esprit de cet emprisonnement médiatique, car nos gouvernants sont bel et bien en guerre contre un ennemi unique... le peuple !

Le célèbre *Wall Street Journal* déclarait récemment que la moitié des enfants et adolescents américains suivaient un traitement médical, comment est-ce seulement possible dans des pays occidentaux où les épidémies ont été éradiquées grâce aux améliorations apportées à l'hygiène et au mode de vie ? Tous ces enfants sont malades, mais malades de quoi au juste ?

C'est parfaitement contradictoire avec la logique sociale, médicale et scientifique, mais c'est tout à fait en accord avec la politique de Big Pharma, produire des médicaments pour tout et n'importe quoi, les faire valider pour les vendre de force à des millions de futurs patients, distribués par des médecins et des psychiatres chacun bien sûr touchant son petit pourcentage, il faut bien intéresser le prescripteur, il s'agit ici de commerce pas de soin. C'est le Docteur Rengen-Virapen, ancien directeur du laboratoire Lilly qui décrit parfaitement cette pratique dans son ouvrage « *Médicaments effets secondaires : la Mort* » traduit en français en 2014.

— « *J'ai payé un professeur suédois pour augmenter les chances d'accréditation du Prozac en Suède. De nombreux médicaments sont mis sur le marché, sans que souci soit fait des effets secondaires non suffisamment contrôlés et qui causent des dizaines de milliers de morts chaque année à travers le monde. De grands universitaires ont consacré de nombreuses études aux perversions cyniques et scandaleuses des grandes firmes pharmaceutiques mondiales, qui se retirent de plus en plus de la recherche sur les grands fléaux (cancers, Alzheimer, maladies neurologiques, psychiatriques, virales et parasitaires du tiers-monde), au profit quasi exclusif de la création d'immenses marchés artificiels à rentabilité immédiate, leur assurant des bénéfices exorbitants, trois à quatre fois supérieurs à ceux de toutes les autres industries, sans aucun avantage pour la santé et les malades. Elles y parviennent de deux façons : d'abord, par la promotion de molécules prétendues nouvelles, quoique peu novatrices, simples copies de médicaments plus anciens et dont certaines ont déjà provoqué des dizaines et parfois des centaines de milliers de morts ; ensuite, en suscitant l'anxiété, donc la demande de la population et des parents, inventant et promouvant par un marketing forcené dans tous les médias des maladies qui n'existent pas (préhypertension, cholestérol, dépression, hyperactivité de l'enfant, dysphorie menstruelle, etc.) et pour lesquelles elles proposent des pseudo-médicaments, qui ont d'autant moins de chance d'être efficaces qu'ils n'ont rien à traiter, mais qui sont loin d'être sans danger... »*

En règle générale, la moitié des Américains est sous médication pour toute sorte de pathologies, cela est également statistiquement impossible. Si nous faisions parler la vraie science, celle-ci indiquerait un évident dysfonctionnement du système de santé manipulé par Big Pharma. 162 millions d'Américains sont sous médication, soit 5 fois la population française, ce chiffre paraît impossible et pourtant... Dans le « *New England Journal of médecine* », le Dr Marcia Angell de « *Harvard Medical School* » a sévèrement critiqué le système de santé actuel, le système officiel et ses dérives commerciales et financières corrompues :

— « ... *entre pratique médicale américaine et recherche clinique soutenue par l'industrie : Personne ne connaît le montant exact des sommes allouées aux médecins par les laboratoires pharmaceutiques, mais d'après les bilans des 9 plus grandes compagnies, sur le seul marché nord-américain, il est question de plus de 10 milliards d'US dollars. C'est ainsi que s'est établi un contrôle de l'évaluation et de l'utilisation de leurs produits par les médecins. Des liens si étroits avec les médecins, étendus jusqu'aux doyens des facultés de médecine, affectent non seulement les résultats de la recherche, la pratique de la médecine, mais aussi la définition de ce qui concerne une maladie[74].* »

L'ONU admet donc, car elle ne peut plus faire autrement, que la flambée de polio en Syrie est causée par le vaccin contre la polio qu'elle a elle-même imposé

---

[74] Dr Marcia Angell, « The truth about the drug companies : how they decieve us and what to do about it », La vérité sur les laboratoires pharmaceutiques : comment ils nous trompent, et que faire pour y remédier.

aux enfants syriens[75].

Comment est-ce possible puisque la propagande vaccinale affirme que la meilleure protection contre les épidémies est la vaccination ; si c'était le cas, les enfants ne devraient en aucun cas tomber malades avec les maladies contre lesquelles ils sont vaccinés, mais si la vaccination ne fonctionne pas, ce qui est le cas, les enfants sont contaminés par la maladie que les vaccins étaient censés protéger, quelle merveilleuse efficacité, quel monstrueux mensonge depuis deux siècles de propagande vaccinale. La Syrie déchirée par une guerre injuste, et proprement scandaleuse, cette guerre fait honte à la France et à toutes les personnes honnêtes qui cherchent à travers une information véritable la vérité. Cette guerre de l'enfer menée par des manipulateurs grossiers qui se cachent derrière des assassins qui se cachent eux-mêmes derrière une religion qu'ils salissent,

---

[75] http://initiativecitoyenne.be/article-deces-de-15-enfants-syriens-apres-les-vaccinations-de-l-onu-contre-la-rougeole-124615303.html

implique les gouvernements de la coalition occidentale à travers un plan de destruction organisé par les puissances de l'axe comme l'explique le scientifique John EVANS :

- « *Il existe des douzaines de théories du complot au sujet du Nouvel Ordre mondial, des Illuminati, ainsi que des plans destinés à contrôler la race humaine. Mais il existe un complot bel et bien réel et tellement plus important que tous les projets "conspirationnistes" dont on n'ait jamais parlé. Ce projet a effectivement pris naissance sous l'administration Bush et se poursuit avec l'approbation de l'Administration Obama. Son nom de code est "FunVax" (Vaccin/Fondamentalisme).* »

Le « FunVax » est un projet de défense qui a commencé en 2004. Son objectif était d'éliminer le terrorisme. La méthode consistait à manipuler génétiquement les fanatiques religieux pour les contraindre à abandonner leurs croyances fondamentalistes. » Voilà qui donne sérieusement à réfléchir sur qui créer le terrorisme dans le monde ? Aujourd'hui la guerre en Syrie continue, mais sur un autre plan : les enfants.

— Si tu veux vaincre une nation, un peuple ou l'humanité entière, handicape les enfants, tu réduiras le nombre de combattants, de résistants et de contestataires qui devront s'occuper de leur progéniture invalidée, plutôt que de combattre les injustices.

Voilà le véritable objectif ; les Soviétiques ont fait de même en Afghanistan en jetant des jouets piégés pour handicaper les enfants afghans et clouer les parents chez eux pour s'occuper des jeunes invalides. Si la méthode est sordide, elle n'en appartient pas moins à une stratégie de guerre traditionnelle et toujours employée par nos dirigeants nationaux à travers la vaccination, par exemple le drame syrien. En France, après Marisol Touraine, c'est Agnés Buzyn qui continue ce travail avec sa propagande vaccinale pour imposer sa loi des 11 vaccins obligatoires. On ne compte plus les accidents vaccinaux suite aux vaccinations, pire, les institutions les méprisent au point de culpabiliser les parents jusqu'à les rendre responsables des handicaps de leurs enfants vaccinés. De nombreuses études scientifiques existent, mais elles sont toutes niées en France par les autorités afin de favoriser la politique pro vaccinale qui génère des profits considérables pour Big Pharma. Le plus sordide est le conflit d'intérêts qui lie étroitement A. Buzyn et les laboratoires pharmaceutiques, si le gouvernement « En Marche » vers la destruction de la France avait un semblant d'éthique, il n'aurait jamais choisi une telle personne pour encourager la vaccination, mais l'éthique est une insulte dès qu'il s'agit d'argent et d'enrichissement. Voici un de ces exemples de recherche scientifique dont ne parlent jamais les autorités françaises ni la presse :

-    « *Les chercheurs du Centre Wesfarmers des Vaccins & Maladies infectieuses de Perth*[76] *en Australie ont*

---

[76] "Protocol for Pertussis Immunisation and Food Allergy (PIFA): a case-control study of the association between pertussis vaccination in infancy and the risk of IgE-mediated food allergy among Australian children", BMJ janvier 2018.

observé depuis une vingtaine d'années dans le pays une vague importante de maladies atopiques (eczéma, asthme, allergie alimentaire). Et selon eux, la vaccination DTP (la diphtérie, le tétanos, la polio et la coqueluche) pourrait en être la cause[77]. »

Étude que je peux confirmer personnellement ; le vaccin contre le tétanos que j'ai fait en totale ignorance autour des années 2000 m'a permis de comprendre le véritable sens de la vaccination et de son inefficacité à soigner. Cette vaccination s'est suivie de violents maux de tête et surtout d'une éruption cutanée sur les bras et dans le dos, sans parler des nombreux effets secondaires qui ont conditionnés et qui conditionnent ma vie aujourd'hui. Cette étrange éruption cutanée sur les bras était la seule partie visible de l'Iceberg, sans parler des

- "Food allergy: riding the second wave of the allergy epidemic", Pediatr Allergy Immunol. 2011

[77] https://www.alternativesante.fr/allergies/maladies-atopiques-de-l-enfant-le-vaccin-contre-la-coqueluche-en-cause

chocs anaphylactiques qui envoient les enfants en urgence à l'hôpital, et qui confirment cette étude. J'ai trouvé également dans mes recherches, des effets similaires sur des jeunes femmes africaines qui avaient été vaccinées contre le tétanos, couvertes de boutons uniquement sur les bras et stériles après vaccination. L'utilisation de nouveaux antigènes pour concevoir des vaccins OGM avec des éléments synthétiques qui ne peuvent en aucun cas être reconnus par le système immunitaire, provoque inévitablement des réactions adverses, comme des réactions allergiques plus ou moins graves au mieux, des maladies chroniques, des maladies auto-immunes et le décès du sujet vacciné, au pire. Le 15 février 2018, la propagande vaccinale bat son plein dans une publication du Vidal[78] concernant la rougeole : « *La Direction Générale de la Santé et Agnès Buzyn appelle les Français non vaccinés "à faire un*

---

[78]https://www.vidal.fr/actualites/22576/rougeole_la_dgs_et_agn es_buzyn_appellent_les_francais_non_vaccines_a_faire_un_rattr apage/

rattrapage" » à la suite du décès d'une femme de 32 ans, « contaminée » par le virus de la rougeole attrapé « vraisemblablement » au CHU de Poitiers, par postillons ou éternuements. Nous verrons plus loin dans le texte, comment cette manipulation devient sordide à un point proche d'un complot fidèlement mis au point et organisé avec minutie par les laboratoires pharmaceutiques à l'aide de leurs complices gouvernementaux, un complot contre le peuple et en faveur de l'industrie vaccinale.

À l'heure où la ministre A. Buzyn souhaite vacciner comme les enfants, les adultes sous prétexte de les protéger contre la rougeole, des études internationales prouvent que les épidémies de rougeole sont causées par les vaccins contre la rougeole. Les éruptions de rougeole sont de plus en plus causées par des enfants vaccinés transmettant le virus aux enfants non vaccinés, selon la docteure Suzanne Humphries[79] qui cite des

---

[79] http://familiesblog.com/2018/02/11/dr-suzanne-humphries-the-mmr-

études internationales qui prouvent que les éruptions de rougeole ont été causées par la rougeole du vaccin, et pas par le virus de la rougeole sauvage :

— « *L'incubation* — de la rougeole — *avant l'arrivée des premiers symptômes, est d'environ 10 jours après la contagion et avant l'arrivée des premiers symptômes. L'invasion dure 4 jours. La rougeole se prolonge environ pendant 1 à 3 semaines*[80]*. »*

La prétendue victime de la rougeole « *faisait hospitaliser son père fin janvier, le 1er février j'emmenais ma fille aux urgences, elle était bleue et avait 41° de fièvre*[81] » ajoute la mère de la jeune femme ; une victime qui vivait confinée chez elle sans jamais sortir, et qui de toute

---

vaccine-is-causing-measles-outbreaks/

[80] http://sante-medecine.journaldesfemmes.fr/contents/253-rougeole-symptomes-et-contagion#periode-de-contagion

[81] http://www.liberation.fr/societe/2018/02/13/epidemie-de-rougeole-en-nouvelle-aquitaine-une-femme-meurt-a-poitiers_1629357

évidence, se rendait sensible à tous les virus, elle devait être immuno-déficiente pour contracter un virus à l'hôpital, mais pas celui de la rougeole, car scientifiquement, c'est impossible à cause de la période d'incubation ; elle a donc contracté un virus certes, mais lequel ? Pourtant, cela ne semble pas correspondre au temps d'incubations officielles et déclarées par les autorités sanitaires. Ne s'agirait-il pas ici d'une double infection virale et la rougeole se serait greffée par après sur le sujet qui souffrait déjà de problèmes d'obésité, donc de santé avec tout ce que cela comporte, et l'on profiterait du décès de cette malheureuse femme déjà en mauvaise santé, pour développer une propagande vaccinale ?

Ce drame prouve que les hôpitaux sont des foyers de virus ne protégeant pas les patients, nous pouvons l'assurer rien qu'avec les épidémies de maladies nosocomiales que l'on contracte systématiquement dans les hôpitaux et qui touchent des milliers de personnes chaque année. Ce que confirme un article publié dans « *Le Nouveau Paradigme* » le 20 février 2018 :

- « *En réalité la patiente décédée de la rougeole cette semaine a été victime d'une infection nosocomiale et rien d'autre puisqu'elle a été contaminée à l'hôpital. Ce que va oublier de dire la ministre de la Santé, ex-salariée de Big Pharma aux conflits d'intérêts innombrables, c'est que la personne décédée était malade et porteuse de pathologies chroniques[82] !* »

J'en profite pour rappeler qu'aux États-Unis, plus d'un million de personnes meurent chaque année des suites de mauvaises prescriptions médicales, et personne ne s'en plaint, alors qu'une personne décède prétendument de la rougeole en France et c'est la panique nationale ? Où est la logique de santé publique ? Un décès contre un million, et l'on force une

---

[82] http://www.2012un-nouveau-paradigme.com/2018/02/rougeole-une-seule-solution-la-vaccination-c-est-faux.html

population à se vacciner ? Les citoyens américains[83] sont donc plus susceptibles de mourir d'un traitement médical et des erreurs commises par les médecins et leur personnel plutôt que de n'importe quelle maladie. Les erreurs de prescription sont aujourd'hui plus mortelles que la maladie du poumon, l'attaque cardiaque, le diabète, l'Alzheimer, la pneumonie et même des accidents de la route. Selon les chercheurs du Johns Hopkins Hospital, *« l'erreur médicale » est désormais la troisième cause principale de mort aux États-Unis, le tiers seulement est lié à la maladie cardiaque et au cancer : les malades meurent des soins qu'ils reçoivent plutôt que de la maladie pour laquelle ils cherchent le soin. »*

Pourrait-on pousser le raisonnement comme suit : les patients meurent des vaccins plutôt que d'une infection virale naturelle ? Le vaccin n'a de toute évidence rien à

---

[83] https://returntonow.net/2017/10/25/medical-error-now-third-leading-cause-death-america/

voir dans la protection du sujet, si ce n'est une protection momentanée chargée d'effets secondaires et de déclenchement de maladies auto-immunes. Ce qui implique que la victime de Poitiers aurait pu être vaccinée il y a 6 ans, et malgré tout contracter la rougeole, comme c'est le cas aujourd'hui. Si elle avait contracté, en toute logique la rougeole dans son enfance, elle aurait été immunisée à vie et n'aurait pas été contaminée par le prétendu virus de la rougeole du CHU de Poitiers. Comment se fait-il que ces personnes adultes déclenchent la rougeole avec la politique agressive de vaccination mise en place depuis les années 1960 aux États-Unis et depuis 1980 en France ?

Rappelons à cet endroit que nous avons peu d'information sur la victime, rappelons que la Rougeole est une maladie infantile qui entre dans le processus immunitaire de l'enfant pour atteindre le stade adulte avec un système immunitaire capable de résister à nombre d'autres virus qui sont présents dans le flux sanguin connu et inconnu. Dans les années soixante en

France, en dehors de la politique médiatique menée aux États-Unis pour vacciner à outrance la population d'enfants contre la rougeole et qui a permis de bloquer pendant 20 ans tout déclenchement de rougeole, mais dans les années 1980, cette maladie infantile est revenue en force frapper tous ceux qui y avaient échappé à travers les vaccinations avec une virulence sans précédent et depuis, elle n'a cessé de se développer malgré les avertissements raisonnés de l'OMS. Un tel développement ne peut être que le fait d'un petit coup de pouce des laboratoires avec leurs vaccins qui servent de diffuseur à virus, c'est bien plus qu'une supposition qui se précise de jour en jour. À présent le diable est sorti de sa boite, et il se venge avec assiduité. Doit-on rappeler qu'en France, lorsque des enfants étaient touchés par une de ces maladies infantiles qui ne provoquent pas de risques majeurs pour la santé, on organisait des goutés pour que tous les enfants l'attrapent une bonne fois pour toutes afin de fabriquer une immunité à vie. Une personne déposa le commentaire suivant sur cette conférence :

- « *Je suis abasourdie à chaque fois que je vous écoute, je cherche et j'informe à mon tour mon entourage. Je me rappelle gamine chez ma grand-mère à l'est de l'Algérie (c'était une pratique courante en Algérie) lorsqu'un enfant développait la rougeole, sa famille l'habillait en rouge et lui maquillait les yeux avec du khôl. L'après-midi était dédiée à un grand goûter et on invitait les enfants à jouer avec l'enfant malade pour attraper la rougeole tous ensemble... quels beaux souvenirs me reviennent...* »

Or, la vaccination n'immunise que de 3 à 5 ans, ce qui explique le décès des patients qui ont toujours été vaccinés, et c'est sur point que Le Dr Buzyn fait de la propagande vaccinale et ment par omission en toute connaissance de cause, car, un chercheur de sa trempe ne peut ignorer ce fait. Vacciner ne sert qu'à faire reculer une échéance inexorable ou à diffuser les virus, car le système immunitaire doit en tout état de cause fabriquer sa propre immunité, c'est inévitable et comme l'homme est programmé depuis sa naissance par un code génétique que les laboratoires s'acharnent à percer pour en devenir maîtres avec beaucoup de maladresse, cette immunité est non seulement indispensable, mais inévitable, et mise en danger par les laboratoires eux-mêmes avec leur politique vaccinale incohérente soutenue par les gouvernements félons ; on ne peut pas fuir les maladies infantiles obligatoires et nécessaires, tout simplement parce que cela embête les parents de rester au chevet des enfants malades :

-      « *Grâce à la vaccination, le virus de la rougeole a circulé à très bas bruit pendant des années. Aujourd'hui, à l'heure de cette recrudescence, on se retrouve avec de jeunes adultes dont le système immunitaire n'a jamais été confronté au virus* », explique à l'AFP Daniel Lévy-Brühl, responsable de l'unité chargée des infections respiratoires et de la vaccination au sein de l'agence sanitaire Santé publique France[84]. »

- « *On se retrouve avec de jeunes adultes dont le système immunitaire n'a jamais été confronté aux virus.* »

En effet, comment auraient-ils pu ces jeunes adultes être confrontés à ces virus, si l'on masque les virus par les vaccins en les empêchant de sortir, alors que ce système est en attente de ceux-ci pour évoluer ?

Un système immunitaire prend des années à se construire, il se conçoit comme une machine à apprendre et à synthétiser des informations biologiques, et vacciner dès la petite enfance équivaut à détruire l'enfant et son système immunitaire, à l'empêcher de concevoir cette réalité biologique extérieure.

Vacciner, c'est comme de mettre un enfant sous cloche avec ses virus apportés et injectés par les vaccins, mais cela ne protège pas le sujet des virus extérieurs, bien au

---

[84] http://www.liberation.fr/societe/2018/02/13/epidemie-de-rougeole-en-nouvelle-aquitaine-une-femme-meurt-a-poitiers_1629357

contraire. Chaque milieu est particulier, chaque enfant est unique et chaque enfant vacciné devient porteur et transmetteur de virus gérés partiellement et aléatoirement par son système immunitaire, ce qui implique qu'un enfant vacciné avec le R.O.R peut transmettre la rougeole, ou les oreillons, ou la rubéole, ou n'importe quel autre virus qui entreraient en réaction avec ces virus vaccinaux. Chaque enfant vacciné est une bombe bactériologique contagieuse pour son environnement et devrait être placé en quarantaine, au lieu d'être jeté dans la fosse aux lions, pour contaminer tous les autres enfants d'une crèche ou d'une école. Il y a une véritable volonté de contamination par les autorités de santé qui ne peuvent ignorer cette réalité puisqu'elle est publiée dans des recherches, des articles de presse, des associations de défenses de victimes vaccinales aux États-Unis. Les informations ne doivent pas, comme les nuages de Tchernobyl, s'arrêter à la frontière française pour aller contaminer le reste du monde. Les informations existent, mais le gouvernement

« *En Marche* » vers « le massacre des Innocents III », se charge bien de ne pas les diffuser. Nous avons la preuve que les laboratoires veulent contrôler le système immunitaire tout en engrangeant des milliards de bénéfices dans la vente de leurs inhibiteurs immunitaires que sont les vaccins. Le corps a besoin de ces contaminations pour affronter les nombreux virus vivants ou endormis sur cette planète. Si les vaccins bloquent le développement de certaines de maladies indispensables pour construire l'immunité humaine, il est certain qu'ils affaiblissent cette même immunité, d'où les nombreux problèmes de santé et de décès liés à des virus qui ne sont pas mortels en règle générale :

— « *L'OMS déclare : grâce au vaccin contre la rougeole, plus de 20 millions de décès évités dans le monde entre 2000 et 2016. La rougeole, liée à une infection par un paramyxovirus (morbillivirus), est une des maladies infectieuses les plus contagieuses (1 personne atteinte peut contaminer jusqu'à 20 personnes) et expose une partie des personnes atteintes* à des complications parfois gravissimes (méningo-encéphalite, pneumopathie, décès). »

Étrangement, c'est exactement ce qui se passe avec le vaccin contre la grippe qui rend le vacciné :

- « *Un malade infectieux le plus contagieux (1 personne atteinte peut contaminer jusqu'à 20 personnes) et expose une partie des personnes atteintes à des complications parfois...* »

Et ce vaccin contre la grippe est imposé aux professions médicales, offert et même forcé aux personnes âgées dans les EPHAD (ce qui aurait tendance à provoquer des décès en masse), imposé aux personnes victimes de maladies chroniques, aux enfants... N'y aurait-il pas ici, une véritable volonté de nuire ? Et ce sur point, en dehors des avertissements des scientifiques, on entend ni la ministre de la Santé, ni l'OMS s'affoler des véritables facteurs de contamination. En clair, on crie au loup dès que cela arrange Big Pharma, mais cela n'a strictement rien à voir avec la santé publique qui est un miroir aux alouettes.

-   « *Pour mémoire,* déclare le Dr Jean-Philippe Riviere dans Le Vidal, *les rumeurs d'autisme liées à cette vaccination et reprises largement par les complotistes anti-vaccination sur internet en particulier, ont été formellement et officiellement infirmées : la seule publication allant en ce sens, du Dr Andrew Wakefield dans The Lancet en 1998, a été retirée (rétractation) pour résultats mensongers et manipulation en 2010*[85] »

Étrange vraiment, le gouvernement américain admet dans le document annuel ICD-9, aujourd'hui ICD-10, le nombre de pathologies créées par les vaccinations[86], et pourquoi la FDA publie dans un document officiel mis en

---

[85] https://www.vidal.fr/actualites/22576/rougeole_la_dgs_et_agnes_buzyn_appellent_les_francais_non_vaccines_a_faire_un_rattrapage/

[86] https://www.activistpost.com/2017/12/government-agencies-actually-admit-poisoning-vaccines-icd-9.html

ligne : le « *Biologics Blood vaccines documents* » et admet que le vaccin **Tripedia** peut causer l'autisme ? Comment peut-on analyser ce fait, cette déclaration officielle aux États-Unis et cette déclaration d'un médecin pro vaccinal et formaté par Big Pharma, rédigeant cet article dans le Vidal, qui affirme le contraire, alors qu'il commet un faux par principe, par ignorance, par formatage, par... peu importe. L'autisme provoqué par le *Tripédia* figure sur la notice des effets secondaires du vaccin : « ***peut provoquer la mort subite du nourrisson, l'autisme...***[87] » que chacun peut vérifier et bien d'autres pathologies graves.

Il est à présent incontournable que cette information se retrouve sur de nombreuses autres notices vaccinales. 5,3 millions d'accidents vaccinaux annuels aux États-Unis publiés par VAERS, combien demain dans le reste du monde ? Comment pouvons-nous accorder la moindre crédibilité à ce type d'article officiel qui assène de fausses vérités scientifiques sous

---

[87] https://youtu.be/1oqfp32yEeU

couvert de prestige du Vidal en matière de prescription médicale ? Mais justement, le Vidal n'est que la liste des courses des patients malades, la prescription des fameux médicaments et vaccins produits et vendus par Big Pharma, c'est en quelque sorte le catalogue de la Samaritaine pour la santé avec ce qu'il peut contenir de meilleur, et parfois de pire pour cette santé. On ne compte plus le nombre de médicaments classés dangereux qui ont été retirés du marché, car trop révélateurs de leurs fonctions destructrices, et chaque médecin qui a osé faire des études et les publier sont pour la plupart radié de l'ordre des médecins et mis au ban de la société, comme le professeur Philippe Even lorsqu'il a publié avec Bernard Debré, le « *Guide des 4 000 médicaments utiles, inutiles ou dangereux* », éd. Le Cherche Midi, en 2012. Le Prof. Philippe Even qui, après avoir été radié par cet ordre rétrograde et contrôlé par Big Pharma, a déclaré qu'il portait fièrement cette radiation, comme une décoration nationale.

Après ce tour d'horizon afin de comprendre comment fonctionne vraiment un vaccin et les risques qu'il comporte inévitablement, revenons à l'affaire de la polio en Syrie. Ainsi, il y a peu de doute que ce conflit ait pris une mauvaise direction concernant la santé, et surtout celle qui est offerte par cette alliance au comportement plus que trouble. À présent, le fonds de « *The United Nations Children's Fund (UNICEF des Nations Unies pour l'enfance)* » signale que leur tentative d'utilisation de vaccins pour « protéger » les enfants contre la polio a échoué — les vaccins infectent plus d'enfants avec cette maladie dévastatrice plutôt que de les sauver et de les protéger. Donc, les vaccins rendent les enfants syriens malades, sans blague ?

En 2014 déjà, 15 enfants syriens décédaient des suites d'une vaccination contre la rougeole, suite à une campagne de vaccination toujours organisée par l'ONU[88], nous allons finir par croire que l'ONU mène une

---

[88] http://initiativecitoyenne.be/article-deces-de-15-enfants-syriens-apres-les-vaccinations-de-l-onu-contre-la-rougeole-124615303.html

campagne de dépopulation à travers les vaccins, serait-ce envisageable ? En tant que représentante de l'Organisation mondiale de la santé, rapporte Elizabeth Hoff :

— « *à compter du 18 août 2017, 33 enfants âgés de moins de cinq ans ont été paralysés. La détection du virus de la polio dérivée du vaccin circulant de type 2 (Pvdvc2) les cas montrent que les systèmes de surveillance de la maladie sont fonctionnels en Syrie. Notre priorité maintenant est d'atteindre la plus haute couverture vaccinale de poliomyélite possible pour arrêter la circulation du virus.* » Trente-trois enfants paralysés par le vaccin qui était censé les protéger, et la réponse de l'ONU serait de continuer à distribuer plus de vaccins ?

Quelle est cette logique de santé, quel est le véritable objectif d'invalider sciemment des enfants, ne serait-ce pas un acte criminel et organisé en âme et conscience ?

Il semblerait en fait que la mauvaise médecine ne soit pas un problème, mais qu'il n'y a tout simplement pas assez de mauvaise médecine pour invalider une nation en guerre. Fran Equiza, une représentante de l'UNICEF a commenté : « *aucun enfant ne devrait avoir à vivre avec les effets dévastateurs de la polio.* » Et pourtant, c'est la deuxième épidémie de poliomyélite qui frappe la Syrie depuis le conflit débuté en 2011. Le « *NPR NATIONAL PUBLIC RADIO*[89] » a rendu compte de ce phénomène dans lequel des souches mutantes de vaccin contre la polio ont causé plus de paralysies que le poliovirus naturel. Il ne serait vraiment qu'une version d'un virus de laboratoire modifié, plus dangereuse que celle qui se trouve à l'état naturel, mais qui cela étonne-t-il ? En juin 2017, Jason Beaubien reporter au « *Global Health and Development* » rapporte, qu'il y avait davantage de cas de poliomyélite causés par le vaccin contre la polio, que

---

[89]https://www.npr.org/sections/goatsandsoda/2017/06/28/534403083/mutant-strains-of-polio-vaccine-now-cause-more-paralysis-than-wild-polio

par la maladie elle-même à l'état naturel. Au moment de ses reportages, seulement six cas de poliomyélite dite « sauvage », présents naturellement dans l'environnement, avaient été signalés dans le monde entier. À l'inverse, 21 cas de polio à travers le vaccin dérivé ont été signalés au niveau international en juin. Évidemment, en Syrie ce nombre est monté en flèche au cours des deux derniers mois, 33 enfants en Syrie seule ont été paralysés par le vaccin contre la polio. Raul Andino, professeur de microbiologie à l'Université de Californie à San Francisco, explique :

— « *Nous avons découvert qu'il y a seulement quelques mutations qui doivent se produire et elles arrivent assez rapidement dans les premiers deux mois après la vaccination. Comme le virus commence alors à circuler dans la Communauté, il acquiert davantage de mutations qui font qu'il est fondamentalement impossible à distinguer le virus de type sauvage et celui du vaccin. C'est la polio en termes de virulence et comment le virus se propage.* »

Et pourtant VAXXED publie un document vidéo du début des années 1980 :

— *« Nous savons depuis 1961 que le virus vivant contre la polio cause la maladie elle-même »*

Dr Jonas Salk

Le Dr Jonas Salk est l'inventeur du vaccin contre la polio, il est considéré comme « Le père de vaccins », doit-on en rire ou en pleurer. Le cynisme est à son paroxysme, et les citoyens sont bel et bien forcés de croire à ces mensonges insupportables imposés par les autorités sanitaires à travers les médias. Pour éviter la polio, quoi de mieux approprié qu'un vaccin contre la polio qui n'a jamais été efficace contre la polio d'après son créateur. Ce que confirment les recherches d'Andino qui montrent également que le virus de la polio, utilisé dans le vaccin va se répliquer à l'intérieur des intestins de ses hôtes humains. En fait, cela nous prouve qu'ils sont parvenus à faire un vaccin contre la polio qui va inévitablement contaminer les enfants et que les conditions requises pour développer la polio ne seront plus nécessaires puisqu'ils ont mis au point un virus de la polio OGM qui a juste besoin de la flore intestinale du sujet pour se développer. Cela signifie également que le virus se développe uniquement dans des endroits avec de mauvaises conditions d'hygiène, et qu'il a l'occasion de se propager de personne à personne avec une relative facilité. Les endroits où les conflits et la guerre ont décimé les systèmes de santé, l'hygiène, l'alimentation sont connus pour être des viviers de flambée de la maladie. Il n'est malheureusement pas surprenant que le terrain de guerre en Syrie doive davantage favoriser les cas de poliomyélite dans les prochains mois grâce à la vaccination. Ne disions-nous pas que la vaccination était une arme de dépopulation ? Michael Zaffran, le directeur de l'éradication de la polio à l'OMS soutient :

— « *En Syrie, il peut y avoir plus de cas à venir.* » Zaffran ajoute que l'OMS est au courant du risque qui vient directement avec le vaccin antipolio et déclare :

— « *un accident très regrettable pour les enfants*

pauvres qui ont été paralysés, bien sûr. Mais en regard de ce qui concerne l'initiative dans son ensemble, vous savez que ce n'est pas quelque chose qui est inattendu. »

Il a ajouté que bien que la paralysie de l'HME soit regrettable, « *dans une perspective de santé publique, les avantages dépassent les risques.* » Ne pensez-vous pas que ce risque en vaut la chandelle, cela ne consolerait-il pas les enfants et leurs familles qui se battent avec les séquelles du vaccin contre la polio ?

À cette question je réponds : NON ! puisque *« Nous savons depuis 1961 que le virus vivant contre la polio cause la maladie elle-même »*

Dr Jonas Salk, « Le père de vaccins »

Pourquoi ? Je m'explique, la polio est une maladie « oro fécale » qui se développe aujourd'hui dans les zones privées d'hygiène, rétablissons l'hygiène et la polio disparaît, rien n'est plus simple, mais si l'on vaccine, on augmente la malchance de déclencher la polio comme aujourd'hui en Syrie, puisque la polio peut être éradiquée très facilement par de simples mesures d'hygiène. D'autres parts, soigner et guérir la polio est aussi simple que peu couteux, il a été prouvé en 1937 par le Dr Neveux[90] que l'on pouvait guérir cette maladie avec du Chlorure de Magnésium qui soigne également les blessures de guerre avec plus d'efficacité que nombre d'antibiotiques, comme le prouva le Dr Delbet décédé en 1957. Durant la Première Guerre mondiale, le Docteur Delbet envoyé au front comme chirurgien déclara : « *partout les antiseptiques ruisselaient et les résultats étaient déplorables.* » Le Dr Delbet avait compris le principe même de la maladie et de l'infection et su comment y remédier le plus intelligemment avec succès : « *augmenter la résistance des cellules pour qu'elles puissent triompher des microbes* ». Son principe serait aujourd'hui de renforcer le système immunitaire pour que celui-ci chasse et éradique la pathologie et l'infection, mais que fait la médecine aujourd'hui ? Elle

---

[90] *Marie-France Muller, Le chlorure de magnésium, Jouvence édition, 1998-2007*

s'acharne à détruire l'ennemi au lieu de laisser le corps détruire cet ennemi sans le moindre effet dévastateur. A-t-il fallu que le docteur Delbet disparaisse pour que l'on s'acharne à oublier ses recherches et expériences fondamentales pour le progrès de la science médicale ? On peut également soigner et guérir la polio avec des injections de vitamine C en perfusion à fortes doses, idem pour la Diphtérie et une quantité d'autres pathologies :

— « *Mais en décembre 2009, les États-Unis sont devenus membre du "Codex Alimentarius (norme alimentaire)", un traité organisé par les laboratoires pharmaceutiques internationaux et les conglomérats chimiques agricoles à travers l'organisation mondiale du Commerce (OMC) qui est une partie de l'Organisation des Nations Unies. L'objectif déclaré de la loi est de normaliser*[91]... » et de contrôler tout ce qui concerne la production alimentaire,

---

[91] DR Thomas E. Lévy,MD,JD, La panacée originelle, la Vitamine C, chez Michel Dumestre Éditeur, 2016.

sa distribution, mais également la prescription de compléments alimentaires, de vitamines, dont celle de la vitamine C qui peut sauver des vies en guérissant du cancer, de la polio et de nombre de pathologies.

La dose de vitamine C sera désormais limitée à 200 mg, en dose supérieure, la vitamine C sera dorénavant considérée comme un médicament, donc une prescription et devra passer par le filtre de la pharmacie :

— « ... *ces manipulations juridiques diminuent la disponibilité et augmentent le prix de la vitamine C ou de tout autre élément nutritif.* » À terme, la vitamine C de plus de 200 mg deviendra illégale, « *ceci est déjà le cas dans plusieurs pays européens.* »

Ces traitements bien moins couteux que les vaccins, sont désormais limités et encadrés par un corpus de lois imposé par Big Pharma, justement pour ne pas soigner d'une part, et encore moins guérir d'autre part, mais surtout, ils sont sans le moindre effet secondaire ; mais pourquoi soignerait-on et guérirait-on les enfants syriens, si l'objectif véritable est de les contaminer et de les invalider le plus possible à travers le vaccin contre la polio afin d'affaiblir une nation déjà très meurtrie ?

Une théorie « complotiste » diriez-vous ?

Alors que dire et que penser de cette publication du CDC paru le 11 juillet 2013 sur son site et qui déclare que le virus SIMIAN 40 ou SV40, un virus présent chez certains singes dont les reins sont utilisés pour faire les vaccins, était présent dans le vaccin contre la polio injecté à 98 millions d'Américains de 1955 à 1963, est-ce une théorie du complot ?

- « *Le virus SV40 a été trouvé dans certains types de cancers... En 1950, des cellules de reins de singe contenaient du SV40 et n'ont été découvertes qu'en 1960 et personne ne savait en 1950 que le vaccin contre la polio était contaminé*[92]... »

Aujourd'hui en Syrie, on sait que le vaccin contre la polio est contaminé, les autorités sanitaires le savent, elles savent que ce vaccin peut provoquer la polio chez les sujets vaccinés, elles savent depuis 1961 que le vaccin contre la polio ne sert à rien si ce n'est à contaminer le sujet, puisque c'est une maladie « oro fécale » qui peut disparaître aisément si l'on s'en donne la peine, alors, à quoi rime cette mascarade ? Si l'on rétablit les services d'hygiène, l'accès à l'eau potable et à une nourriture saine, la polio disparaît. Cette manipulation des plus hautes instances de protection au monde qui apporte avec elles la peste et le choléra pour venir en aide aux

---

[92] http://www.vaccines.news/2015-09-23-cdc-admits-98-million-americans-were-given-cancer-virus-via-the-polio-shot.html

enfants syriens ? À quoi rime cette sinistre affaire et à qui profitent ces crimes ? Ne s'agirait-il pas dans cette affaire, d'une forme de crime contre l'humanité pour accabler le peuple et les enfants syriens ?

Nous vivons une époque formi… diable !

12

LA VACCINATION, ÇA NE MARCHE PAS[93] !

L'escroquerie de la Polio

« *Pour justifier la condamnation de parents voulant éviter de vacciner leur enfant, des juges belges ont abdiqué toute indépendance et se sont mués en dociles perroquets de la propagande officielle. Sur la poliomyélite, ses vraies causes et ses faux remèdes, il y avait pourtant matière à porter un jugement éclairé. Voici ce qu'on ne vous dit jamais à propos de la polio et du vaccin censé nous protéger de cette « horrible maladie ».*

Yves Rasir

---

[93]http://www.neosante.eu/newsletter/lettre_hebdo/newsLetterHebdo201 30710.html

N.B : cet article du journaliste Michel Manset, 2003

2) La vaccination, ça ne marche pas !

Chaque fois c'est pareil : quand ils relatent des flambées de polio, les médias nous expliquent aussitôt que c'est dû à une vaccination insuffisante.

En 2010, par exemple, une épidémie au Tadjikistan a été mise sur le compte d'une méfiance islamique envers les vaccins. Or, comme dans toutes les anciennes républiques soviétiques, on y a toujours vacciné à tour de bras. Et l'OMS avait même fièrement déclaré le pays débarrassé du mal. Idem quand ça se passe en Inde ou en Afrique : on nous dit qu'on n'y vaccine pas assez alors que le Tiers-Monde est en général sur vacciné grâce à l'Unicef, le Rotary ou la Fondation Bill Gates. En Occident, les rarissimes foyers infectieux sont attribués à des sectes anti vaccins, comme en Hollande en 1978 et 1992.

Problèmes : la majorité de ses membres étaient dûment vaccinés et aucun cas n'a été relevé parmi les 400.000 personnes non vaccinées pour d'autres motifs que religieux. **La vérité, c'est qu'il y a de multiples contre-exemples (Oman, Finlande, Israël...) montrant que la polio redémarre après des campagnes de vaccination ou qu'elle se développe dans des populations vaccinées.** Dans deux cas, l'ile de Madère dans les années 60 et l'Albanie dans les années 90, la coïncidence entre l'arrivée du vaccin et le retour de la poliomyélite fut absolument flagrante.

7) La polio se soigne facilement

On l'aura donc compris : la véritable prophylaxie de la poliomyélite repose sur de simples mesures d'hygiène et sur la restriction de ses causes médicales. Et quand la maladie se déclare, il y a encore moyen de la guérir ! Car voici, en conclusion de ce rapide survol, le plus énorme mensonge par omission de la propagande vaccinaliste, présentée comme incurable, la polio est au contraire facilement combattue ! Ce n'est pourtant pas un secret bien gardé, puisque je peux me contenter de reproduire ici un extrait de Wikipédia :

— « **En 1948, après plusieurs années d'expérience sur l'utilisation de la vitamine C pour soigner des maladies virales, le Docteur Fred R. Klenner mit au point et utilisa une approche concrète et peu coûteuse pour soigner la polio, basée sur l'injection de doses massives (plusieurs dizaines de grammes par jour) de vitamine C. Sur 60 malades lors de l'épidémie de 1948 en Caroline du Nord, tous guérirent sans séquelles en 3 à 5 jours. Il fera connaitre sa méthode lors de la session annuelle de** *l'American Medical Association* **et publiera ultérieurement plusieurs articles sur le sujet, mais le manque d'intérêt de la part de la presse scientifique et des spécialistes faisant autorité dans le domaine à une époque où tout le monde pensait plutôt à la possibilité d'une vaccination, fera qu'il sera peu suivi et sa méthode, tombera dans l'oubli** ».

Vous avez bien lu : un remède aussi commun que la Vitamine C suffit à triompher de l'infection virale si grave, si épouvantable qu'est la polio... Et ce n'est pas le seul ! **En se basant sur les travaux du Professeur Pierre**

Delbet, le Dr Auguste Neveu a proposé, au milieu du XXe siècle, un traitement curatif par le chlorure de magnésium. Et il revendiqua de nombreuses guérisons, à la grande fureur du Pr Pierre Lépine, futur inventeur du vaccin oral inactivé, qui hurlait à la supercherie. Pour faire toute la lumière sur cette affaire de conflits d'ego, Henri Geffroy, fondateur du journal, *La Vie Claire*, proposa un jury d'honneur composé à égalité de médecins choisis par Lépine et Neveu. Un certain nombre de cas de polio avérés et reconnus comme tels par l'ensemble du jury devaient être confiés au Dr Neveu. C'était l'occasion idéale de le confondre si son traitement n'était qu'une illusion. Le Dr Neveu accepta aussitôt, mais le Pr Lépine refusa, considérant que toute expérimentation nouvelle était superflue. L'expérience n'eut donc jamais lieu. Dans le chapitre où il raconte cette histoire, Michel Georget écrit que ce **« traitement extrêmement bon marché rendrait sans doute les plus grands services, encore aujourd'hui, s'il était connu dans le tiers-monde »**.

Dans son ouvrage, le **Dr Pilette** mentionne quant à lui un troisième remède naturel réputé efficace, à savoir, un supplément d'iode. Dans les années 50, plusieurs médecins ont testé avec succès ce type de traitement imaginé parce que la polio semblait davantage régner dans les pays n'ayant pas accès à la mer, comme la Suisse et l'Autriche.

À l'instar de la vitamine C et du chlorure de magnésium, l'oligo-élément marin fut cependant balayé par l'invention des différents vaccins, beaucoup plus rentables que des molécules non brevetables par les laboratoires pharmaceutiques.

Qui peut ici nous accuser de théorie du complot, qui, je vous le demande ? Nous aurions pu et nous pouvons soigner des milliers d'enfants touchés par la polio sans la moindre difficulté et nos médecins ignoreraient-ils ce fait ? Nos médecins et infirmiers qui vaccinent nos enfants contre la polio sont-ils si ignorants de la médecine pour ne pas savoir que le vaccin pourrait être la cause du déclenchement ?

En revanche, ceux qui vaccinent préviennent-ils leur patient avant la vaccination que le vaccin contre la polio en injectable a des effets indésirables ?

Il peut provoquer la polio, des douleurs, des rougeurs ou un gonflement pouvant survenir dans les 48 heures après l'injection et persistant un ou deux jours. L'enfant peut également souffrir de fièvre ainsi que de douleurs musculaires et articulaires. Des réactions allergiques graves peuvent survenir après la vaccination avec éruption cutanée pouvant s'accompagner de démangeaisons, un gonflement des yeux et du visage ; une difficulté à respirer ou à avaler ; une chute soudaine de la pression artérielle et une perte de connaissance, j'en passe et des meilleures, votre médecin vous donne-t-il ces informations avant la vaccination de votre enfant ? S'il ne le fait pas, il est en infraction avec des lois françaises et internationales. Lisez les notices des vaccins, informez-vous c'est un droit et un devoir, celui que vous avez choisi pour protéger vos enfants de tout mal éventuel.

Et que dire, des chefs d'établissements scolaires qui autorisent des vaccinations à l'école, ne sont-ils pas eux aussi complices et responsables par ignorance de ces vaccinations et de leurs dangers ? Et c'est pour cette raison qu'ils ont le culot de traiter de « complotistes » tous les contradicteurs de Big Pharma, parce qu'ils savent ce qu'ils ignorent, parce qu'ils refusent la science au profit du scientisme gouvernemental ?

« *Vaccine Impact* » rapporte que la Dre Suzanne Humphries[94], néphrologue, aborde une étude menée en Croatie sur un enfant vacciné avec le vaccin ROR qui a été testé positif à la rougeole huit jours après sa vaccination. En clair, le petit a été contaminé par le virus de la rougeole pour devenir émetteur/transmetteur du virus de la rougeole. Il s'agit ici d'une découverte significative en matière de transmission de virus et de création artificielle d'une épidémie, de plus, les symptômes de l'enfant ont fait penser à la rubéole et

---

[94] http://familiesblog.com/2018/02/11/dr-suzanne-humphries-the-mmr-vaccine-is-causing-measles-outbreaks/

sans le test, sa pathologie véritable aurait été probablement faussement diagnostiquée en rubéole ou en rougeole sauvage alors que le vaccin est justement conçu pour protéger contre ce virus contagieux. Ce concept incompréhensible pour les scientifiques où un enfant vacciné avec le virus de la rougeole se retrouve contaminé par celui-ci a étonné les chercheurs :

— « *L'excrétion du virus dans les vaccins a été rapportée auparavant, mais à notre connaissance, c'est la première fois que cela se produit avec ce vaccin contre la rougeole Schwarz.* »

Deux autres études ont depuis 2010 déjà observé ces phénomènes avec le vaccin ROR, peut-on parler ici d'inefficacité vaccinale ? Et comment la ministre de la Santé A. Buzyn peut-elle ignorer ces études scientifiques en favorisant une campagne de vaccination quasi forcée pour la rougeole et en créant des stratégies commerciales, en fabriquant la peur à travers le mensonge médiatique comme avec la jeune femme décédée à Poitiers d'une atteinte nosocomiale et que les autorités ont déclaré victime de la rougeole ? Nous assistons de toute évidence à une remarquable manipulation obscène et perverse de la part de la ministre de la honte, la pire ministre de la Santé, ou la plus irresponsable que l'on est eu la malchance d'avoir en France. Et là où cette irresponsabilité est grande, est qu'elle est médecin et chercheuse de surcroit, il y a de quoi frémir, comme on pourrait frémir de toutes les horreurs commises par « l'ange de la mort » à Auschwitz dans ces maudits camps de concentration de triste mémoire. Si le monstre pratiquait des expériences sur les humains, il se justifiait par la réalisation d'une perfection de la race aryenne, inacceptable en tout point, mais que font les pays de l'axe aujourd'hui, ils gazent les peuples à ciel ouvert avec les « chemtrails », ils les empoisonnent avec les OGM, les pesticides et les vaccins. En outre, « *la sagesse ne peut pas entrer dans un esprit méchant, et science sans conscience n'est que ruine de l'âme* » disait Rabelais dans Pantagruel. Plus les hommes s'acharneront dans les mirages du scientisme, plus nous irons vers la destruction organisée de l'humanité.

Différenciation du virus sauvage, du virus atténué pendant une éruption de rougeole. Publié par « Paediatrics et Santé de l'enfant », 2012 :

— *« Au milieu d'une éruption d'une épidémie de rougeole locale, un enfant récemment vacciné donc immunisé a été examiné pour un début d'éruption d'un nouveau type rougeole. L'acide nucléique testé dans l'urine a été identifié en tant que virus de la rougeole de type vaccinal. Faisant clairement la différence clinique, entre la rougeole et une éruption de non-rougeole... On s'attend à ce que des éruptions cutanées surviennent après vaccination ; le test d'acide nucléique peut être utilisé quand il est difficile de différencier la rougeole entre des virus sauvages et des virus atténués contenus dans les vaccins. »*

Eurosurveillance, 2013 : Des cas de rougeole associés au vaccin cinq semaines après vaccination au Canada, en Colombie-Britannique.

— « *Nous décrivons le cas d'une rougeole associée au vaccin sur un patient de deux ans de Colombie-Britannique, au Canada, en octobre 2013, qui a reçu sa première dose de vaccin contre la rougeole. 37 jours avant le début de symptômes prodromiques (période d'une maladie qui annonce avant son déclenchement un nombre de symptômes bénins). L'identification de ces réactions associées au vaccin contre la rougeole s'est présentée dans le contexte d'une enquête du déclenchement de la rougeole dans un groupe d'enfants vaccinés.* »

De par le passé nous n'aurons jamais pu savoir que les épidémies de rougeole actuelles étaient en fait, la cause directe des vaccins contre la rougeole, déclare la docteure Suzanne Humphfries, et cela en rapport à de nombreuses études l'internationale, pire encore, grâce à la technologie, nous pouvons aujourd'hui affirmer avec certitude que la rougeole et la rubéole sont diffusées à travers le vaccin R.O.R. Ce même vaccin qui a valu à Andrew Wakefield une radiation pour avoir osé mettre en lumière les risques d'autisme que le R.O.R faisait prendre à de jeunes enfants. Ses recherches sont aujourd'hui confirmées, plus le vaccin est fait précocement, plus le risque d'autisme chez les jeunes enfants est grand, et le CDC le savait depuis le début et l'a toujours caché, pire encore, il a détruit les preuves que les vaccins créer l'autisme[95]. N'est-ce pas ici la preuve d'un complot contre la santé organisé par les autorités de santé ?

Comment ces autorités expliquent-elles que l'autisme a augmenté de 92,49 % en 67 ans, c'est comme si on avait injecté l'autisme à travers les vaccins, ce qui est le cas. *Et que dire des déclarations de Raila Odinga, leader d'opposition du Kenya, qui affirme qu'un demi-million de jeunes filles sont désormais stériles après un vaccin antitétanique administré par le gouvernement en 2014 et 2015 ? Odinga a déclaré que des filles et des femmes âgées entre 14 et 49 n'auront pas d'enfants à cause d'un*

---

[95] http://thefreethoughtproject.com/cdc-scientist-admits-destroyed-data-showed-vaccines-caused-autism-children/?utm_source=Facebook&utm_medium=Traffic+Driver&utm_campaign=Facebook+Stout

exercice de stérilisation soutenu par l'État qui a été vendu au pays comme une vaccination contre le tétanos[96]... »

Encore un complot ?

Les officiels de santé testent-ils les cas de rougeole dans le développement actuelle de la rougeole aux États-Unis, afin de déterminer si le virus de la rougeole est la version sauvage ou la version vaccinale ? En fait, pas vraiment, et ce n'est certainement pas ce que les médias courants et les « *médecins de la TV* » développeront dans leurs émissions, alors qu'ils diffament les parents qui ne veulent pas administrer le vaccin R.O.R à leurs enfants par crainte justifiée d'un accident vaccinal, qui est également la cause de ces développements d'épidémies de rougeole et de maladie neurodégénératives. Nombre de cas d'enfants déclenchant la rougeole sont confirmés être parmi ceux

---

[96] http://econewsmedia.org/2018/02/12/big-pharma-co-license-suspended-vaccine-sterilizes-500000-girls-2/

qui ont reçu le vaccin R.O.R et pour ceux qui n'ont pas été vaccinés serait-il possible qu'ils aient été infectés par ceux qui récemment ont été vaccinés[97] ? Ce qui expliquerait que la rougeole de Disneyland n'est certainement pas liée aux enfants non vaccinés, mais aux vaccinés devenus malgré eux des contaminateurs, des bombes bactériologiques toxiques et que penser des épidémies de Poitiers et de Toulouse ?

Il est aujourd'hui de plus en plus certain, pour le Dr Humphfries et les études internationales sur la vaccination contre la rougeole, que le ROR est un vaccin dangereux et inutile, qui provoque à la fois rougeole et rubéole et qui peut avoir d'épouvantables effets indésirables comme l'autisme et des maladies neurodégénératives. Les épidémies actuelles de rougeole, de grippe, etc. seraient donc le fait de ces vaccins pour une grande part et l'on s'acharne nous faire croire le contraire alors que c'est la science qui parle ? Qui est le véritable « complotiste » dans cette affaire, et

---

[97] https://youtu.be/7Kp7oUvEYGQ

bien je le pointe du doigt, ces « complotistes » sont à la fois les laboratoires pharmaceutiques et le ministère de la Santé qui va jusqu'à dénigrer la science pour pratiquer le scientisme le plus odieux et vendre des vaccins et des épidémies qui ne profitent qu'aux laboratoires :

- « *La France n'est pas à l'abri d'une nouvelle épidémie d'ampleur importante, comme celles observées dans plusieurs pays* » européens comme l'Italie (près de 5.000 cas), l'Allemagne (plus de 900) ou la Roumanie (plus de 6.000) » déclare l'Agence Sanitaire, mais si tous les enfants sont vaccinés, comment pourrait-il en être autrement ?

Nous fabriquons avec l'aide du Ministère de la Santé les épidémies de rougeole, de rubéole, de polio, de grippe... et les autorités accusent des innocents non vaccinés d'en être responsables ? Le bouc émissaire est toujours celui qui refuse d'enrichir Big Pharma et la sécurité sociale veille au grain. Dans le cas des leucémies d'enfants en France, Big Pharma à travers la sécurité sociale est parvenue à imposer aux parents des traitements et des protocoles de chimiothérapie qui ne fonctionnent pas sous peine de porter plainte contre les parents pour maltraitance et non-assistance à personne en danger s'ils les refusent. Il suffit pour cela de suivre les travaux de la remarquable oncologue française, la Docteure Nicole Delepine qui a établi d'autres protocoles qui guérissent sans forcément passer par le filtre de Big Pharma, ce qui d'ailleurs lui a été sévèrement reproché. Celle-ci a publié avec son époux « *Médicaments anti-cancer peu efficaces, souvent toxiques et hors de prix* » aux éditions Michalon, le 26 octobre 2017, un ouvrage objectif sur la réalité de la chimiothérapie et des médicaments imposés aux patients français, afin de bénéficier d'une information objective en matière de traitements.

— « *Le traitement du cancer fait de plus en plus l'objet de nouvelles molécules très médiatisées, occultant souvent le rôle majeur de la chirurgie, de la radiothérapie ou des anciennes molécules déclarées obsolètes. Une vraie révolution a eu lieu, oui, mais au seul bénéfice de la finance, très exceptionnellement des malades. La simplification majeure des conditions d'autorisation de mise sur le marché (AMM) des médicaments a réduit les délais d'obtention et permis aux entreprises de bénéficier plus longtemps de l'exclusivité des brevets, au prix d'une diminution considérable du niveau d'exigence des agences du médicament et de la sécurité sanitaire des malades. Une fois l'AMM dite "accélérée" imposée à l'ensemble de l'Union européenne, la France n'a que le choix du prix, du remboursement et de son inscription éventuelle sur la liste "en sus" autorisant les hôpitaux soumis à la tarification d'utiliser ces médicaments cent fois plus chers que l'or. Avastin, Erbitux, Sutent, Iressa, Tarceva, Votrient, Yondelis... Qu'en est-il de l'efficacité et de la tolérance réelles de ces drogues arrivées en "Pony Express" sur le marché... »*

Un enfant vacciné avec le R.O.R dans le métro contamine malgré lui, toute une rame avec sa rougeole, un enfant vacciné avec le vaccin contre la grippe en fait autant qu'un adulte. Nous mesurons à cet endroit la perversité de la méthode, contaminer par la force de la loi un innocent insoupçonnable qui devient lui-même un criminel contaminateur, un empoisonneur. Où se trouve ici la maitrise des risques des autorités de santé pour la santé publique ? Pour masquer cette stratégie criminelle, la meilleure défense est d'attaquer et de pointer du doigt un faux coupable pour continuer à manipuler et à vendre des vaccins par millions, comme dans le cas de la victime de Poitiers, mais « *en réalité, la patiente décédée de la rougeole cette semaine a été victime d'une infection nosocomiale et rien d'autre puisqu'elle a été contaminée à l'hôpital*[98]. » Il n'y a qu'un mot à dire, bravo ! Voilà comment des êtres malveillants détruisent tout un peuple à travers une politique de santé scientiste et dictatoriale. Il n'est absolument pas dans l'intérêt de Big Pharma de soigner et d'éviter la moindre épidémie, c'est au contraire en la provoquant que Big Pharma se fait un vivier de patients malades à

---

[98] http://www.2012un-nouveau-paradigme.com/2018/02/rougeole-une-seule-solution-la-vaccination-c-est-faux.html

soigner avec les médicaments qu'il fait valider par les autorités sanitaires. Ce vaccin contre la polio, la rougeole, le HPV, la grippe, ou, etc. prouve à nouveau que les vaccins invalident sciemment les enfants pour qu'ils appartiennent à vie à un système de soin pervers et rentable pour toute une société et une industrie.

Nous vivons une époque formi... diable !

13

LES VACCINS NE SONT PAS NOS AMIS

Lors de ma dernière conférence, j'ai déclaré, suite à des études et des révélations de chercheurs confirmés, que les vaccins étaient responsables des maladies cardiaques, or, un tout nouveau vaccin approuvé par la FDA contre l'hépatite B est responsable d'une augmentation de 700 % des risques de faire une crise cardiaque.

Ce n'est pas ce que l'on entendrait de la part d'un certain médecin de la télévision[99] qui a déclaré dans son émission sur la santé que le vaccin contre l'hépatite B ne provoquait absolument pas de maladies neurodégénératives comme la sclérose en plaques. Pourtant, la justice française commence à condamner

---

[99]

https://www.facebook.com/touchepasamongosse/videos/477079712655460/

l'État et à donner raison aux personnes invalidées par ce vaccin.

COMMENT FONCTIONNE UN VACCIN

Les vaccins invoquent une réponse immunitaire et « *plusieurs sortes d'anticorps vont rentrer en conflit dans le corps de l'enfant et provoquer le séisme inflammatoire aboutissant à l'autisme, la mort subite du nourrisson, la maladie auto-immune[100]...* » le tout est lié, entre autres, aux risques de crises cardiaques. Ajouté à cela qu'une étude taïwanaise publiée par le *British Journal of Clinical Pharmacology* a estimé que les anti-inflammatoires suivants :

- Ibuprofène
- Diclofénac
- Célécoxib
- acide méfénamique
- naproxène...

Ces anti-inflammatoires pourraient être tenus pour

---

[100]http://www.homeobiotique.com/homeobiotique.com/Effets_meconnus_de _la_vaccination_chimique.html

responsables pour des attaques ou des crises cardiaques[101]. De plus, presque tous les vaccins contre l'hépatite B sont aussi contaminés avec de l'aluminium, du formaldéhyde, des acides aminés, du soja OGM, des antibiotiques… dois-je rappeler que l'aluminium est une neurotoxine connue, alors que les autres protéines contenues dans le vaccin se chargent de faire sauter la barrière du cerveau de l'enfant, ne croyez-vous pas qu'il existe de meilleurs moyens que la vaccination pour être en bonne santé et prévenir les maladies ? À dire vrai, nous ne pouvons pas échapper aux toxines des vaccins qui provoquent un chaos immunitaire et qui s'ajoutent aux toxines environnementales. Les métaux lourds sont partout au sein de notre société, ils touchent :

- les vaccins

- la nourriture

- l'eau de pluie

- l'eau courante

- l'air

---

[101] http://www.wikistrike.com/2018/02/les-medicaments-susceptibles-de-provoquer-une-crise-cardiaque-reveles.html

et même nombre de produits ménagers employés quotidiennement. Ces toxines provoquent :

- Inflammations chroniques

- douleurs multiples

- problèmes de thyroïde

- fibromyalgie

- sclérose en plaques...

Les métaux lourds inhibent la capacité de l'organisme à absorber les éléments nutritifs et suppriment la fonction immunitaire — ce qui augmente le risque de maladies ! Mais, nous pouvons surmonter les problèmes de santé liés à la toxicité des métaux lourds. C'est l'occasion d'apprendre comment éliminer une des plus grandes menaces pour la santé humaine avec quelques minéraux qui détoxifient :

1. Le magnésium est un minéral important utilisé pour la détoxification. Le Magnésium draine les métaux toxiques comme le mercure, aluminium hors de l'organisme. Le magnésium est un facteur important au processus de détoxification du foie et des toxines de votre corps. On le trouve dans les avocats, les bananes, les amandes, les poids chiches, le basilic, le chia...

2. La silice élimine les métaux qui réduisent l'énergie (Argile, Zéolithe). La silice est un minéral qui, lorsqu'elle est chimiquement altérée et prise quotidiennement peut avoir un effet dramatique sur le niveau d'énergie, c'est pourquoi il faut privilégier les terres 100 % naturelles. Il existe une famille de métaux toxiques qui entravent la fonction mitochondriaque. C'est la mitochondrie qui constitue l'énergie et celle du corps. Ces métaux lourds bloquent ce processus. Supprimer les métaux lourds et le corps peut produire plus d'énergie. On comprend à ce niveau à quel point, ces nanoparticules invisibles peuvent fragiliser les humains et les mammifères. Nous constatons à quel point les vaccins sont controversés, et ce, depuis de très nombreuses années, depuis même leurs origines. De nombreuses publications, études, affiches, placards publicitaires affichant : « *Death the vaccinator* (la mort vaccinatrice) », « *Do not vaccinate* (ne vaccinez pas) »,

« *Killed by vaccination* » un livre publié par William Young en 1887 (Tué par la vaccination), « *Vaccination a curse and a menace to personal liberty* », by J. M. Peebles, MD. PhD. Eczema from vaccine action, (la vaccination une malédiction et une menace pour la liberté personnelle. L'eczéma causé par la vaccination.) *Le rallie de la ligue anti vaccination du Canada*, le 13 novembre 1919, regroupe des centaines de manifestants affichant : « *Vaccination obligatoire, un nourrisson allemand meurt par convulsion... arrêtez le massacre...* » d'après une photographie de William James conservée aux archives de Toronto, Canada. *La société américaine contre la vaccination de 1902*, les paralysies infantiles liées aux vaccinations, par John James Macdonald. Juin 1951, en Allemagne, publié par le « *Münchner illustrierte* », les enfants Kandbinder décèdent suite à une vaccination, à ceux-là s'ajoutent, « *la mort mystérieuse de 6 enfants après un vaccin contre la variole* » confirmée par de nombreux autres cas similaires ; mai 1931, en Angleterre à Wigston, près de Leicester, Peter et Portia Furness des jumeaux en pleine santé décèdent des suites d'une inflammation du cerveau consécutive à une vaccination ; sur l'acte de décès figure la mention suivante :

— « *la cause de la mort est une encéphalite post-vaccinale* »...

Il existe des centaines de témoignages comme ceux-là, autant de tristesse que de désespoir pour les parents d'hier, un hier pas si lointain. Aujourd'hui, nous constatons le pouvoir d'une telle propagande vaccinale qui va jusqu'à attaquer les victimes en les rendant responsables d'être handicapées, ou blessées, ou tout simplement décédées. Les vaccins n'y sont pour rien, clament les laboratoires et le Ministère de la Santé, et pourtant, en dehors de la science, l'histoire nous prouve cette criante responsabilité et la mauvaise foi qui animent et les laboratoires producteurs de vaccins et les autorités sanitaires soumises à leur dictat et complices des pires crimes contre l'humanité. La question du doute concernant la mise en danger d'autrui à travers la vaccination ne doit plus être posée pour la simple et bonne raison qu'elle est évidente et il est temps de réagir pour arrêter le massacre. En décembre 2017 une étude publiée dans le *Journal of Inorganic Biochemistry* (Journal de Biochimie inorganique[102]) conduite par des scientifiques de l'Université de Colombie-Britannique, a établi un lien entre un adjuvant vaccinal, l'aluminium, et l'autisme. Cet article a été retiré du site par le rédacteur en chef en accord avec les auteurs de l'étude, chacun se fera son opinion quant à ce retrait, mais pour avoir étudié le sujet et surtout les études de Dan Lia, Lucija Tomljenovic, Yongling Lia, Christopher A. Shaw, qui sont des chercheurs émérites, je suis convaincu que cette étude est des plus sérieuses et des plus fiables en la matière et que de fortes pressions extérieures ont poussé le rédacteur en chef du *Journal of Inorganic Biochemistry* à le retirer.

- « *Les injections sous-cutanées des taux d'aluminium contenu comme adjuvant dans les vaccins activent des gènes immunitaires dans le cerveau des souris*

---

[102] https://www.sciencedirect.com/science/article/pii/S0162013417300417#!

qui sont reliés aux biomarqueurs de l'autisme[103] »

D'après le CDC (*les Centres de prévention et de contrôle des maladies*), l'aluminium est présent aux États-Unis dans les vaccins à destination des enfants américains et européens, car ce sont les mêmes vaccins qui circulent à travers le monde, on trouve de l'aluminium dans les vaccins suivants :

- hépatite A
- hépatite B
- coqueluche
- tétanos
- diphtérie (DTaP, Tdap),
- grippes
- Haemophilus tapent b (Hib)
- papillomavirus humain (HPV)
- infection pneumococcus…

L'adjuvant aluminium est ajouté aux vaccins, selon le

---

[103] https://www.sciencedirect.com/science/article/pii/S0162013417300417#!

CDC pour « *augmenter la réaction immunitaire du corps au vaccin* », mais à quel prix ?

Faut-il voir devenir autiste son enfant pour un vaccin qui ne fonctionne pas ? Faut-il accepter de voir mourir son enfant pour des vaccins qui ne fournissent pas la moindre preuve de leur efficacité ? Il n'existe aucune preuve scientifique de l'efficacité du HPV, bien au contraire, pas davantage pour le vaccin contre la grippe, le tétanos, la diphtérie, la polio… Rien, nous n'avons aucune preuve scientifique concernant l'efficacité du moindre de ces vaccins, alors comment se fait-il qu'ils soient imposés à nos enfants ? Comment se fait-il que nous devions subir un lavage de cerveau de la part des autorités gouvernementales pour nous convaincre du bien-fondé de la vaccination alors qu'il n'y en a aucun ?

Plus de 150 ans de contestation citoyenne et médicale justifiée contre les vaccins, dont les gouvernements ne tiennent pas compte. Qui contrôle les gouvernements ?

Les études scientifiques, dont celle nommée ci-dessus montre les réactions spécifiques à l'aluminium administré à travers les vaccins. L'aluminium est une neurotoxine reconnue et hautement réactive en terme de biologie pour causer de graves dommages sur la biochimie neuronale des patients injectés, vaccinés. Ces dommages ne sont pas discutables, ils sont prouvés par la science, alors pourquoi la ministre de la Santé affirme le contraire de la science à propos des vaccins et de leurs effets toxiques ?

- « *Ainsi, il apparaît que l'adjuvant aluminium a déclenché l'activation du système immunitaire et a changé l'activité cholinergique auprès des souris males, les observations qui sont en accord avec celles observées dans l'autisme. Les femelles étaient moins susceptibles à l'exposition de l'adjuvant aluminium qui a seulement modifié les niveaux d'expression de l'inhibiteur NF-$_K$B[104] et du TNFA (tumor necrosis factor). Les modèles de changements de l'altération du gène d'expression ont aussi exposé des différences de genre, comme le cortex*

---

[104] https://fr.wikipedia.org/wiki/NF-%CE%BAB : NF-κB pour nuclear factor-kappa B est une protéine de la super-famille des facteurs de transcription impliquée dans la réponse immunitaire et la réponse au stress cellulaire.

frontal était la zone la plus affectée chez les mâles et le cervelet chez les femelles. Ainsi, l'adjuvant aluminium promeut l'inflammation cérébrale et les sujets mâles semblent être plus susceptibles à ses effets toxiques...

Ces découvertes collectives, réfutent la notion que des nanoparticules en adjuvants restent localisées et acte clairement "un effet de dépôt". *Au contraire, l'adjuvant aluminium de formulation vaccinale peut traverser les barrières du cerveau à travers le flux sanguin et les barrières du liquide céphalorachidien et inciter des réponses immuno-inflammatoires dans les tissus neuronaux. De plus, l'utilisation continue de l'adjuvant aluminium dans des vaccins divers (c'est-à-dire, Hépatite A et B, DTP...) peut avoir pour le grand public des implications de santé encore plus importantes. Jusqu'à ce que la sécurité de vaccin puisse être globalement démontrée par des études contrôlées à long terme, qui examinent l'impact sur le système nerveux en détail, beaucoup d'entre ceux qui sont déjà vaccinés aussi bien que ceux actuellement en réception d'injections peuvent être en danger à l'avenir. Que le risque de la protection contre une maladie redoutée dépasse le risque de la toxicité est une question qui exige une attention urgente.* [105] »

Comment la ministre de la Santé peut-elle prétendre le contraire, pour pousser sénateurs et députés à voter sa loi sur les 11 vaccins ?

Nous vivons une époque formi... diable !

---

[105] http://thefreethoughtproject.com/study-link-aluminum-vaccines-autism/?utm_source=Facebook&utm_medium=Traffic+Driver&utm_campaign=Facebook+Stout

14

FACE À FACE AU JOURNAL DE 19 h À LA TÉLÉVISION, VACCINATION OBLIGATOIRE ÊTES-VOUS POUR OU CONTRE[106] ?

Le Dr Michel Turquet, pédiatre et pourvoyeur de vaccins depuis 1967 est opposé au Dr Bruno Bourgeon, néphrologue, pratiquant la médecine holistique.

Dr Michel Turquet, pédiatre :

- *une fois tous les deux ans, un papa très intellectuel qui va... qui a lu beaucoup de choses, et surtout regardé sur internet où vous n'avez pratiquement que des sites anti-vaccination,*

---

[106] https://www.facebook.com/nonauvaccin/videos/133609610644789/

donc avec ces gens-là, je pense que, en les argumentant bien sur le plan synthétique, on arrive à les convaincre, mais vous aurez toujours de temps en temps, des parents qui ne veulent pas faire vacciner leur enfant... Ils prennent une lourde responsabilité, à un certain moment, je ne... j'aime pas trop le faire parce que c'est un petit peu violent, je leur faisais signer une décharge, comme quoi ils refusaient de de la vaccination parce que vous, après, si votre enfant va mourir, d'un d'une cirrhose du foie parce qu'il n'a pas été vacciné contre l'hépatite B, hein, qu'on ne puisse pas vous reprocher à vous, de ne pas l'avoir vacciné quand il était petit parce que, tous les vaccins qui sont proposés en dehors de ceux, ceux qui se font à l'adolescence, mais qui sont marginaux, se font avant deux ans, pendant cette période-là, que l'enfant est le plus réceptif, pour une vaccination, qui pour la plupart des vaccins, est définitive. Certains vont avoir de nécessité un rappel, plus tard, en particulier vers 6 ans, mais euh, disons, l'expérience que je peux en avoir, les parents acceptent vraiment tous les vaccins qu'on peut leur proposer dans le calendrier actuel où vous avez les 11 vaccins obligatoires.

En tant qu'auteur de cet ouvrage je pose cette question au Dr Michel Turquet :

-       Dr Turquet, vous faites signer une décharge aux parents pour vous protéger, mais si les parents vous demandent de signer une responsabilité liée à votre action vaccinale et aux effets secondaires connus ou pas de vous, la signeriez-vous ?

D'autres parts vous forcez la vaccination en faisant un chantage à la mort à vos patients concernant l'hépatite B, avez-vous une statistique de tous les enfants depuis deux siècles qui sont morts d'une cirrhose du foie pour ne pas avoir été vaccine contre l'Hépatite B ? Je vous rappelle que l'hépatite B est une maladie grave due à un virus contagieux qui se transmet par le sang ou par relations sexuelles, elle attaque particulièrement le foie. Quelles sont les chances pour qu'un nouveau-né jusqu'à deux ans se pique avec une seringue de drogué, ou ait une relation sexuelle non protégée ? Comme il y a pénurie de vaccins, il doit être fait sur des personnes prioritaires, les nouveau-nés sont-ils prioritaires ? « *Alors, face à cette pénurie d'ENGERIX B 20 et d'autres vaccins pour adultes contre l'hépatite B, un choix de "priorités" a dû être effectué par les autorités sanitaires françaises. En tête de liste, les étudiants qui doivent intégrer un établissement de santé et pour lesquels cette vaccination est obligatoire.* »

Docteur Anne-Sophie Fresse,
du centre Fernel

« *Avant, nous proposions le vaccin à toutes les familles qui voyageaient dans un pays à risque pour plus d'un mois, à tous ceux qui venaient se faire dépister et qui présentaient un risque élevé de transmission de l'hépatite B par voie sexuelle... Aujourd'hui nous ne pouvons plus le faire. Je viens de vacciner une famille qui part au Sénégal... mais pour 3 ans !* » Et de regretter : « *Il faut dire aussi qu'avant, les gens ne voulaient pas être vaccinés. Et aujourd'hui, alors que nous sommes en pénuries, ils veulent le faire ! »*

Ils ne voulaient pas, ils veulent, mais qui leur demande, qui leur dit de vouloir, qui donne cet ordre, qui manipule l'opinion pour se faire n vaccins dont ils ne connaissent pas les conséquences ? Comme pour la sclérose en plaques ; aux USA Merck a été condamnée après la mort d'un nourrisson vacciné et atteint de sclérose en plaques. L'OMS déclare[107] :

- *« Il n'est toutefois pas revenu sur la recommandation de vacciner tous les nourrissons d'une part et les adultes à risque d'autre part, et a réaffirmé son soutien à la vaccination des adolescents. »*

---

[107]http://www.who.int/vaccine_safety/committee/topics/hepatitisb/multiple_sclerosis/Jun_2002/fr/:
http://www.courrier-picard.fr/48289/article/2017-08-07/vaccin-contre-lhepatite-b-le-parcours-du-combattant

Qu'est-ce qu'un adulte à risque ?

`Je ne lis pas ici que les enfants devraient se faire vacciner pour éviter une cirrhose du foie, cet argument me semble pour le moins tendancieux Dr Michel Turquet, soit 72 valences.

Dr Bruno Bourgeon, néphrologue :

— *3 vaccins obligatoires, le DTP disparait de Pasteur en 2001, Pasteur est racheté par Sanofi en 2004, Sanofi Pasteur est géré par M. Merieux, en 2008 le DTP Mérieux disparait, donc nous sommes dans une situation de non-man's land vaccinal, c'est-à-dire que depuis 2008 on a pas le vaccin DTP, or, c'est le seul vaccin obligatoire, donc on est obligé de faire les autres vaccins, ça nous oblige à faire les autres vaccins pour avoir le DTP, c'est un vrai scandale sanitaire, pourquoi fait-on ça ? Pourquoi allons-nous jusque là ? Si c'est cela Monsieur Turquet, qu'a imposé le Conseil d'État le 8 février 2017, c'est il n'y a pas très longtemps, Le Conseil d'État a imposé aux laboratoires qu'ils fabriquent le vaccin, c'est-à-dire Sanofi essentiellement, de fabriquer un DTP sans aluminium, ils ne l'ont pas fait parce que le Conseil d'État rajoutait, à moins que d'ici là, la loi ne change et oblige d'autres valences vaccinales et c'est justement ce dans quoi Agnès Buzyn est rentrée, Agnès Buzyn, c'est l'épouse d'un camarade à moi avec lequel j'ai travaillé 3 ans à l'hôpital Henri Mondor, Agnès Buzyn dit, à ce moment-là on va augmenter 11 vaccins comme ça, ça va permettre de vacciner tout le monde et les obliger, le problème c'est que, on est dans cette obligation vaccinale, et que c'est une imposition politique et que Agnès Buzyn a été au conseil d'administration de BMS et d'autres laboratoires et Alain Fischer qui est son conseiller média, c'est son conseiller immédiat, c'est le conseiller vaccination du gouvernement a eu le prix Sanofi Pasteur, donc un conflit d'intérêts et Serge Wineberg qui le conseiller de Sanofi c'est un copain de Macron, voilà donc on en est là...*

Dr Michel Turquet, pédiatre :

- Non écoutez, le vaccin contre la rougeole est un vaccin fondamental, la rougeole est une maladie

grave, qui donne beaucoup de fièvre, qui peut donner des convulsions surtout, surtout, surtout... qui peut donner à distance, c'est-à-dire plusieurs années après, des encéphalites, soit mortelles, soit qui font guérir avec des séquelles effroyables, ça on ne le dit pas

Dr Bruno Bourgeon :

— *le dernier cas de rougeole en Europe occidentale, c'est cette année en Suisse c'est chez quelqu'un qui a été vacciné par le R.O.R, je n'en dirais pas plus.*

Dr Michel Turquet pédiatre :

— *Non, non, y'a eu d'autres cas de rougeole, y'a eu une épidémie de rougeole en Alsace il y a deux ans, à la frontière allemande... heu bon, c'est grâce à la vaccination que... que... que les maladies peuvent disparaitre. Si vous avez 90 % d'une, du... du... d'une maladie pour lequel on est vacciné, la maladie disparait sur une génération, c'est un problème de santé publique...*

— Dr Bruno Bourgeon, est-ce que c'est vrai que les vaccins font disparaitre les maladies ? demande la journaliste.

Dr Bruno Bourgeon, néphrologue

Non, ce n'est jamais monocausale, la poliomyélite on en avait discuté en salle d'attente, la poliomyélite a commencé à s'améliorer au niveau des incidences et de la prévalence en France, 5 ans avant l'obligation vaccinale contre la polio en 1964, dès 1957 il y avait une chute de l'épidémie de poliomyélite, tout ça parce qu'on savait comment la poliomyélite apparaissait, comment elle était transmise, transmission oro-fécale, donc par la saleté, par les mains sales, par l'eau boueuse, par... etc. ça on le savait, donc on a dit à la population, on les a éduqués, on les a informés, et la poliomyélite a commencé à disparaitre. Le vaccin est venu en rajouter une couche, mais il est arrivé après, rien que pour ça, la médecine que je pratique, c'est une pratique de médecine holistique, c'est une médecine qui englobe tout, à la fois l'environnement, l'état psychologique et physiologique de l'individu et le germe éventuellement responsable de la maladie, tout ça c'est un melting pot dans lequel la maladie apparait ou pas, selon l'état, les états antérieurs, et donc pour la polio, c'est la même chose, la polio peut ne jamais apparaitre ou même très souvent ne pas être grave, car en fait la polio, c'est 5 morts par million d'habitants lorsqu'il n'y avait pas la vaccination.

Dr Michel Turquet si la polio c'est 5 morts par million d'habitants, pourquoi vacciner finalement ? demande la journaliste.

Dr Michel Turquet, pédiatre :

— Bien si voulez, si vous voulez qu'une maladie ne réapparaisse pas, il est certain dans un contexte de santé publique de continuer de vacciner, permet de... de.... De... de... d'assurer que la maladie ne... ne reprendra pas, dans, dans une génération.

Alors pourquoi y a-t-il encore la rougeole, les oreillons, l'hépatite B, la grippe malgré toutes ces vaccinations ? Il semble que le Dr Michel Turquet, n'est pas un une contradiction près depuis 1967, ne serait-il pas temps de se remettre à jour scientifiquement parce qu'il me semble que ses explications se rapprochent dangereusement du scientisme ?

Nous vivons une époque formi... diable !

15

LES 7 VACCINS LES PLUS DANGEREUX !

Tout d'abord, commençons par une note originale ; le gouvernement Macron, cet état plein de courage et d'abnégation envers son peuple, vient de lancer un appel d'offres pour 22 millions d'euros hors taxes de lacrymogène pour lutter contre les citoyens contestataires jusqu'à la fin du mandat du jeune et inexpérimenté président Macron :

— « *Le ministère de l'Intérieur a en tous les cas décidé de sécuriser son stock d'armes non létales destinées aux forces de l'ordre en passant commande, le 5 août, sur le site officiel des marchés publics pour des grenades lacrymogènes, des grenades assourdissantes et leurs lanceurs[108].* »

---

[108]   https://francais.rt.com/france/42325-rentree-mouvementee-etat-commande-22-millions-lacrymo

Comme à leur habitude les politiques préfèrent l'affrontement à la négociation, la guerre civile à la paix sociale, c'est dire que ce qui se trame dans les couloirs de l'Élysée ne peut pas être de bon augure pour le peuple français.

- « *Tous les États, toutes les dominations qui ont tenu et tiennent encore les hommes sous leur empire, ont été et sont ou des républiques ou des principautés*[109]. »

Et comme « *rien n'est jamais accompli par un homme raisonnable* », disait Bernard Shaw, et cela vaut pour les deux camps, celui des assassins et celui des citoyens qui doivent se battre pour défendre leurs droits et leur constitution à jamais bafouée par les sbires d'un enfant aussi gâté que capricieux, et qui ne pense qu'en terme de plaisir personnel. Où est la grandeur d'un tel chef d'État qui favorise les maîtres de la finance au détriment de son peuple ?

---

[109] Machiavel Nicolas, « Le Prince » (p. 6)

Le peuple subit les actes qu'il n'a pas commis, à travers le terrorisme d'état, le terrorisme de la pensée, le terrorisme de la vaccination forcée ajoutée aux odieuses réformes pédophiles mises en place pour l'éducation de nos jeunes générations par le contrôle global.

Mais « *se voyant trompés dans leur espoir, et frustrés des avantages qu'ils avaient attendus, ne purent supporter les dégoûts d'une nouvelle domination*[110]... » Voilà un avertissement auquel ce petit saigneur des mouches devrait prendre garde. À présent, s'ajoute à toutes ces douleurs en devenir, celle des vaccinations annoncées comme miraculeuses, et contenant des virus vivants qui vont à travers le flux sanguin, fabriquer des réponses immunitaires inadéquates, accompagnées des adjuvants les plus neurotoxiques qui soient. Un adjuvant est une substance dont la fonction serait de développer une réponse du système immunitaire face à l'injection d'un ADN étranger, un virus vivant, mutant et OGM.

---

[110] Machiavel Nicolas « Le Prince » (p. 8).

Mais l'adjuvant cause également une sérieuse inflammation du corps vacciné, c'est ainsi que fonctionnent les vaccins, en invalidant les sujets vaccinés d'une manière forte ou faible, selon. Le second problème causé par la vaccination, est la composition de ces adjuvants considérés par les médecins vaccinateurs et les laboratoires producteurs des dits vaccins, comme inoffensifs, encore un pieux mensonge pour valider la commercialisation des vaccins, nous le savons tous à présent, car la science, la vraie, a prouvé le contraire à de nombreuses reprises. Dans ces principaux adjuvants et conservateurs, nous trouvons le fameux Thimérosal (mercure) et l'aluminium, deux neurotoxines qui s'accumulent dans le corps pour aller se loger profondément dans le cerveau et ne plus jamais en sortir. Donc, si l'un ou l'une d'entre vous a un ou plusieurs enfants qui souffrent de réactions adverses ou qui ont déclenché une maladie chronique ou auto-immune post vaccination, la meilleure chose à faire est de tenter ralentir ou d'interrompre les effets cumulatifs des vaccinations successives.

Il faut également penser à détoxifier le corps, car l'accumulation de ces neurotoxines est invalidante, voir mortelle à long terme. À nouveau, il est étrange que les laboratoires n'en sachent rien, ou plus simplement, ils sont parfaitement informés des conséquences, mais comme Pilate devant les Hébreux, ils s'en lavent les mains. La détoxification se fait grâce à une alimentation équilibrée et drainante, mais elle doit suivre des processus lents et non invasifs. Une détoxification prend des mois et doit s'établir sur les conseils avisés d'un naturopathe ou d'un homéopathe spécialisé en détoxification des métaux lourds ou en chélation. Une des méthodes employées d'après le Dr Patrick Gentempo, serait de mettre une poche de glace sur la partie vaccinée afin d'en réduire l'inflammation, puis de faire un bain de détoxification, 5 gouttes d'huile essentielle de lavande avec 2 tasses de sel d'Epsom. Cela fonctionne également en bain de pieds. Ajoutez à ce traitement des probiotiques pour reconstituer la flore intestinale, des Oméga 3 et des huiles de poisson, de la coriandre en quantité, connue pour accélérer l'extraction de l'aluminium et du mercure de l'organisme. On peut également ajouter à cela, de la vitamine C (liposomale ou acide L ascorbique) en quantité, d'après le Dr Linus Paulin, prix Nobel, qui a prouvé que la vitamine C pouvait contrer les dommages dus aux métaux lourds en renforçant le système immunitaire. La silice organique a tendance à réduire les effets néfastes de l'aluminium. Il y a nécessité de boire en grosse quantité de l'eau minérale ou de source de préférence, pour nettoyer les reins. Les sodas, et boissons sucrées, les produits laitiers, les jus de fruits douteux et bon marché sont à éviter, et il faut encourager les enfants vaccinés à boire beaucoup d'eau. Une alimentation crudivore, en jus et Smoothies, 2 à 3 fois par jour, favoriser les crucifères, les brocolis, les choux kale, les radis, l'ail, les oignons, les épices et les œufs bio si possible. N'hésitez pas à consulter un spécialiste pour suivre ce régime alimentaire détoxifiant. À présent que nous sommes sensibilisés par Big Pharma et ses odieuses méthodes de communication à travers la presse officielle qui se vend comme la Putain de

Babylone à de riches contributeurs, qui ordonnent aux gouvernements de les payer en retour avec l'argent du contribuable, afin de défendre les intérêts les plus misérables des empoisonneurs d'enfants et des docteurs mabouls, qui sont des traitres à l'humanité, car ils ont voué leur carrière au veau d'or plus qu'à la santé de leurs patients. Big Pharma fait courir le bruit qu'une maladie comme la rougeole ferait mourir la population si celle-ci l'attrapait, ce qui est un de ces nombreux mensonges dont nous sommes coutumiers depuis de nombreuses années. Tous les vrais médecins le confirmeront, on ne meurt pas de la rougeole, mais si on en meurt, il faut pousser l'investigation pour vérifier si les vaccins n'y seraient pas pour quelque chose, à cela ils ajoutent :

- *si l'on attrape la polio, vous serez invalides à vie, si vous attrapez le Zika votre bébé aura la tête réduite non par les Jivaros, mais par le virus qui va sucer la moelle cérébrale de votre enfant pour en faire un microcéphale...*

Une belle salade de délires mythos maniaques amplifiés et répétés par les laboratoires et leurs promoteurs, car à croire ces mensonges, c'est comme de croire que l'on a les yeux qui piquent si l'on a des hémorroïdes, y aurait-il un autre candidat à la bêtise dans la salle ? En revanche, mais nous ne cessons de vous en faire part dans ces conférences, alors que Big Pharma affirme que les vaccins sont nécessaires et sans risques sans la moindre preuve scientifique, nos enfants sont victimes de syndrome d'infirmité, d'autisme et de mort subite à force de se faire injecter à répétition des neurotoxines, des bactéries OGM, des fluides expérimentaux dont nous ne savons rien, de multiples virus, des pesticides, et tout cela dans un vaccin obligatoire. Mais qu'y aurait-il de pire, le virus en lui-même ou son vaccin ? Les souches originelles du BCG viennent d'être ouvertes par l'Institut Pasteur à Lille, elles ont été mises au point en 1921, mais en 2018, le vaccin antituberculose ne fonctionne pas, ou ne fonctionne plus, a-t-il jamais fonctionné ? C'est le Docteur Philippe Supply, directeur de recherche au CNRS de Institut Pasteur de Lille qui se charge de ces prélèvements :

- « *Nous voulons d'abord extraire du matériel génétique pour analyser leur génome et les comparer aux souches de BCG actuelles, en fait il y a une grosse nécessité de développer un vaccin plus efficace de ce dont on dispose aujourd'hui ; cela pose un problème majeur, car (le vaccin en 2018) il ne protège pas contre les formes les plus fréquentes de la maladie qui sont malheureusement des formes contagieuses[111].* »

Docteur Philippe Supply

Nous avons l'aveu de la part d'un scientifique de la plus haute autorité en France, que le vaccin actuel ne fonctionne pas et pourtant il est obligatoire, alors à quoi bon vacciner un vaccin inutile et reconnu inutile par la science ? Et qui peut nous prouver dans ce cas que les autres vaccins sont utiles et fonctionnent ?

Nous avons des témoignages de scientifiques qui en

---

[111] https://youtu.be/x-34xJ4Tf-E

disent autant du Gardasil, de la Polio, du R.O.R (Tripédia) qui a tendance à provoquer l'autisme et combien d'autres ? À quoi rime cette obligation vaccinale sinon à invalider les enfants et à enrichir les laboratoires pharmaceutiques avec ces poisons neurotoxiques et ces fioles chimiques dont nul ne sait ce qu'elles contiennent exactement. D'un autre côté ce scientisme veut éradiquer l'homéopathie, car son pouvoir invisible peut aider à guérir, mais le scientisme l'ignore officiellement en le sachant officieusement, les laboratoires voient en l'homéopathie un moyen de reprogrammation puissant qui aurait la possibilité d'annuler les effets dévastateurs de leurs vaccins.

- *« Vous savez qu'à partir de 9 CH le nombre d'Avogadro est nul. Pourtant cela marche. (quand c'est ciblé et testé). Ce n'est qu'une information qui entre en cohérence de phase avec le mécanisme vibratoire de l'individu. Ces fameuses Biofréquences qui sont le support de cette communication invisible. Cela rejoint bien votre intuition que tout n'est qu'information avec une densité différente. Donc ce n'est pas le fait de manger (sucer) une granule de sucre qui est efficace. C'est l'information qui a été inscrite dans ce sucre. Mais elle est médiocre. D'autant plus que certains grands laboratoires connus chauffent leurs produits ! À ce sujet il vaut mieux de l'homéo en goutte. Mais c'est là le drame : si l'énergie vitale de l'individu est faible, voire nulle, aucun signal homéopathique ne sera accroché par la cellule ! Donc l'homéo ne marchera pas. Et nos détracteurs diront après leurs ridicules tests double aveugle : "vous voyez, l'homéo ne marche pas plus qu'un placébobo."* Me confiait dernièrement un brillant homéopathe.

À l'heure de ce charlatanisme moderne, chacun doit comprendre à cet endroit avec certitude que pas un vaccin recommandé par le CDC depuis des années n'a été prouvé efficace et sans risque, pas un, le pire est que les laboratoires pharmaceutiques n'ont même pas à le prouver, il leur suffit de paniquer les populations pour qu'elles courent se faire vacciner, et ce, depuis deux siècles. À présent, voici les 7 vaccins les plus toxiques injectés à nos enfants sans la moindre preuve scientifique de garantie ni d'efficacité. Inspiré de l'article publié le 14 décembre 2016 sur Natural News par S.D. Wells[112].

N° 1. LE GARDASIL HPV :

— Les jeunes filles sont vaccinées à partir de 9 ans contre une maladie sexuellement transmissible qu'elles n'ont pas, et qui peut provoquer après vaccination, un choc anaphylactique qui se transforme en coma profond menant à la mort de la patiente, mais ne parlons que de ce que les fabricants mettent dans ce vaccin qui n'a rien à voir avec la médecine et qui est directement injecté dans le tissu musculaire afin de pénétrer le flux sanguin et le cerveau. Soyez informés que ce vaccin est administré en trois parties de produits toxiques et cancérigènes. Commençons par le borate de sodium dosé à 35 microgrammes, également connus sous le

---

[112] http://www.naturalnews.com/2016-12-14-the-7-most-dangerous-vaccines-injected-into-humans-and-exactly-why-they-cause-more-harm-than-good.html

nom de "Borax", c'est le poison le plus toxique de ce vaccin qui est également utilisé pour tuer les blattes et les cafards de cuisine en détruisant leur système digestif, il entre dans la composition des savons et des désinfectants, c'est un détergent, un antiseptique, il fait partie intégrante du savon arsenical de Bécoeur pour la taxidermie. Il est étrange de constater que les effets secondaires du Gardasil correspondent aux effets secondaires d'une intoxication au borate de sodium. Savez-vous que tout produit contenant du Borax importé dans l'Union européenne doit indiquer : *"peut altérer la fertilité"* et peut *"causer des dommages à des enfants nouveaux nés"* et c'est ce vaccin qui est recommandé à des jeunes filles et jeunes garçons dès 9 ans et qui sera bientôt obligatoire en France ?

- Le Gardasil contient 225 microgrammes d'aluminium, qui provoque la mort des cellules nerveuses, et qui permet aux produits chimiques du vaccin d'entrer dans le cerveau, sans oublier que parmi ces produits toxiques, on trouve 80 et 50 µg de polysorbate, un tensioactif ou un émulsifiant qui provoque autant chez l'animal que chez l'homme, la stérilité. Le Polysorbate 80 cause des cancers, des chocs anaphylactiques, des défauts de naissance. Il se trouve dans le Gardasil également du chlorure de sodium à 10 μg qui sert à produire de la soude, de la soude caustique, du chlore...

- **N° 2. LE VACCIN CONTRE L'ANTHRAX OU BIOTHRAX**

Celui-ci contient de l'hydroxyde d'aluminium, du formaldéhyde (formol), du Benzethonium chloré (utilisé dans les déodorants, les bains de bouche, désinfectant et conservateur, toxique dès qu'on l'avale, responsable de blocage neuromusculaire.)

En 2009 ce vaccin est soupçonné être responsable du *"Golf War Syndrome"*. Le mercure cause la dégénérescence des neurones menant à la démence. Un nombre important de soldats des États-Unis souffrent encore de ces symptômes et de nombreux autres sont décédés. Ce vaccin n'a jamais reçu l'approbation de la

FDA alors que si les soldats le refusaient, ils étaient démobilisés et faisaient même de la prison. C'est le président Clinton dans son ordonnance 13139 qui donna cette permission d'expérimenter ce vaccin extrêmement dangereux sur de jeunes soldats américains.

- **N° 3. LE MMR II OU LE R.O.R**

Sous l'appendice B listé sur le site du CDC, on peut trouver les ingrédients du vaccin MMR II, celui-ci contient de l'albumine humaine (provenant de fœtus avortés), du sorbitol, de la gélatine hydrolysée (porc en général), des embryons de poulet, du sérum fœtal de bovin, et des produits humains que je n'ai pas été capable de traduire, c'est une partie de ce que peut contenir le MMR ou R.O.R, dans sa version ProQuad ou MMRC, ils ont rajouté du glutamate monosodique, de la néomycine, des cellules de MRC-5.

Et malgré que la rougeole soit une maladie respiratoire accompagnée d'une vague éruptive de boutons avec fièvre, que n'importe quel individu avec un bon système immunitaire peut combattre aisément. Les laboratoires et les médias paniquent la population pour la pousser à se faire injecter des produits toxiques plus dangereux encore que la maladie elle-même, sous peine de mort supposée et déclarée par les autorités sanitaires.

Le Sorbitol est un édulcorant synthétique qui se métabolise très lentement, et qui provoque des troubles gastro-intestinaux. Le sérum de fœtus bovin une fois injecté peut provoquer des désordres cognitifs, de l'arthrite, un lupus, un souffle court, des problèmes de pression sanguine, des douleurs de poitrine, des réactions cutanées... Le chlorure de sodium augmente la pression sanguine, empêche la contraction et le développement des muscles. L'albumine humaine une fois injectée provoque des fièvres, des frissons, des irruptions, des maux de tête, des nausées, des difficultés respiratoires, des extrasystoles. Injecter du sang reconstitué peut également résulter d'une perte de cellules, de masse corporelle et causer une immunodéficience. Le vaccin peut également contenir du SV40, le virus du Sida, le cancer ou l'hépatite B des drogués. Voulez-vous toujours faire vacciner vos enfants avec le MMR ou le R.O.R, c'est ce que je pensais.

— N° 4. VACCIN CONTRE LA GRIPPE PORCINE

C'est un cauchemar vivant contenant du virus H1N1 désactivé, un virus développé dans des embryons de poulet. Cette multidose de vaccin contient 24 µg de mercure pour 5 ml la dose. Ainsi que des antibiotiques tels que la polymyxine, de la néomycine qui détruit les bonnes bactéries et les mauvaises de l'intestin, rendant le système immunitaire hautement vulnérable à toute infection. Ajouté à ce combiné, des fluides biologiques provenant des œufs de poule et on obtient le produit le plus expérimental qui soit réalisé par les laboratoires et validé par le CDC pour générer des milliards de profits.

— N° 5. LA POLIO

Ce vaccin contient des cellules de rein de singe inactivées, du sérum de veau, du fluide d'embaumement, des antibiotiques, de l'albumine bovine. Le Dr Jonas F. Salk n'a pas inventé le vaccin contre la polio, il a créé un vaccin au petit bonheur la chance en combinant des éléments chimiques et biologiques entre eux, il l'a avoué lui même dans les années 1980. C'était un habitué des expériences de vaccinations sur le vivant, comme sur des handicapés mentaux ou des prisonniers qui n'avaient pas le moindre recours pour se défendre contre ce nouveau Dr Mengele américain. Celui-ci n'hésitait pas à répandre le virus de la grippe sous le nez des prisonniers de l'état du Mayrinland, et dans un hôpital psychiatrique du Connecticut, il administrait le virus de l'hépatite aux patients, tout comme ce type de chercheurs injectaient également des cellules cancéreuses sur des patients atteints de maladie chronique. Bien sûr, il y a la célèbre *"étude" Tuskegee* » en 1932, le docteur Clark Taliaferro du Service de Santé publique des États-Unis (des pH) — une agence de santé fédérale contrôlée par le chirurgien général des services de santé américains — a lancé une étude dans le Comté Macon, en Alabama, afin de documenter la progression de ce qu'était devenue la très pénible syphilis, une maladie sexuellement transmissible. L'Alabama, un état qui abritait nombre de fermiers noirs misérables en grande partie illettrés a servi de manne à cobayes : L'Étude de la Syphilis Tuskegee a été entreprise dans l'espoir qu'une compréhension plus profonde de la syphilis fournirait de nouveaux aspects sur des traitements potentiels et justifierait probablement un programme de traitement financé par le gouvernement. Mais de ces nobles intentions, un manque de fonds et un manque d'éthique ont mené à une des infortunes cliniques les plus honteuses de l'histoire américaine. Les fonctionnaires de santé américains ont étudié plus de 500 Afro-Américains dans l'Alabama qui souffraient déjà de la syphilis et en les étudiant et en les suivant à la trace – ils ne leur ont jamais donné de la pénicilline aisément disponible pour les soigner. Ils étaient utilisés comme cobayes et on leur donnait encore plus de virus de la syphilis pour voir combien de temps ils allaient résister à l'infection. Entre 1946 et 1948, les États-Unis menèrent d'autres expériences du même genre sur 5 500 prisonniers guatémaltèques incluant des enfants, tous contaminés par des maladies vénériennes et traités comme des animaux, financé par le gouvernement américain et Big Pharma. À cela s'ajoutent les campagnes d'Immunisation (stérilisation secrète de jeunes femmes en Afrique) par l'OMS, l'ONU et l'UNICEF dans le monde. Sans oublier le cannibalisme médical dans les activités d'avortement pour prétendument lutter contre la surpopulation en Afrique et qui cible exclusivement les Noirs pour récolter le placenta des bébés pour l'utilisation dans les vaccins. La situation peut paraître cocasse pour les pros vaccinaux racistes qui se retrouvent vaccinés avec du placenta de femme africaine, à méditer. Sur ce point, les chercheurs américains n'ont strictement rien à envier aux médecins nazis[113].

---

[113] Vaccines and Medical Experiments on Children, Minorities, Woman and Inmates (1845 – 2007)

New "RNA interference" crop technology WEAPONIZES food into the ultimate eugenics weapon... could target Blacks for covert sterilization
Investigation panel concludes U.S. government conspired with doctors to commit murderous medical experiments in Guatemala

Tetanus vaccines found spiked with sterilization chemical to carry out

Le Dr Jonas F. Salk n'a pas inventé le vaccin contre la polio « *Le père de vaccins* » comme il était nommé à titre « horrorifique », il n'a pas guéri de Poliomyélite, mais Salk a en réalité créé de nouvelles souches de virus et les a étendus avec des transporteurs infectés[114].

Le Docteur Jonas Salk, l'inventeur du vaccin contre la

---

race-based genocide against Africans

Think government wants to help you? Revisit the true, horrifying history of the Tuskegee medical experiments on blacks

Guatemalan STD medical experiments were just one crime in a long history of medical-government collusion to use humans as guinea pigs

UN injects tetanus vaccines secretly laced with sterilization drug into Kenyan women

[114] http://www.truthwiki.org/dr-jonas-f-salk/

For the first half of the 20th century, it was believed that Poliomyelitis virus could not be grown in tissue cultures, but then in 1954, a group of Harvard scientists, Enders, Weller and Robbins, won the Nobel Prize for physiology and medicine for exactly that – growing the virus in tissue cultures. And because viruses require living tissue for their development, these scientists used Rhesus monkey kidneys, and Dr. Jonas F. Salk tested out his wild concoctions on the monkeys. Within months, five major pharmaceutical firms helped Salk conclude that the concoction could work for humans, and the "formula" was handed over to Eli Lilly & Company and Cutter Labs in Berkeley, California. Unfortunately, the formula was comprised of new strains of polio that Salk had helped create through wild experimentation, and this would soon be infecting the people that "science-based medicine" was supposed to be protecting from the very infectious disease they were getting injected by US doctors, and new strains of it at that.

http://www.naturalnews.com/031564_Jonas_Salk_medical_experiments.html

poliomyélite, est aujourd'hui accusé de scientifique à l'esprit criminel qui a conduit des expériences médicales illicites sur des malades mentaux et des prisonniers sans la moindre découverte majeure.

— N° 6 LE VACCIN CONTRE LA GRIPPE OU INFLUENZA VACCINE

Ce vaccin contient 250 µg (aujourd'hui 500 µg) de mercure dans une seringue, à titre de comparaison la tolérance du mercure par l'EPA dans l'eau de consommation courante est de 5 µg, à ce vaccin s'ajoute du Polysorbate 80 et du formol. Il est à noter qu'en 2016, le vaccin contre la grippe a été considéré comme la plus létale.

— N° 7. LE ROTA TEK ou ROTAVIRUS

3 doses par voie orale produite par Merck. Son prix est de 200 dollars et a été commandé pour 4 millions d'enfants par an aux États-Unis. Il comporte 5 virus

vivants, plus du sérum fœtus bovin et un circovirus porcin contaminé et mortel, un virus volatile qui infecte les cochons. Les effets secondaires sont : difficultés respiratoires, vomissements, infections ORL, glaires sanguinolentes, torsion et blocage des intestins qui peut-être mortel et nécessiter une opération d'urgence. Avertissez votre médecin aussitôt si votre enfant décède suite au vaccin Rota Tek, il ne pourra certes plus rien pour votre petit, mais s'il est intelligent, il pourra éviter d'en assassiner d'autres... malgré lui.

Comme le lecteur peut le constater aucun de ces 7 vaccins n'est anodin, chacun comporte des risques graves de contamination, de déclenchement de maladie auto-immune, d'invalidité, de décès, et lorsqu'ils sont injectés ensemble, qui peut affirmer que le risque zéro existe encore ?

Prenons le cas du Gardasil au Royaume-Uni, le vaccin HPV est administré gratuitement et partout aux États-Unis, au point que la Floride exige des adolescentes le vaccin pour pouvoir aller à l'école.

La technique du chantage à la scolarisation est épouvantable et reprise par la ministre de la Santé en France, qui force la vaccination non pour la santé des jeunes filles et jeunes garçons, mais pour les finances des laboratoires de Big Pharma... la technique ou la stratégie, est la même aux États-Unis ou en France.

Le Gardasil HPV 4 ou le Cervarix HPV2 provoquent des réactions adverses et on a répertorié des accidents et des décès au *Vaccine Adverse Event Reporting* (VAERS).[115]

- « *Les taux d'accidents défavorables sérieux sont au même niveau que les taux de mortalité de cancer du col de l'utérus. Le Gardasil a été associé à au moins autant d'événements défavorables sérieux qu'il y a des morts du cancer du col de l'utérus se développant chaque année... Les parents et les jeunes femmes doivent savoir que des morts se sont produites* » avec le Gardasil, déclare la

---

[115] http://thefreethoughtproject.com/lead-developer-hpv-vaccines-clean-warns-parents-young-girls-its-giant-deadly-scam/?utm_source=Facebook&utm_medium=Traffic+Driver&utm_campaign=Facebook+Stout

chercheuse Dianne Harper à CBS News. Elle ajoute que tous les décès consécutifs aux injections du Gardasil ne sont pas toutes consignés dans les rapports et statistiques du CDC, laissant les parents des adolescentes décédées dans des états d'abandon total et prouvant que si les mises en garde officielles avaient été faites, de nombreux décès auraient pu justement être évités en ne vaccinant pas.

- « *La véritable menace du cancer du col de l'utérus à l'avenir est, les doses de Gardasil offertes par des fondations philanthropiques, par des agences de santé publique, et couverte par l'assurance maladie.* » La Fondation Bill et Melinda Gates appartiendrait-elle à ce type de « *fondations philanthropiques* » ?

Souvenons-nous de la déclaration de Bill Gates sur les vaccins et leur rôle à jouer dans la dépopulation dont nous avons parlé longuement au début de cet ouvrage. VAERS, le Centre d'information sur les Vaccins a confirmé que deux virologistes du laboratoire Merck, Stephen Krahling et Joan Wlochowski ont intenté un procès contre leur ancien employeur. NVIC (National Vaccine Information Center) déclare :

- « *Le procès allègue que Merck a fraudé le gouvernement des États-Unis pendant plus de 10 ans <u>en exagérant l'efficacité du vaccin ROR</u>. Les virologistes prétendent dans leur procès qu'ils ont été les témoins de première main sur des tests incorrects et des données falsifiées par Merck pour artificiellement gonfler l'efficacité du vaccin.* »

La présidente du NVIC (National Vaccine Information Center) et co fondateur, Barbara Loe Fisher, met en garde contre les relations inquiétantes et confortables, ainsi que les accablants conflits d'intérêts entre les agences fédérales de surveillance de sécurité des vaccins comme les Centres pour le Contrôle des Maladies (CDC) et les fabricants de vaccins. Les ventes de vaccins mondiales de Merck totalisent plus de 20 milliards de dollars par an[116], chacun peut aisément comprendre que

---

[116] http://www.thedailysheeple.com/lead-developer-of-hpv-vaccines-comes-clean-warns-parents-young-girls-its-all-a-giant-deadly-scam_012014

quelques petits mensonges et falsifications peuvent s'avérer nécessaires pour permettre à Merck de continuer à engranger des bénéfices substantiels. Il ne s'agit bien sûr pas ici de complot, mais de pratiques commerciales, enfin, chacun voit midi à sa porte.

Malgré les tragédies quotidiennes, les fonctionnaires de santé publique continuent d'insister que le vaccin Gardasil est parfaitement sécurisé, alors que nous savons que c'est une fausse vérité, je l'ai prouvé dans ce livre et dans mon précédent ouvrage avec le témoignage du Dr Bernard Dalbergue auteur « *d'Omerta sur les labos pharmaceutique*s » et ancien chercheur chez Merck qui affirme dans son livre que le HPV est un nouvel « HOAX » médical et que tous les scientifiques le savent. Ces vérités scientifiques ne semblent pas freiner pour autant les laboratoires et les autorités sanitaires qui s'acharnent à nier le lien entre Gardasil et paralysie, paralysie et décès — bien qu'ils admettent des effets secondaires mineurs comme la nausée, les maux de tête et la fièvre, ils font prendre la vessie de ces jeunes filles handicapées par le Gardasil pour une lanterne qui va illuminer leurs précieux mensonges. Voici quelques rappels nécessaires pour illustrer les dangers du Gardasil dont la presse et les autorités sanitaires ne parlent pas ou très peu :

- *« L'Economic Times of India a publié son rapport en août 2014. Il a déclaré qu'en 2009, des tests ont été effectués sur 16 000 enfants des écoles de l'Andhra Pradesh en Inde, en utilisant le vaccin papillomavirus humain (HPV), le Gardasil »* et c'est encore une opération de la fondation Bill et Melinda Gates, Bill Gates est d'ailleurs poursuivi en justice pour ces faits en Inde.

« Selon le rapport rédigé par KP Narayana Kumar, dans le mois de la réception du vaccin, de nombreux enfants sont tombés malades et, en 2010, cinq d'entre eux étaient morts. Deux autres enfants auraient trouvé la mort. »

Health Impact News

« Dans une lettre certifiée expédiée le 29 août 2011 au

Commissaire de la FDA (Food and Drugs Administration), la Docteure Margaret Hambourg, de S.A.N.E. Vax. Inc., a demandé à ce que la FDA examine la mesure de la contamination de l'ADN HPV dans le Gardasil, soit le vaccin HPV4 actuellement sur le marché, afin qu'il prenne des mesures appropriées pour assurer la sécurité publique quant aux expéditions futures de lot de Gardasil destiné à la vaccination. »

Voici d'autres effets secondaires à inscrire dans la liste de risques du vaccin HPV, niés par les laboratoires, mais reconnus par les chercheurs indépendants[117] :

-       Problèmes cardiovasculaires, ulcères sévères, infertilité, des cas de syndrome de Guillain-Barré, de paralysie des membres inférieurs, de scléroses en plaques induites, d'encéphalites induites...

Les autorités sanitaires des gouvernements américains et britanniques, qui sont sévèrement contrôlés par les

---

[117] https://www.naturalhealth365.com/hpv-vaccine-gardasil-2467.html

fabricants de vaccins, affirment que le vaccin HPV a déjà empêché des milliers de cas de cancer du col de l'utérus. Ah bon ? Nous n'avons absolument aucune statistique, et pas la moindre preuve de cette affirmation qui n'est pas scientifique, au contraire, les risques de développer des effets indésirables suite au Gardasil[118] sont plus importants que le risque de développer un cancer du col de l'utérus, et cela, c'est une preuve factuelle et scientifique publiée depuis des années. Les déclarations suivantes mettront un terme à tous les doutes et fausses déclarations officielles en résumant une autre réalité sur le Gardasil ou le Cervarix :

- « *Prenez le Gardasil, il faut bien mesurer l'étendue du scandale : tout le monde savait au moment de l'obtention de l'autorisation américaine de mise sur le marché que ce vaccin n'apporterait strictement rien ! Diane Harper qui était une leader d'opinion aux États-*

---

[118] http://thefreethoughtproject.com/lead-developer-hpv-vaccines-clean-warns-parents-young-girls-its-giant-deadly-scam/?utm_source=Facebook&utm_medium=Traffic+Driver&utm_campaign=Facebook+Stout

Unis, avait tiré très tôt la sonnette d'alarme en pointant du doigt la fumisterie et l'arnaque [...] Le Gardasil ne sert à rien et on le paye une fortune ! Et tous les échelons décisionnaires le savent ! [...] Quel que soit le vaccin, on peut trouver des cas de syndrome de Guillain-Barré, de paralysie des membres inférieurs, des scléroses en plaques induites, des encéphalites induites. [...] Je prédis que le Gardasil sera le plus grand scandale médical de tous les temps. Parce qu'à un moment on va prouver par A + B que ce vaccin, pour prouesse technique et scientifique qu'il soit, n'a aucun effet sur le cancer du col de l'utérus et que les très nombreux cas d'effets indésirables qui détruisent des vies, voire, tuent, ne sont là que pour le seul profit des laboratoires. [...] ***Les intérêts financiers sont beaucoup trop importants pour que les médicaments soient retirés****. »*

Le Dr Bernard Dalbergue est l'auteur « *d'Omerta sur les labos pharmaceutique*s » chez Flammarion, celui-ci a travaillé vingt ans pour le laboratoire Merck. Je pourrais faire le même travail d'investigation pour les six autres vaccins nommés dans cette étude, mais cela nous mènerait à écrire un livre rien que pour ces vaccins et nous serions hors la loi à cause de la nouvelle loi sur les affaires qui nous interdit de révéler la vérité sans l'autorisation des laboratoires, mais comme ces informations existent et ont été publiées avant le vote de cette loi, ils ne peuvent pas bloquer cette réalité, ils le feront pour les prochains vaccins, ils seront donc libres de faire à leur guise, d'handicaper et de détruire la vie des citoyens en toute impunité.

Nous vivons une époque formi... diable !

16

LE SAUMON AMÉRICAIN PEUT-ÊTRE CONTAMINÉ AVEC LE VER SOLITAIRE JAPONAIS

En janvier 2017 Howard Roark rédigeait un article sur NaturalNews.com concernant la contamination du saumon du pacifique par un ver japonais. Ce ver de type Ténia peut vivre près de 40 ans sur la paroi de l'intestin grêle et provoquer de nombreux troubles et pathologies chez la personne infestées. Régulièrement, le corps rejette par les voies naturelles (anus) des anneaux contenant des œufs, mais il est nécessaire de se « désinfester » à l'aide de la pharmacologie ou de quelques méthodes naturelles, plus longues. On identifie le ver dès que l'on retrouve des traces de filaments blancs comme des nouilles blanches et plates dans les draps et les sous-vêtements, ces traces sont des signes annonciateurs de cette infestation.

Une étude récemment publiée dans le journal *Emerging Infectious Diseases,* déclare que le saumon sauvage d'Alaska peut être contaminé par une espèce de ver solitaire précédemment connu pour infecter seulement le poisson asiatique. Les chercheurs avertissent, et ce, basé sur leurs découvertes, que n'importe quel saumon attrapé le long de la côte Nord-américaine du Pacifique peut héberger le parasite. La préoccupation des chercheurs est que si l'on mange le poisson peu cuit ou cru, il est fort probable de devenir un hôte pour ce monstrueux organisme. La chaine CNN rapporte que le ver solitaire nouvellement découvert dans le saumon d'Alaska est nommé **DIPHYLLOBOTHRIUM NIHONKAIENSE**, connu aussi comme le large ver solitaire japonais. Cette espèce est responsable de la plupart des infections chez les humains, en contradiction à la croyance précédente que la distinction douteuse s'oriente vers le ver solitaire le plus commun, Diphyllobothrium latum. Une équipe de scientifiques a trouvé quatre espèces de saumon du Pacifique connu pour porter le solitaire japonais :

1.   chum salmon

2.   masu salmon

3.   pink salmon

4.   sockeye salmon

Ce poisson est pêché puis expédié dans le monde entier, donc l'infection peut toucher n'importe quel consommateur sur la planète[119]. Les vers solitaires, y compris la version japonaise peuvent grandir de 914,4 mm à l'intérieur d'un tube digestif humain. L'infestation n'est pas souvent détectée, parce que les symptômes peuvent être souvent légers avec des symptômes en grande partie attribués à d'autres conditions par des médecins généralistes. Quand le poisson est capturé, il est placé sur de la glace pour le voyage jusqu'au port, cela ne gèle pas le poisson, mais le réfrigère seulement. Pour tuer les vers et les parasites probablement présents, le poisson doit être congelé.

Les amateurs de sushis bon marché sont les premiers

---

[119] Ingredients.news

visés. Le sushi au saumon d'un restaurant ou d'un magasin peut être considéré comme un met à risque à moins qu'il ait été congelé et que le consommateur le congèle lui-même. De plus, le poisson peut être cuisiné par sécurité contre l'infection du parasite. Jayde Ferguson, un scientifique à l'*Alaska Department of Fish and Game,* déclare :

— « *Le ver solitaire en lui-même n'est probablement pas nouveau — il est juste que des parasitologues plus qualifiés aient commencé à le chercher. L'identification de ces parasites est stimulante. Ceci est simplement une évaluation plus détaillée du Diphyllobothrium qui est arrivé ici depuis un millénaire.* »

Le Dr William Schaffner, Professeur de médecine préventive au Vanderbilt University School of Medicine déclare :

- « *Parce que nous faisons des choses que nous n'avons pas faites auparavant, à présent, nous avons le poisson attrapé frais qui peut être transporté n'importe où et mangé cru... je suis certain que nous découvrirons cette sorte de vers solitaire de plus en plus* » chez les patients infestés.

Nous devons donc redoubler de prudence, car ce saumon du pacifique bon marché est expédié en Europe pour la confection de ces petits pâtés de riz à la mode Japonaise qui n'ont d'ailleurs pas grand-chose à voir avec les sushis du pays du soleil levant, et je ne suis pas certain que les acheteurs européens de ces poissons contaminés et leurs consommateurs soient informés de cette situation. En tant que consommateur, j'ai moi-même constaté la présence de ces vers dans le rayon frais d'une grande enseigne à prix discount, dans des paquets de saumons, le vers y était présent et se déplaçait sous l'emballage transparent, ce qui confirme cet article. Nous devons redoubler de prudence et soit congeler, soit cuire ces saumons, soit tout simplement ne pas en manger pour des raisons de sécurité sanitaires. Être l'hôte d'un ver solitaire peut avoir des conséquences graves sur la santé, alors soyons vigilants.

Nous vivons une époque formi… diable !

17

« L'OBLIGATION VACCINALE EST UNE IDÉE CITOYENNE »

d'après un article publié dans le journal LeMonde.fr, le 24 octobre 2017[120]

Par Anne FagotLargeault, Alain Fischer, Mélanie Heard, C lémentine Lequillerie, Anne-Marie Moulin, Geneviève Richard, Patrick Zylberman, membres du comité d'orientation de la concertation citoyenne sur la vaccination.

LE MONDE :

« Élargir l'obligation de vacciner les enfants à l'ensemble des vaccins qui

---

[120]   http://www.lemonde.fr/idees/article/2017/10/24/l-obligation-vaccinale-est-une-idee-citoyenne_5205110_3232.html?utm_term=Autofeed&utm_campaign=Echobox&utm_medium=Social&utm_source=Twitter#link_time=1508856159

sont aujourd'hui recommandés **est**

une nécessité de santé publique. »

En quoi vacciner est une nécessité de santé publique ? David Wolf un activiste, répond à cette question :

- 43 % des enfants américains souffrent de 1 à 20 maladies chroniques, une étude sur 600 enfants scolarisés de 6 à 12 ans, dont 405 partiellement ou complètement vaccinés contre 261 non vaccinés, révèle un lien choquant entre vaccination et santé des enfants. En comparaison des enfants non vaccinés, les enfants vaccinés présentent :

- 4 fois plus de diagnostics avec un syndrome de spectre autistique
- 5 fois plus présentent des troubles d'apprentissage
- 340 fois plus, sont diagnostiqués avec des troubles d'ADHD
- 5,9 fois plus, sont diagnostiqués avec des troubles de pneumonie
- 3,8 fois plus de troubles de l'oreille interne avec

infection

-    30 fois plus sont diagnostiqués avec des rhinites allergiques. Pratiquement la moitié des enfants américains ont des allergies et comparés à leurs parents, ils ont 4 fois plus de maladies chroniques et ont rarement présentés des problèmes d'ordre pédiatrique dans leur petite enfance.

Je repose cette question du Monde.fr et de son comité :

- « **Élargir l'obligation de vacciner les enfants à l'ensemble des   vaccins   qui sont aujourd'hui recommandés   est une nécessité de santé publique.** »

La santé publique ne devrait-elle pas favoriser la bonne santé des enfants au lieu de les rendre malades à travers la vaccination obligatoire, puisque nous avons les preuves scientifiques que les enfants non vaccinés sont en meilleure santé, comité ou pas ?

Voici quelques exemples des maladies déclenchées par les vaccins :

- Autisme

- ADHD   (désordre   d'hyperactivité   et   déficit
  d'attention)

- Diabète de type1

- Syndrome de la Tourette[121] ou TOC

- Myofasciite à macrophages

- Sclérose en plaques

- Cancer...

Toutes ces maladies sont à mettre en rapport avec les traitements   médicaux.   Les   vaccins   sont   supposés protéger les enfants de certaines maladies, mais l'étude en question a prouvé que ce n'était pas le cas. Parents, croyez-vous vraiment éloigner votre enfant des maladies en le faisant vacciner[122] ?

Je rappelle que Sally Fallon Morell présidente de La Weston A. Price Fondation aux États-Unis a déclaré :

---

[121] https://fr.wikipedia.org/wiki/Maladie_de_Gilles_de_La_Tourette

[122]   Info.cmsri.org/The-driven-resercher-blog/vaccinated-vs.unvaccinated-guess-who-is-sicker

— « *La communauté de santé publique accuse des enfants non vaccinés pour l'épidémie de rougeole de Disneyland de 2015, mais les maladies pourraient tout aussi facilement être arrivées par contact avec un individu récemment vacciné… La Preuve indique que des individus récemment vaccinés devraient être mis en quarantaine pour protéger le public.* »

La Weston A. Price Fondation est une source d'informations précises sur la nutrition et la santé, visant toujours à fournir une validation scientifique sur l'alimentation traditionnelle et la médecine. Donc, comme l'affirme le journal *Le Monde* :

- il faut **« Élargir l'obligation de vacciner les enfants à l'ensemble des vaccins qui sont aujourd'hui recommandés c'est une nécessité de santé publique. »**

De santé publique ? Oui, pour rendre le public absolument malade et en mauvaise santé. C'est que ces gens-là, comme ils disent, me donneraient presque envie d'aller batifoler sur les vastes étendues verdoyantes du pays de Candie, en tendant mon bras pour le HPV, l'autre bras pour le ROR, la jambe gauche pour l'Hépatite B, et la suivante pour la grippe. Oh, j'oubliais mon auguste postérieur pour le « Tétanus », mais où avais-je la tête, certainement dans celui d'un autre ? Il y a de quoi perdre patience lorsque l'on connaît les véritables effets dévastateurs des vaccins sur les enfants et les adultes, et lorsque l'on est contraint de lire sur des journaux propagandistes des fausses vérités en se faisant traiter de « complotiste » parce que l'on parle de science et de vérité, c'est encore le comble de la manipulation.

- **« Le comité d'orientation de la concertation citoyenne sur la vaccination »**, mais c'est le thème absolu d'une farce de Molière, une brillante manipulation du PS (Parti Sanatiste), je ne savais pas les Français si pathétiques, et là-dessus, pas un médecin, pas un professeur en médecine, pas un pédiatre, rien, personne pour apporter un avis contraire à cette concertation ? Et cela n'étonne personne ?

Aux États-Unis la chose serait impossible, une batterie de médecins, soignants, chiropraticiens, victimes, s'insurgent actuellement en créant des programmes vidéos « *Truth about Vaccines* » ou « *Vaxxed* », pour démontrer scientifiquement les crimes de la vaccination et la manipulation des laboratoires à travers le pouvoir. Mais en France, rien ! Il est absolument extraordinaire de constater que tout le monde en France soit d'accord pour affirmer que les vaccins sont nécessaires et surtout l'État et la ministre A. Buzyn, mais à l'étranger, des scientifiques les remettent sérieusement en question.

Les vaccins sont effectivement nécessaires pour les laboratoires, pour que leurs dirigeants s'achètent une nouvelle peau. Mais où est passé l'esprit français, celui de la contradiction, le bel esprit, l'intelligence ? Seraient-ils parvenus à supprimer l'intelligence ? C'est certain, mais j'aime à me souvenir de grandes choses qui sont pourtant si petites :

— *Une marchande se trouvant au château de*

Versailles s'approcha trop près de la cour. La Dauphine chargea une Duchesse de sa suite de l'en débarrasser :

— Madame, dit la duchesse en s'adressant à la femme, pouvez-vous me dire quel est l'oiseau le plus sujet à être cocu ?

— Madame, c'est le Duc, répondit la marchande.

Vous voyez, même dans le temps passé, les simples marchandes sans éducation avaient de l'esprit, aujourd'hui, on hurle, on insulte, on est grossier, on dit n'importe quoi, on crache son venin comme un sale gamin sans éducation, on a perdu son esprit avec sa conscience. Une grande partie de nos intellectuels, ou plutôt, des pseudo-intellectuels, écrivains médiocres, imposteurs, râleurs, tricheurs, « *voleurs de talents à écœurer un Saint Vincent[123]* », philosophes grands guignol en chemise blanche et tant d'autres faux seigneurs des mots à jeter à la fosse septique qu'ils nous

---

[123] Louis Ferdinand Céline

rendent insalubres et, que je ne nommerais pas, on réussi dans ce monde à travers les réseaux pédophiles et satanistes, à travers la « franche macronnerie », et comme ils sont de plus en plus incapables, et bien, nous héritons des tartes en pion sur un échiquier de sable mouvant. Ah, Céline, comme tu me manques, toi qu'on voulut pendre à maintes reprises, en Allemagne puis en France, au Danemark on voulut te faire mourir de froid, mais tu tins bon. En France, nous n'avons plus d'écrivains comme toi ou on les fait taire pour valoriser la médiocre littérature sans foie ni profondeur pour continuer à endormir l'esprit des Français, et encourager une autre écriture de style médiocre et pathétique qui nous vient des États-Unis et que l'on fait connaître à coup de marketing, mais quand se réveilleront-ils ces lecteurs abrutis par les médias et les pollutions atmosphériques ? Quand le prince charmant viendra-t-il fourrer sa langue de producteur américain dans la bouche de la belle endormie pour la réveiller en sursaut afin qu'elle lui fiche son poing sur sa gueule d'ordure prétentieuse et à coup de pied dans la bourse de Paris et dans le fondement. Et le journal Le Monde.fr continue à agacer avec ses sornettes de fausse science diabolique et le président « En Marche » vote une loi sur les « Fake News », mais celles des autres, pas les siennes :

— *« Le temps de la réflexion collective et du débat a été respecté... »*

A été respecté ? Il est tellement facile de mettre en place des fausses concertations en parfaite conscience du plan mis en place par les élites et l'Agenda 21 puisqu'ils avaient déjà prévu les 11 vaccins sans en parler à personne, c'est bien la logique d'un président fourbe et lâche, le félon du palais qui trahit son peuple au profit de ses maîtres, et ils font cette consultation qui passe à l'as de pique mon cœur comme des sorciers vaudous. *« L'obligation vaccinale étendue que le gouvernement a proposée au vote du Parlement n'est pas née d'une quelconque obsession sécuritaire ou lubie ministérielle. Elle est voulue par nos concitoyens. »* Comment peut-on croire ne serait-ce qu'une seconde à une telle manipulation ?

— « *Ils se sont exprimés dans le cadre d'une concertation citoyenne organisée par le précédent gouvernement fin 2016, à la suite de plusieurs missions et rapports.* »

Question :

1.   Le temps de la réflexion collective et du débat a été respecté ? Par qui ?

2.   L'obligation vaccinale étendue que le gouvernement a proposée au vote du Parlement n'est pas née d'une quelconque obsession sécuritaire ou lubie ministérielle.

Ils nous prennent vraiment pour des crétins.

3.   Elle est voulue par nos concitoyens.

Lesquels ? Qui sont-ils ces concitoyens, qui ont voulu et validé cette concertation, les connaissez-vous ?

4.   Ils se sont exprimés dans le cadre d'une concertation citoyenne organisée par le précédent gouvernement fin 2016, à la suite de plusieurs missions et rapports.

Je pose cette question : les personnes, les citoyens qui se seraient exprimés au nom du peuple avaient-ils toutes les données scientifiques concernant les vaccins pour répondre favorablement à cette concertation citoyenne ? Savaient-ils que cette loi sur les 11 vaccins allait être imposée en France ?

Le Monde.fr :

« Un processus de réflexion collective qui aura duré dix mois, des enquêtes en population, et plus de dix mille contributions d'internautes ont permis à un panel de citoyens d'aboutir à une position claire : lorsque la pédagogie et l'incitation ne produisent pas les effets attendus pour protéger le bien commun, l'obligation peut être un outil pertinent. »

Le Monde.fr :

— *« Un processus de réflexion collective qui aura duré dix mois, des enquêtes en population, et plus de dix mille contributions d'internautes ont permis à un panel de citoyens d'aboutir à une position claire »* :

- *Quelles enquêtes ? Avez-vous chers lecteurs, été informés ? Et combien même croyez-vous que votre voix ait été entendue ?*

À nouveau, les personnes qui ont été enquêtées ont-elles été informées des dangers de la vaccination et de ses effets secondaires ? De nombreux témoignages de médecins concernant ces effets ont-ils été présentés dans le cadre de la concertation citoyenne, si oui, où sont ces éléments ?

— « *10 000 internautes* », affirme LeMonde.fr, il est très étrange que le gouvernement s'intéresse soudain à l'avis de 10 000 internautes, choisis évidemment au hasard, ou selon des critères particuliers, ou ont-ils été acheté comme c'est le cas sur Facebook où l'on peut si on le souhaite, s'acheter des suiveurs pour prétendre augmenter les visionnages de certaines publications. Le gouvernement Valls ne s'est jamais préoccupé de faire des consultations citoyennes, et les manifestations répétées de milliers de français contre la loi travail, ne l'ont pas fait changer d'avis, pire, M. Valls a déclaré sur la loi travail :

- « *Vous n'en voulez pas et bien, vous l'aurez quand même !* » C'est un vrai petit homme en tout :

— « *Qu'il n'aille pas s'imaginer, parce qu'il a entassé horreurs sur horreurs, qu'il se hissera jamais à la hauteur des grands bandits historiques... Non, quoiqu'il ait commis des crimes énormes, il restera mesquin. Il ne sera jamais que l'étrangleur nocturne de la liberté ; il ne sera jamais que l'homme qui a soûlé les soldats, non avec de la gloire, comme le premier Napoléon, mais avec du vin ; il ne sera jamais que le tyran-pygmée d'un grand peuple[124]* ».

Alors comment peut-on croire à une consultation citoyenne sur les vaccins de son gouvernement ?

LeMonde.fr :

- **« Lorsque la pédagogie et l'incitation ne produisent pas les effets attendus pour protéger le bien commun, l'obligation peut être un outil pertinent. »**

En clair, si le discours du gouvernement concernant la

---

[124] Victor Hugo: OEuvres majeures pendant l'exil (L'édition intégrale de 7 titres): Napoléon Le Petit

vaccination n'est pas accepté par le plus grand nombre, « **l'obligation peut être un outil pertinent** ». Donc, il est pertinent d'empoisonner, d'invalider la population si le gouvernement juge que les Français ne sont pas assez intelligents pour décider pour eux-mêmes alors, « *Phalaris, qui faisait cuire des hommes vivants dans un taureau d'airain, afin de faire mugir le taureau*[125] » sera leur châtiment. Serait-ce la démonstration évidente de la dictature, serions-nous dans un registre nazi en Allemagne entre 1936 et 1945 ?

Je souhaiterais informer le *comité d'orientation de la concertation citoyenne sur la vaccination*, d'une déclaration citoyenne d'importance :

— « *Ne vous faites pas vacciner contre la grippe, cela favorise la maladie d'Alzheimer* »

Dr Russel Blaylock

---

[125] Victor Hugo: OEuvres majeures pendant l'exil (L'édition intégrale de 7 titres): Napoléon Le Petit

Aux États-Unis, comme en France, le gouvernement redouble d'efforts pour convaincre les citoyens de se faire vacciner contre la grippe :

— « *Vous ne pouvez pas entrer dans une pharmacie sans voir des files de clients alignées pour se faire délivrer le vaccin et le gouvernement charge désormais les prédicateurs d'encourager leurs congrégations de se faire vacciner contre la grippe... Je n'ai jamais vu rien de tel !* » Déclare le docteur Russell Blaylock, neurochirurgien renommé et rédacteur du Rapport « du Bien-être Blaylock ».

L'incidence de grippe à travers les États-Unis est extrêmement basse — il n'y a pratiquement aucune épidémie de grippe — et pas un seul enfant n'est mort de la grippe. Pourtant, le vaccin contre la grippe est encouragé comme si c'était la plus grande avancée de santé jamais découverte. :

— « *Le vaccin est complètement inutile et le gouvernement le sait* » déclare le docteur Blaylock « *Il y a trois raisons que le gouvernement donne aux personnes âgées pour qu'ils se fassent vacciner contre la grippe : pneumonie secondaire, hospitalisation et mort. Pourtant, une étude du groupe Cochrane a étudié des centaines de milliers de personnes vaccinées et a constaté que le vaccin n'offre aucune protection pour ces trois choses aux personnes vaccinées... »*

Le gouvernement déclare également que chaque bébé dès l'âge de six mois devrait avoir un vaccin contre la grippe, alors qu'il sait qu'il contient une dose de mercure qui est toxique pour le cerveau de l'enfant. Il sait également que les études ont montré que le vaccin contre la grippe a zéro — zéro — efficacité sur des enfants en dessous de 5 ans.

La conclusion : Le nombre considérable de personnes qui obtiennent le vaccin contre la grippe ne profiteront d'aucun avantage, mais ils obtiendront tous les risques et les complications qui accompagnent le vaccin. Les vaccins contre la grippe contiennent du mercure sous la forme de Thimerosal (ethylmercure), une toxine qui s'accumule dans le cerveau et dans d'autres organes.

- « *Le mercure s'accumule dans le cerveau pour toute la vie* » affirme le docteur Blaylock.

- « *Après cinq ou 10 ans de vaccins contre la grippe, il y a assez de mercure accumulé dans le cerveau au point que chaque étude menée sur le sujet conclue que c'est une neurotoxine. Le Mercure est extrêmement toxique pour le cerveau même en de très petites concentrations et il y a des milliers d'études qui le prouvent.* »

Madame Buzyn, a bien déclaré que le mercure était inoffensif dans les vaccins, n'est-ce pas ? Favorisant par principe cette pseudo concertation citoyenne et validant l'obligation vaccinale, non pas pour la santé, mais pour permettre aux laboratoires de blesser et de s'enrichir sur le dos des Français. Qu'allons-nous bien pouvoir faire de ce ministre ? « *Les changements que nous observons dans le cerveau sont associés aux maladies neurodégénératives comme Parkinson et Alzheimer et ils sont tous facilement produits par le mercure à ces doses...*

— « *Vos enfants ne rentreront pas à l'école s'ils ne sont pas vaccinés* » et les enfants pourront porter plainte contre leurs parents s'ils développent une pathologie prétendument protégée par la vaccination. Est-ce le comité des citoyens français qui a décidé d'imposer cette obligation ou seulement la ministre de la Santé à travers les mauvaises influences de Big Pharma ? À force de lire cet article du Monde.fr qui pratique un tel lavage de cerveau, on aurait presque envie de les croire ces assassins en bande organisée. Nicolas Hulot a déclaré le 24 octobre 2017 à propos du glyphosate :

— « *Dès que l'on touche à la santé, il faut faire le moins de compromis possible... il faut faire les choses dans un climat de rationalité... les convergences d'éléments et d'informations tendent à prouver que cette molécule n'est pas innocente sur l'environnement et sur la santé[126]...* »

---

[126] https://www.publicsenat.fr/article/politique/glyphosate-premiere-reaction-de-nicolas-hulot-a-la-decision-europeenne-79060

Si c'est valable pour les pesticides, pourquoi ne serait-ce pas valable pour la vaccination ?

Voici un article très intéressant :

LA VACCINATION EST SANS RISQUE. VRAIMENT ?[127]

Les auteurs de cet article concluent par le message suivant :

« • *des réactions auto-immunes nuisibles peuvent accompagner les vaccinations préventives et thérapeutiques*

• *les réactions croisées entre les antigènes vaccinaux et les protéines humaines peuvent être à la base des réactions auto-immunes nocives*

• *l'utilisation de peptides uniques aux agents pathogènes et absente dans les protéines humaines peut*

---

[127] http://hippocrate-et-pindare.fr/2017/10/23/la-vaccination-est-sans-risque-vraiment/

conduire à des vaccins sûrs et efficaces »

Alors, qu'attendent-ils pour les faire ces vaccins sûrs et efficaces ?

Nous vivons une époque formi... diable !

18

LA GUERRE CONTRE L'INTELLIGENCE

Le 12 mars 2015, Mike Adams, « The Health Ranger » publiait un long article[128] sur :

- *« La vicieuse guerre de la culture des vaccins est désormais menée contre les Américains intelligents, informés, qui cherchent a protéger leurs enfants des effets secondaires mortels des vaccins. »*

Est-il nécessaire de préciser qu'en France, nous vivons exactement la même chose ? Voici un complément

---

[128]

https://www.naturalnews.com/048974_vaccines_culture_war_medical_tyr anny.html

d'article critique important et lourdement renseigné par Barbara Loe Fisher du National Vaccine Information Center[129] :

— « *Comme cet article le révèle, la guerre des vaccins prenant place en Amérique, est aujourd'hui en réalité "une guerre de culture" poursuivie par les agents les plus irrationnels et intellectuellement malhonnêtes de Big Pharma, des blogueurs et des journalistes qui sortent de nulle part développent une propagande contraire à la vérité scientifique. Ces gens — "les pros vaccins" — ignorent la vraie science et utilisent la tactique du doute et de la crainte d'une manière extravagante et malhonnête, mentant à propos des faits scientifiques, et transformant les parents informés en démons, en les humiliants et en s'efforçant de criminaliser ceux qui posent des questions intelligentes et scientifiques sur la sécurité des vaccins.* »

---

[129]   http://www.nvic.org/NVIC-Vaccine-News/March-2015/the-vaccine-culture-war-in-america-are-you-ready.aspx

La preuve, je suis qualifié de « complotiste » par ceux qui assassinent nos enfants, des gens qui ne lisent pas mes recherches et qui me jugent sans savoir ! En fait, ils connaissent la vérité, mais ne veulent pas le faire savoir, les enjeux économiques sont bien trop importants. Alors pourquoi me laissent-ils parler ? Parce qu'un pouvoir a toujours besoin d'un contre pouvoir pour développer une politique de mensonge et détruire notre réputation d'une manière ou d'une autre. De cette façon, des médecins américains qui sont détenteurs de brevets de vaccins (comme le Dr Paul Offit dont j'ai parlé dans une précédente conférence), des législateurs et des régulateurs de santé foulent du pied le droit constitutionnel de l'Amérique en commettant de véritables crimes médicaux contre l'humanité – exactement de la même façon que l'ont fait les scientifiques sous le régime nazi en Allemagne. Je viens de publier une nouvelle vidéo qui explique ces sombres parallèles entre la guerre de culture des vaccins d'aujourd'hui et l'époque de nazie, celle des crimes médicaux contre l'humanité. Les deux sont fondés sur une croyance totalitaire que le gouvernement possède votre corps et qu'il peut donc vous dire quoi faire avec celui-ci[130] :

La Guerre de Culture des Vaccins en Amérique :
Êtes-vous prêts ?

Barbara Loe Fisher
Centre national d'information des Vaccins.

Qui est Barbara Loe Fisher ? Elle est la présidente du *Centre national d'information sur les Vaccins* (NVIC), une œuvre de bienfaisance à but non lucratif qu'elle a cofondée avec des parents d'enfants victime en 1982 du vaccin DTP (diphtérie — coqueluche-tétanos). Depuis trois décennies, elle a organisé un mouvement national populaire et une campagne publique d'information afin d'instituer des réformes de sécurité vaccinale et des protections de consentement éclairé au cœur du système de santé publique. Elle a fait des recherches, a analysé et a publiquement articulé les problèmes

---

[130] https://vimeo.com/40976260

majeurs impliquant la science, la politique, la loi, l'éthique et la politique de vaccination pour devenir une des meilleures expertes de défense des intérêts citoyens. Elle est coauteure du livre phare *DTP : un vaccin obscur* (Harcourt Renforce 1985 Jovanovich) et l'auteur du *Guide du Consommateur aux Vaccins d'Enfance* (1997) ; *Vaccins, Autisme et Inflammation chronique : la nouvelle Épidémie* (2008) et *Réforme de politique vaccinale et Loi : un Guide* (2014) et *les Risques émergents de Virus Vivants : Infection et Transmission* (2014). Elle est commentatrice pour la Lettre d'information NVIC, la Lettre d'information Mercola, et blogueuse à www. VaccineAwakening.blogspot.com...

— « *Plus de 1.2 million de personnes aux États-Unis sont infectées par le VIH, mais les représentants gouvernementaux n'interdisent pas à ces personnes infectées du SIDA, des enfants et des adultes, d'aller à l'école. Alors qu'ils reçoivent des soins médicaux, sont employés ou participent autrement à la société. En fait, les lois d'anti-discrimination garantissent les droits civiques des Américains infectés du VIH ou vivant avec le SIDA. Aucune Discrimination ou Sanctions sociales contre les Citoyens Infectés aux États-Unis ne peut se faire.* »

Je vous rappelle qu'Agnès Buzyn ministre de la Santé a déclaré :

— « *Vos enfants ne rentreront pas à l'école s'ils ne sont pas vaccinés* » et pourtant, la plupart de ces enfants ne transportent pas le SIDA, car un enfant qui est porteur du V.I.H pourrait mordre un de ses camarades et le contaminer, c'est exactement ce que risquent au quotidien les forces de l'ordre qui doivent gérer des personnes agressives et toxicomanes atteintes du SIDA.

— Un enfant non vacciné ne présente absolument aucun danger, alors pourquoi lui interdire l'école ?

— « *En 2012, les fonctionnaires de santé publique ont rapporté qu'environ deux millions de personnes en Amérique sont infectées par :*

- *le Chlamydia*

- *la tuberculose*

- *la syphilis*

- *et la blennorragie*

- *l'hépatite C (3 millions)*

Comme ceux qui sont atteints du VIH ou le SIDA, ces citoyens ne sont pas visés par la discrimination ni interdits de bénéficier de l'enseignement public ou privé, il est interdit de ne pas les employer sous ce prétexte ou de les empêcher de se déplacer librement dans la société.

Autre exemple d'aberration :

— *Les Enfants vaccinés avec la Poliomyélite, vaccin de virus vivant peuvent toujours aller à l'école, pourtant... ces enfants sont contagieux !*

Entre 1963 et 1999, les médecins ont donné le vaccin de la poliomyélite oral vivant à des millions d'enfants américains sains, qui ont été infectés par la polio qu'ils ont transmise à d'autre à travers leurs sécrétions contaminant parfois d'autres enfants et des adultes qui ont contracté la polio avec paralysie de poliomyélite et décès. Ceux qui avaient des systèmes immunitaires affaiblis s'exposaient involontairement au risque de contracter la poliomyélite pendant des périodes de temps plus longues que des personnes saines. »

Pourtant, des enfants ayant reçu le vaccin oral de virus vivants contre la poliomyélite ne sont pas exclus d'aller à l'école. Alors cette loi Buzyn serait en fait pour protéger les non-vaccinés des enfants vaccinés et contagieux ? Il ne me semble pas que cela soit dans ce sens. Plus je fais des recherches, plus je me demande si ces personnes de référence, ces ministres, ces experts, ces professeurs en médecine, ont vraiment obtenu leurs titres universitaires ou s'ils sont simplement complices du plus grand crime contre l'humanité qui est en train de se dérouler sous nos yeux dans tous les pays du monde.

APPELLE À SANCTIONS APRÈS LA ROUGEOLE DIAGNOSTIQUÉE À DISNEYLAND !

— « *En 2015 après qu'une poignée de cas de rougeole a été identifiée à Disneyland, soudainement on demande aux Américains d'abandonner leurs droits civiques. On nous demande de discriminer et de fermer les yeux sur des sanctions sociales extrêmes contre des concitoyens et d'abandonner nos droits civiques en exigeant le retrait des exemptions de croyance religieuse concernant les vaccins donc, les enfants ne peuvent pas aller à l'école sans avoir reçu 49 doses de 14 vaccins recommandés par les lois fédérales dès l'âge de six ans et 20 vaccinations supplémentaires jusqu'à l'âge de 18 ans, soit 69 doses de vaccins prétendument inoffensifs*.)

COMMENT, UNE POIGNÉE DE CAS DE ROUGEOLE À DISNEYLAND A TRANSFORMÉ LES DROITS CIVIQUES ET LES DROITS DE L'HOMME EN AMÉRIQUE ?

12 États présentent des Projets de loi pour éliminer l'Exemption de Vaccin pour des raisons non médicales.

Pourquoi les politiciens de 12 états ont-ils déjà classé la législation pour éliminer les exemptions vaccinales non médicales (religieuses), autorisant seulement une exemption médicale très étroite que la plupart des personnes ne peuvent pas obtenir ? 90 % des pédiatres rapportent que les parents ne font pas confiance au gouvernement pour la sécurité du calendrier vaccinal de l'enfant. Pourquoi nombre de pédiatres refusent-ils de dispenser des soins aux enfants qui n'ont pas obtenu chaque dose de chaque vaccin sur le plan fédéral —

aucune exception et aucune question ne sont demandées ?

CENSURE DU DISCOURS, HUMILIANT, EMPRISONNEMENT, RADIATION DE L'ORDRE DES MÉDECINS ?

Pourquoi ce sont des éditorialistes dans les médias qui appellent à la censure du discours ? Et pour les parents avec des enfants non vaccinés, condamnés à être pourchassés et identifiés publiquement poursuivis en justice comme des criminels et emprisonnés. Et les médecins qui critiquent la sécurité les vaccins se font radier de l'ordre des médecins. Ce qui se passe aujourd'hui en Amérique n'a rien à voir avec la rougeole ni avec la santé publique. Devrions-nous craindre le même futur traitement des pédiatres français envers nos enfants à l'avenir ?

DISNEYLAND, « LE PATIENT CONTAMINANT » JAMAIS TROUVÉ

Tout a commencé en janvier 2015 après que 320 millions d'Américains venaient de finir de fêter la nouvelle année et les fonctionnaires de santé de Californie ont annoncé que 9 visiteurs de Disneyland ont été infectés par la rougeole, soit 0,00000002812 % de la population américaine. Deux semaines plus tard, le nombre total de cas de rougeole était 51, soit 0,00001593 % de la population américaine, mais aucun médecin ou personnel de santé publique dans le pays n'a identifié « le patient zéro. »

Ce qui n'a pas empêché la presse mainstream de proclamer qu'une personne « non vaccinée » ayant la rougeole a pourri le Royaume magique de Disney et que la rougeole envahit l'Amérique à cause « d'une baisse de la vaccination. » L'immunité de Rougeole décroît, malgré le taux élevé de vaccination du MMR aux États-Unis. Il n'est pas considéré que la science démontre que l'immunité du vaccin contre la rougeole n'est pas perpétuelle et décroît comme l'immunité du vaccin anticoquelucheux est provisoire et/ou qu'il est illogique de mettre toute la responsabilité de la rougeole de Disneyland sur à peine plus de 1 % d'enfants allant à l'école avec des exemptions de vaccin quand 90 % des enfants des jardins d'enfants sont vaccinés deux fois avec le MMR ou le R.O.R alors que peu d'enfants sous l'âge de trois ans sont non vaccinés... il n'y a aucune justification pour imposer des obligations vaccinales dans les droits de la santé publique de l'état.

Nous vivons une époque formi... diable !

19

CHASSE AUX SORCIÈRES
DES MÉDECINS CONTRE DES FAMILLES

« La pensée raisonnable » est le premier crime du XXIe siècle qui nous ramène au 17e siècle à l'époque des chasses aux sorcières. Ce crime de pensée libre doit être condamné et étouffé dans l'œuf par les médecins traitants qui travaillent pour le gouvernement, l'industrie, le monde universitaire et les médias en ont par-dessus la tête d'avoir des parents qui leur posent des questions sur les risques vaccinaux et leurs échecs, auxquels ils ne peuvent répondre sans révéler leur immonde complicité.

Aidés par des conglomérats de communication et des « *Astroturfers* » payés pour masquer les sponsors et les organisations qui agissent secrètement, ils agitent pieusement le drapeau de la science et qualifient les parents « d'antisociaux » s'ils ne vaccinent pas leurs enfants. Paradoxalement, ces mêmes médecins qui ont juré de ne pas nuire à la santé de leurs patients, ignorent complètement les parents avec des enfants invalidés par les vaccins et qui témoignent que leurs enfants vaccinés ne sont désormais plus normaux et en mauvaise santé. Certaines des attaques les plus vicieuses ont été menées contre des familles choisissant, sciemment, de rester en bonne santé en choisissant un chemin de soin différent et fréquentant des médecins se souciant davantage des familles dont les enfants sont non vaccinés ou reçoivent moins de vaccins imposés par le calendrier vaccinal.

LA GUERRE CULTURELLE CONTRE LA LIBERTÉ, LES VALEURS ET LES CROYANCES

Comme le signale le Dr Blaylock, l'état charge les prédicateurs de convaincre les citoyens américains de se faire vacciner. Et ceux-ci répondent favorablement à l'ordre établi en posant la question à leurs ouailles aveuglées par la parole du marketing divin :

- « *Que ferait Jésus de la rougeole ? Dieu veut vacciner vos enfants* ! »

Aux États-Unis, la presse « mainstream » est devenue le bras armée des labos « *la guerre des vaccins* » est véritablement une guerre de culture et d'atteinte sur les libertés fondamentales, les valeurs et les croyances qui ont longtemps défini qui nous étions, une nation. Comment peut-on lutter contre cette presse de manipulation et qu'adviendra-t-il de la nation américaine au XXIe siècle. À ce rythme, le marché des vaccins rapportera 100 milliards de dollars en 2025[131],

---

[131] http://www.vaccinesafety.edu/package_inserts.htm

https://vimeo.com/40976260

https://fr.wikipedia.org/wiki/maladie_de_gilles_de_la_tourette

Info.cmsri.org/The-driven-resercher-blog/vaccinated-vs.unvaccinated-guess-who-is-sicker

https://www.amazon.fr/VACCINS-SECRETS-V%C3%89RIT%C3%89S-Enqu%C3%AAtes-Conf%C3%A9rences/dp/1976477778/ref=tmm_pap_swatch_0?_encoding=UTF8&qid=1508924124&sr=8-1

https://www.amazon.fr/V%C3%A9rit%C3%A9-vous-affranchira-soyez-dupes/dp/1539629562/ref=pd_sim_14_2?_encoding=UTF8&psc=1&refRID=H7AY9SMXT90FT084DZKC

https://www.amazon.fr/Pandora-bible-vivre-laisser-

nul doute que les libertés fondamentales seront enterrées par la nation la plus vénale de la planète.

Nous vivons une époque formi... diable !

mourir/dp/1533168601/ref=sr_1_2?ie=UTF8&qid=1508920303&sr=8-2&keywords=jandrok+philippe
https://www.amazon.fr/Pandora-bible-vivre-laisser-mourir/dp/1533189315/ref=pd_bxgy_14_img_2?_encoding=UTF8&psc=1&refRID=8A3ZNNYT50DGXNH3D96G

20

L'ORIGINE D'UN VACCIN
ET
SON EFFICACITÉ VÉRITABLE

J. Austruy dans « **LES ORIGINES DE LA VACCINE** »[132] publiée en 1838, THÈSE POUR LE DIPLÔME DE MÉDECIN VÉTÉRINAIRE, déclare dans son avant-propos :

— « *La vaccine existe depuis un temps immémorial ; on la connaissait bien avant que Jenner eût employé la vaccination. Un passage du Santeya Grantharn, ouvrage sanscrit attribué à d'Hauvantori, prouve que l'inoculation de la vaccine était pratiquée dans l'Inde à une époque déjà très reculée. L'auteur prescrit les règles suivantes relatives à l'opération :*

---

[132] https://fr.wikisource.org/wiki/Origine_de_la_vaccine

"Prenez le fluide du bouton du pis d'une vache ou du bras d'un homme sur la pointe d'une lancette, piquez-en le bras entre l'épaule et le coude jusqu'à ce que le sang paraisse ; le fluide se mêlant avec le sang, il en résultera la fièvre de la petite vérole." Il ajoute que la petite vérole contractée par ce moyen sera tout à fait bénigne et n'exigera aucun traitement. Il décrit les caractères que doit présenter le bouton de cette espèce de variole pour pouvoir préserver à jamais, de la contagion de la petite vérole le sujet qui le porte. Plus tard, d'autres détails recueillis dans les mêmes contrées sont venus confirmer ces prévisions. En 1803, à Ghazepoor, district de Bénarès, la Nawaub Mirza-Mchedy-Ali-Kan, voyant son fils atteint de la variole, fit venir pour le soigner un brame nommé Alep Chobg, qui manifesta de vifs regrets de n'avoir pas été appelé plus tôt, disant qu'il eût pu prévenir la variole en inoculant le fluide contenu dans la pustule de la vache.

Alexander Von Humboldt ou Alexandre de Humboldt, est un naturaliste, géographe et explorateur allemand,   né le 14   septembre 1769   à Berlin et   mort *le 6 mai 1859 à Potsdam ou à Berlin prouve que depuis nombre d'années les habitants de la Cordillière des Andes avaient remarqué l'effet préservatif du vaccin. Un nègre, à qui on avait, sans succès, inoculé la variole, se refusait à subir une nouvelle opération, alléguant qu'il avait contracté, en trayant des vaches dans la Cordillière des Andes, une sorte d'éruption semblable à celle qu'un observe au pis des vaches, et qui préserve pour toute la vie de la petite vérole ceux qui ont été atteints de cette maladie particulière. Mais tous ces renseignements qu'on possède aujourd'hui n'avaient pas pénétré jusqu'en Europe ; Jenner n'en avait aucune connaissance.* »

Pourquoi avoir fabriqué des vaccins avec du mercure, de l'aluminium, du formol, de l'ADN humain et animal, des pesticides, des agents stérilisants et j'en passe, alors qu'il suffit d'aller chercher le pue d'une pustule dans le cas de la variole et de piquer un sujet pour qu'il fabrique lui-même son immunité ? Le laboratoire pharmaceutique ne remplacera jamais les bienfaits d'une molécule naturelle par une molécule synthétique, c'est une vérité universelle, la preuve : l'huile de cannabis et la vitamine B17 détruisent toutes deux les cellules du cancer, et elles sont interdites par les autorités sanitaires aux États-Unis et dans le reste du monde, ce qui montre à quel point les laboratoires se sont introduits au cœur de notre système politique pour voter des lois en défaveur des citoyens et de la santé publique. Savez-vous qu'en France, 1 480 000 habitants consomment une eau non conforme aux normes sanitaires ? Dans son enquête l'UFC-Que Choisir a découvert dans l'eau du robinet des :

- Nitrates
- Pesticides
- bactéries
- Aluminium
- Radioactivité

Pour traiter l'eau et la rendre potable, on la désinfecte à l'ozone et au chlore, d'où son gout de piscine publique. Et si le chlore désinfecte, il a un effet dévastateur sur la flore intestinale et peut influencer le tempérament psychologique du sujet qui consomme cette eau. D'où l'importance de choisir une bonne eau de consommation et de ne pas boire n'importe quoi, car l'eau dite potable peut-être est antioxydante si elle est chargée d'hydrogène ou au contraire pro oxydante, si on la charge de Nitrates :

- Pesticides
- bactéries
- Aluminium
- Radioactivité
  Et de chlore.

Il suffit de voir les méfaits du chlore sur la flore intestinale.

L'HYDROXYDE D'ALUMINIUM EST UN ADJUVANT QUI DÉTRUIT LE CORPS

Au début des années 90, une mystérieuse maladie musculaire avec des symptômes sévères et des douleurs articulaires de type histopathologique (maladie touchant les tissus) a spontanément émergé auprès de nombreux patients en France. Les médecins confrontés à ces symptômes ne sachant pas à quoi ils avaient à faire n'ont pas cherché l'origine de la cause de cette pathologie et le plus souvent se sont contentés de traiter leurs patients par le mépris en les considérant pour la plupart, comme des affabulateurs ou des hystériques, les traitements à base d'antidépresseurs ont été le plus souvent délivrés pour calmer ces fous qui se prenaient pour des malades insistants et qui prenaient trop de temps à ces médecins incapables de trouver une réponse à leurs maux véritables. Une équipe de médecins parisiens a finalement découvert que ces patients n'étaient ni fous ni hystériques et qu'ils étaient bien atteints d'un nouveau mal.

Il a fallu toute une science de la technologie allopathique (microsondes nucléaires, microanalyses radiographiques, spectrométrie d'absorption atomique, biopsie musculaire...) pour en découvrir les causes réservées secrètement, et les raisons. Ces patients avaient tous développé une nouvelle maladie appelée *Myofasciite à Macrophages*[133], ou MFM, mettant en cause les sels d'aluminium et l'hydroxyde d'aluminium une des neurotoxines contenues dans les vaccins et utilisées en tant qu'adjuvant et qui reste prisonnier du tissu musculaire et du cerveau.

L'aluminium ne se trouve pas dans la nature, pas plus que dans l'homme de manière naturelle, c'est une réaction chimique obtenue lorsque l'on pratique une électrolyse de la Bauxite, il est donc absolument improbable que cette présence d'aluminium dans le corps humain soit le fait du hasard, l'aluminium sous quelque forme que ce soir y a été introduit entre autres, de manière intra musculaire à travers une vaccination.

Je rappelle ici que le Dr Buzin a déclaré que les adjuvants vaccinaux, le mercure et l'aluminium n'étaient pas toxiques, et ce que les laboratoires pharmaceutiques ne

---

[133]   WHO.   2016. Global Vaccine   Safety . Macrophagic myofasciitis and aluminium-containing vaccines

http://www.who.int/vaccine_safety/committee/reports/ october_1999/en /

rendent pas public est que l'adjuvant aluminium n'a jamais été rigoureusement testé avant sa mise sur le marché à travers la politique vaccinale.

Les vaccins, toujours les vaccins, en revanche, un loyal serviteur de l'institut pasteur déclare dans une vidéo à l'attention des réseaux sociaux, ils ne savent plus quoi faire pour vendre leurs vaccins, que les vaccins sont absolument inoffensifs.

Sur quelle base se réfère-t-il, une base scientifique ou son avis personnel ? Parce que je pense qu'une grande partie des victimes de Myofasciite à macrophages après leur vaccin contre l'hépatite B, sont tout à fait disposées à lui répondre pour mentir effrontément de la sorte. À présent, si la ministre de la Santé décide de ne plus mettre en prison les parents qui refusent de vacciner leurs enfants, celle-ci déclare :

-    « **Vos enfants ne rentreront pas à l'école s'ils ne sont pas vaccinés** » et les enfants pourront porter plainte contre leurs parents s'ils développent une pathologie prétendument protégée par la vaccination.

Madame la ministre applique les mêmes règles que celles appliquées en Californie, ce qui prouve encore une fois la manipulation globale par Big Pharma, les enfants non vaccinés sont traités comme des pestiférés et n'ont plus le droit à l'éducation publique ou privée, ils sont mis au banc de la société. Ce qui nous indique la volonté, non pas de protéger les enfants, mais de les vacciner contre leur volonté et celle de leurs parents, c'est pourquoi une loi a été votée pour vacciner les enfants sans le consentement parental concernant le Gardasil en Californie, et il est question de faire voter des lois pour que la police se charge de contraindre par la force toute personne refusant le moindre vaccin.

Le discours de la ministre de la Santé est brillant, comment dirais-je, pétillant de fausse intelligence et de ce chantage affectif utilisé par les manipulateurs politiques, comme d'habitude, c'est la méthode des pervers qui est utilisée, celle du contrôle mental, et « *La bassesse de ses vices nuit à la grandeur de ses crimes*[134]. » Enfin, nous constatons ici le niveau scientifique de notre ministre, et si son niveau est au contraire très élevé, alors il s'agit ici d'une véritable intention de nuire, ce qui est pire. Aujourd'hui les Américains ne sont plus les premiers en tout, ils sont rétrogradés au 34e rang mondial concernant la mortalité infantile[135]. En effet, les États-Unis sont le pays où l'on vaccine le plus avec la France, étrangement, ces vaccinations censées protéger les enfants des maladies les plus communes, en font les enfants les plus malades, les plus fragiles du monde occidental sans que les autorités ne se posent de questions sur ce repli à la 34e place ; extrait de « The Healthy Home Economist » :

— *« En 1950, il y avait 3 vaccins infantiles, généralement lorsque l'enfant entrait à l'école.*

---

[134] Victor Hugo: Œuvres majeures pendant l'exil (L'édition intégrale de 7 titres): Napoléon Le Petit + Histoire d'un crime + Les Misérables + Les Châtiments ... Les Travailleurs de la mer.

[135] https://aidersonprochain.com/etats-unis-ont-taux-de-vaccination-plus-eleve-monde-ont-pire-etat-de-sante/

— *En 1983, il y avait 10 vaccins recommandés avant l'âge de 6 ans (24 doses, 7 injections, 4 doses par voie orale pour la polio).*

— *En 2010, le calendrier de vaccinations du CDC totalisait 68 doses, avec plus de la moitié avant l'âge d'un an et demi.*

- *En 2016, le calendrier a atteint 74 doses avant 17 ans avec 53 injections et 3 doses orales du Rotavirus.* »

En 33 ans, l'âge du christ à sa mort, de 1983 à 2016, on est passé de 7 injections à 53 ! Comme je l'indiquais dans une conférence, plus on vaccine, plus on est malade, depuis les années 70, le taux d'autisme a grandi avec l'accélération de la vaccination et son nombre croissant de vaccins :

« *Les cas d'autisme sont passés :*

— *de 1 sur 10 000 à*

— *1 sur 100*

La seule condition qui a été modifiée est l'augmentation progressive des vaccins. Mais l'autisme n'est pas la seule maladie qui est montée en flèche avec l'avancée désastreuse des vaccins :

— « *Les maladies auto-immunes, les troubles de l'apprentissage, les TOC, l'asthme, les maladies du cœur, de l'intestin, les allergies alimentaires, les douleurs chroniques, et l'obésité infantile ont tous augmenté.* »

Les vaccins ont contribué et contribuent à une baisse de la santé globale et c'est scientifiquement prouvé au quotidien. C'est cela le progrès de la science pour les laboratoires. Devons-nous continuer à faire confiance aux laboratoires ? Toujours dans cet article :

— « *Le faux dogme du vaccin est si oppressant que presque personne détenant une autorité, même dans les médias grand public, ne fait le lien entre la mauvaise santé et les taux élevés de vaccination.* »

Le Dr Jack Wolson, pédiatre déclare :

— « *À tous les pédiatres du monde, montrez-moi l'étude qui a démontré que 69 doses de 16 vaccins ne provoquent pas le cancer, des maladies auto-immunes et des lésions cérébrales.* »

En 2015, un « Hoax » médical a fait la une de la presse internationale, en effet, une épidémie de Rougeole, appelée la rougeole de Disneyland a créé la panique. En fait, c'est un événement de type « False Flag » qui a été mis au point pour encourager, voire forcer la vaccination du ROR et plutôt deux fois qu'une. Le Dr Buzyn tente de justifier son discours vaccinal avec ce type d'exemples complètement fabriqués :

— « *59 cas de rougeole[136] ont été recensés en Californie depuis la fin décembre 2015 dans un pays où la maladie avait disparu. Sur les cas confirmés, 42 ont été exposés au virus au mois de décembre au parc Disneyland d'Anaheim, dans*

---

[136] http://www.leparisien.fr/laparisienne/sante/californie-flambee-de-rougeole-a-disneyland-22-01-2015-4470289.php

la banlieue de Los Angeles… Sur les cas confirmés, 42 sont liés au fait d'avoir été exposés (au virus) au mois de décembre à Disneyland à Anaheim (en banlieue de Los Angeles), en Californie », précise le CDPH, notant aussi que cinq employés de Disney ont été contaminés. « *D'autres personnes ont visité le parc de Disney pendant qu'elles étaient contagieuses en janvier… Le retour du virus a commencé dès l'année dernière (2014), avec 644 cas de rougeole aux États-Unis, un bond énorme comparé aux 173 cas recensés l'année précédente. Depuis le début des années 2000, il n'y avait plus qu'une soixantaine de cas par an dans tout le pays.* »

644 cas sur 360 millions d'habitants, c'est une goutte d'eau dans la mer, mais on en fait un évènement dramatique. En France 2,5 millions de personnes sont atteintes de maladies nosocomiales à l'hôpital et on en parle jamais, pourquoi ? Il y aurait une véritable nécessité d'éradiquer les maladies nosocomiales plutôt

que de forcer la vaccination du R.O.R. Aux États-Unis, 5,2 millions de personnes sont victimes d'accidents vaccinaux chaque année, on n'en parle pas davantage et les vaccins ne sont pas remis en question, mais pour 644 personnes ayant contracté la rougeole, on en fait une panique nationale ? Et on suppose que sur 644 personnes atteintes, la plupart d'entre elles étaient vaccinées contre la rougeole. Le lecteur voit-il une nécessité vitale dans cette vaccination ? À présent, Jonathan Benson a publié le 10 mars 2015 un article sur le site Natural News de Mike Adams :

« L'ÉPIDÉMIE DE ROUGEOLE DE DISNEYLAND A-T-ELLE ÉTÉ CAUSÉE PAR DES ENFANTS RÉCEMMENT VACCINÉS "DIFFUSANT" LE VIRUS DE LA ROUGEOLE ? »

Un article qui remet les pendules à l'heure. Quelle est la menace la plus grande lorsqu'il s'agit de diffuser une maladie infectieuse : le vacciné ou le non-vacciné ?
Si l'on fait confiance aux médias mainstream et à la ministre de la Santé, les enfants non vaccinés sont un

type de lépreux archétypaux de l'âge moderne, un véritable fléau social responsable de toutes les maladies et le seul obstacle réel pour la pleine santé sur terre. Mais si l'on se fraye un chemin à travers cette propagande ridicule, chacun découvrira grâce à la science que les enfants vaccinés sont en effet le véritable danger en matière de contamination, et de diffusion de maladie. La science montre que des vaccins contenant des virus vivants comme le MMR ou le R.O.R (rougeole-oreillons-rubéole) diffusent en réalité pendant des semaines et parfois des mois après la vaccination, ces virus dans leur entourage. Cela signifie que les enfants qui ont récemment été vaccinés avec le MMR ou le R.O.R, le vaccin contre la poliomyélite, la grippe et/ou d'autres vaccins atténués et vivants (LAV) sont à la fois porteurs et émetteurs malgré eux de ces maladies, donc de ces virus qui sont censés les protéger. Lorsque leur maman les promène d'un endroit à un autre, ils contaminent tout et tous sur leur passage, dans une librairie, un bus, une rame de métro, une crèche, un restaurant, partout où se trouvera du monde, les risques seront présents. Il ne s'agit pas ici de la diffusion d'une théorie du complot, c'est un fait scientifique largement reconnu au sein de la communauté médicale qui semble échapper à notre ministre de la Santé et à notre gouvernement peu brillant. C'est tellement vrai, que l'estimé et reconnu *Johns Hopkins Hôpital*, avertit de la perte d'immunité due aux vaccins dans son *Guide officiel des Patients*, en déclarant :

\- « ***La compromission de l'immunité suite à la vaccination pousse à éviter tout contact avec les enfants récemment vaccinés***. »

Pourquoi le *Johns Hopkins Hospital* fait-il une telle déclaration ? Parce qu'il laisse parler la science, en indiquant que les enfants vaccinés et c'est fréquent, peuvent diffuser des virus dérivés des vaccins qu'ils ont reçus et que ces vaccinations peuvent tuer des enfants dotés de systèmes immunitaires faibles :

— « ***Dites à vos amis et à votre famille qui sont malades, ou qui ont récemment reçu un vaccin vivant*** *(telle que la varicelle, la rougeole, la rubéole, la grippe en intranasal, la poliomyélite ou la variole) de ne pas visiter* » des personnes immunodéprimées au risque de les contaminer, explique le guide du *Johns Hopkins Hôpital.*

Note : Après publication de cet article, le *Johns Hopkins Hôpital* semble avoir nettoyé à fond son *Guide du Patient* sur son site Web médical. L'article a donc été relégué en deuxième lien fourni dans la section « sources », afin d'éviter qu'il saute aux yeux, Big Pharma tolère la vérité, lorsqu'elle est cachée.

Nous constatons que nombre d'épidémies ont touché des enfants entièrement vaccinés, prouvant que l'administration régionale de la santé publique et les médias mentent sciemment au public.

En attendant, les enfants non vaccinés sont faussement accusés de mettre des enfants vaccinés en danger. C'est ce que prétend la ministre de la Santé, les médecins et chroniqueurs dans les médias en France à la télévision, à la radio, dans la presse écrite, qui sont tous complices de

« Fake News » et de mensonges manifestes. Mais si les vaccins fonctionnent vraiment, pourquoi les vaccinés sont-ils effrayés par les non-vaccinés ? Ne sont-ils pas protégés par la sacro-sainte vaccination ? C'est pourtant ce qu'affirme toute la clique des pros vaccination et les labos, alors ou est le risque ne pas être vacciné, c'est même une bonne chose, non ? En fait, le risque est que les non-vaccinés révèlent la supercherie et l'arnaque de la vaccination. Comme si une personne, juste parce qu'elle n'aurait pas été vaccinée, deviendrait porteuse malsaine de toutes les maladies de la terre juste pour infecter le monde entier et surtout, les personnes vaccinées ; mais alors les vaccins serviraient à quoi au juste, à qui ? Comment faisait l'espèce humaine avant les vaccins ? Elle aurait dû être complètement éradiquée sans tous ces vaccins miracles, pourtant, la science nous prouve que ce n'est pas le cas et on continue à nous faire croire que la science des laboratoires serait la meilleure ? C'est bien sûr un fatras d'absurdités de prétendre que les non-vaccinés sont responsables des épidémies, c'est juste l'inverse, et tous ceux qui n'ont pas été aveuglés par la propagande vaccinale à outrance, peuvent le constater grâce à la science, à la logique et au bon sens.

Mais cela n'arrête pas la machine médiatique de paniquer les populations histoire après histoire, après histoire, et ce, jusqu'à la nausée, en agitant le drapeau de « la menace » d'enfants non vaccinés auxquels on permet de coexister à côté du reste de la société. En plus, du fait des innombrables épidémies qui se sont produites au cœur des communautés d'enfants et d'adultes entièrement vaccinées — et dans certains cas dans des populations vaccinées à plus de 90 %, et qui devraient activer le statut « *d'immunité de groupe* » (selon l'histoire officielle) –, il est impossible de prouver, comme le propose Madame Buzyn, d'offrir aux enfants la possibilité de se retourner contre leurs parents en cas d'infection alors qu'ils n'ont pas été vaccinés, il est donc impossible de prouver que les enfants non vaccinés sont responsables de provoquer une épidémie comme la rougeole de Disneyland, c'est du simple bon sens qui ne semble pas illuminer la clairvoyance de notre ministre dans ses déclarations. Mais si les enfants peuvent attaquer leurs parents sur de fausses bases vaccinales, peuvent-ils attaquer la ministre de la Santé pour volonté de nuire avec intention de blesser, d'handicaper, de tuer (puisque la notice du du vaccin « Tripedia » indique « mort subite du nourrisson, autisme... ») de persécuter et de briser le sceau de l'instruction obligatoire instaurée par Jules Ferry à toutes les enfants de France ? De quel droit la ministre se permet-elle de réformer plus de 150 ans d'instruction obligatoire en France ? Jules Ferry le promoteur de « *l'école publique laïque, gratuite et obligatoire* » vote une loi relative à l'obligation et à la laïcité de l'enseignement le 28 mars 1882 ; cette loi est une suite logique de celle portant sur l'obligation scolaire ; c'est une obligation d'instruction et non de scolarisation et quand on voit actuellement les difficultés pour faire l'école à la maison, on se demande quel est l'agenda véritable de ce gouvernement Macron.

\-   « *La communauté de santé publique accuse des enfants non vaccinés pour l'épidémie de rougeole de*

Disneyland de 2015, mais les maladies pourraient tout aussi facilement être arrivées par contact avec un individu récemment vacciné », a déclaré Sally Fallon Morell, présidente du Weston A. Price Fondation[137]. « *La Preuve indique que des individus récemment vaccinés devraient être mis en quarantaine pour protéger le public.* »

Je serais toujours impressionné par ce niveau de fourberie et de lâcheté avec une intention cachée de nuire au people de la part de nos élites politiques et médicales. Comment le Dr Buzyn, une scientifique de haut niveau peut-elle en France ignorer ces faits ? La chaine CNBC a récemment publié un article sur cette question en citant la preuve scientifique réelle (qui est introuvable dans n'importe quelle déclaration ou publication des pros vaccinations qui circulent sur le

---

[137] La Weston A. Price Fondation est une source d'informations précises sur la nutrition et la santé, visant toujours à fournir la validation scientifique de l'alimentation traditionnelle et de la médecine.

Web et à la télévision) montrant que les vaccins contenant des virus vivants sont « viraux » peuvent potentiellement infecter des individus tant vaccinés que non vaccinés. Ainsi, la prochaine fois qu'une maman « *très en colère* » ou un professionnel du monde médical conventionnellement programmé à mentir, s'agacent en hurlant que les enfants non vaccinés menacent la société, et se revendiquent du « scientisme » d'état, il suffit de les diriger simplement vers la vraie littérature scientifique pour avoir la paix, mais ce serait un exploit de les pousser à devenir intelligents et à quitter leur statut actuel, celui de moutons de Panurge.

Nous vivons une époque formi... diable !

19

CHASSE AUX SORCIÈRES
DES MÉDECINS CONTRE DES FAMILLES

« *La pensée raisonnable* » est le premier crime du XXIe siècle, qui nous ramène du moyen-âge, à l'époque des chasses aux sorcières et des tyrannies en tout genre. Ce crime de pensée libre doit être condamné et étouffé dans l'œuf par les médecins traitants qui travaillent pour le gouvernement, l'industrie, le monde universitaire subventionné par les laboratoires et les médias, et qui en ont par-dessus la tête d'avoir des parents qui posent des questions sur les risques vaccinaux et leurs échecs, auxquels ils ne peuvent pas répondre sans révéler leur immonde complicité aux massacres des Innocents. Aidés par des conglomérats de communication et des « *Astroturfers* » payés pour masquer les sponsors et les organisations qui agissent secrètement dans l'ombre, ils agitent pieusement le drapeau d'une « science » qui dissimule le scientisme et tous les mensonges qui l'accompagnent, et qualifient les parents « d'antisociaux » s'ils ne vaccinent pas leurs enfants, en les leur retirant, sous couvert de la loi, pour les mettre dans le réseau pédocriminel des gouvernants corrompus. Paradoxalement, ces mêmes médecins qui ont juré, à peine furent-ils étudiants, de ne pas nuire, « Primum no nocere » à la santé de leurs patients, des médecins qui ignorent leur serment une fois en exercice. Ils prétendent respecter le vœu des parents de ne pas vacciner leurs enfants et le font malgré la décision du patient. Que connaissent-ils des dangers des vaccins en dehors de la propagande des laboratoires et celle du Ministère de la Santé ? Savent-ils que le 21 juin 2017,la Cour de justice de l'Union européenne (CJUE) a rendu le laboratoire Sanofi-Pasteur (producteur de vaccins) responsable de la sclérose en plaques contractée par un patient peu de temps après avoir reçu le vaccin contre l'hépatite B (VHB)[138]. Et la Cour Européenne n'est pas la

---

[138] https://www.sciencesetavenir.fr/sante/vaccin-contre-l-hepatite-b-et-sclerose-en-plaques-la-cour-de-justice-de-l-ue-reconnait-un-lien-de-

seule à impliquer la culpabilité des laboratoires dans le cas précis de ce vaccin et plus les patients invalidés porteront plainte, plus la vérité éclatera. Aujourd'hui les médecins, pour nombre d'entre eux, ont des paroles de polichinelle. Ils méprisent de ce fait, les parents se retrouvant avec des enfants invalidés par les vaccins qu'ils ont eux-mêmes administrés dans leur cabinet. Les parents viennent leur témoigner leur désarroi, leur désespoir que leurs enfants vaccinés ne sont désormais plus normaux et en mauvaise santé. Alors que les médecins souscrivent à une assurance pour couvrir de tels risques, les voilà qui s'insurgent et qui se drapent dans une fausse dignité insupportable, entrant parfois en colère et chassant leurs patients invalidés de leur pratique, afin d'effacer toute trace de leur complicité dans l'accident vaccinal, ce sont des « Pilatus morbidus », qui se lavent les mains des accidents dont ils sont responsables. De nombreux médecins semblent avoir oublié les bases mêmes de la médecine et de sa

causalite_114219

philosophie, car « *Face aux maladies, avoir deux choses à l'esprit : faire du bien, ou au moins ne pas faire de mal* » déclarait Hippocrate, autour de 410 av. J.-C. Comment depuis cent ans, les médecins ont-ils autant changé en oubliant 2 300 ans d'engagement pour la santé et la protection des populations et pour devenir des monstres agissants, des monstres avides et gourmands d'enrichissement personnel au détriment des patients, des félons et des complices de crimes contre l'humanité.

Aujourd'hui, on ne sait pas en entrant dans un hôpital si l'on ne va jamais en ressortir debout avec une maladie nosocomiale, un rein en moins, le genou droit opéré alors que le gauche devait l'être à sa place, ou tout simplement les pieds devant dans une caisse en sapin avec des organes en moins, tout comme on ne sait pas en entrant chez un médecin généraliste, quel poison celui-ci va prescrire en toute ignorance des effets secondaires invalidants et mortels des nouvelles molécules. Il y aurait près de 51 000 accidents médicaux ou « *évènements indésirables graves*[139] » en France chaque année, si aux États-Unis il y a 5,3 millions d'accidents vaccinaux chaque année d'après VAERS, nous constatons qu'en France... il n'y en aurait aucun ?

En effet, il n'y a aucune statistique et aucun effort pour faire ce type d'étude, comment est-ce possible dans l'un des pays où l'on vaccine le plus ?

En fait, il y a tout autant d'accidents qu'ailleurs, mais proportionnellement, sauf qu'une Chappe de plomb a été déposé sur tous ces accidents pour continuer à favoriser la vente des vaccins en France à travers un public rendu ignorant par la presse d'état. Il y a 800 000 autistes en France, ils sont certainement devenus autistes par hasard, si c'est le cas, pourquoi cette progression croissante ? En France, c'est le hasard en mouvement. Nous savons, nous connaissons parfaitement les causes de l'autisme et les vaccins y sont pour beaucoup, les autorités et même, nombre de médecins vaccinateurs le savent, mais refusent d'en

---

[139] http://www.leparisien.fr/societe/erreurs-medicales-a-quand-une-vraie-transparence-23-11-2017-7409415.php

tenir compte pour sauvegarder leur pratique menacée par la sécurité sociale, qui harcelle les médecins en les forçant d'appliquer le calendrier vaccinal et tout autant à dénoncer les récalcitrants aux services sociaux. Certains médecins indépendants deviennent les Kapos d'un immense camp de concentration, où l'on ne gaze plus dans les chambres à gaz, mais à ciel ouvert avec des chemtrails à n'en plus finir, rendant malades avec des maladies neurodégénératives des millions de personnes dans les villes et les campagnes. J'apporte les preuves de tout ce que j'avance au quotidien en produisant des études scientifiques sérieuses menées aux États-Unis, au Canada, en Grande-Bretagne, en Italie... depuis plus de 100 ans à nos jours.

D'après les Instituts nationaux de Santé aux États-Unis, jusqu'à 23.5 millions[140] d'Américains souffrent de maladies auto-immunes et leur nombre augmente drastiquement. Malheureusement, la médecine allopathique continue volontairement d'ignorer l'impact

---

[140] https://www.naturalhealth365.com/vaccines-metals-2517.html

des vaccins sur cette crise sanitaire croissante, des vaccins et des médicaments, qui sont également pour grande part dans les accidents médicaux, par exemple, un parmi tant d'autres, le tramadol, un antalgique morphinique de catégorie 2 pour traiter les douleurs et qui agit sur le système nerveux central, mais le problème est que le médecin qui prescrit ce médicament doit être parfaitement informé de l'état de son patient, car, le tramadol ne peut être prescrit à des personnes souffrantes de :

- *Asthme sévère ou problèmes respiratoires*
- *Trouble épileptique*
- *Insuffisance hépatique*
- *Problèmes d'estomac ou intestins*
- *Une consommation récente de l'alcool, de sédatifs, de tranquillisants ou de narcotiques*
- *Utilisation de certains antibiotiques, médicaments antifongiques, médicaments pour le cœur ou pour réguler la pression artérielle, ou des médicaments pour traiter le VIH ou le SIDA.*

Importantes mises en garde !

- *Ne donnez pas ce médicament à des personnes de moins de 18 ans.*

- *Ne donnez pas ce médicament à toute personne de moins de 18 ans qui a récemment subi une intervention chirurgicale pour enlever les amygdales ou les végétations adénoïdes.*

- *Si vous prenez du Tramadol pendant que vous êtes enceinte, votre bébé pourrait devenir dépendant du médicament. Cela peut causer des symptômes de sevrage potentiellement mortels chez le bébé après sa naissance. Les bébés nés dépendants d'un médicament qui crée une accoutumance peuvent avoir besoin d'un traitement médical pendant plusieurs semaines[141].*

Le Tramadol et autres morphiniques peuvent provoquer la mort, dans les cas cités ci-dessus, sans oublier les associations avec d'autres molécules. Cela fait des mois que les lanceurs d'alerte américains informent sur le

---

[141] https://www.santeplusmag.com/lanti-douleurs-tramadol-est-un-medicament-qui-provoque-la-mort/

sujet, alors qu'en France, on en parle à peine et les médicaments sont toujours en vente. Alors, cette société moderne qui prétend vaincre la mort grâce à la technologie, avec une augmentation des taux de cancer, de diabète, d'autisme et combien d'autres maladies neuro-développementales qui continuent d'exploser les statistiques, au point de devenir épidémiques, sans que les autorités sanitaires d'aucun pays ne s'en inquiètent, quelle est la modernité d'une telle société ?

C'est à croire que les autorités sanitaires de chaque pays se sont toutes mises d'accord pour invalider l'humanité. Pourtant, et ce n'est pas faute d'avoir lancé l'alerte, nombre de laboratoires pharmaceutiques, de médecins et les autorités sanitaires soutenues par toutes les presses poubelles officielles, ont affirmé au grand public que les vaccins sont indispensables pour la pérennité de la vie et la sécurité des enfants, même si ceux-ci contiennent une batterie de métaux lourds et neurotoxiques comme le plomb, le chrome, l'aluminium, le mercure... sont ils toujours indispensables à la bonne santé, vraiment ?

En 2017, des scientifiques italiens, Antonietta Gatti experte à l'Organisation mondiale de la Santé et son époux, Stefano Montanari, membre du Conseil national de Recherche Italienne et directeur scientifique de Nanodiagnostics, qui, grâce à de nouvelles méthodes d'analyse des vaccins et de leurs composants toxiques, rapportent des niveaux dangereux de polluants dans les vaccins à destination des humains, augmentant les risques d'accidents et de mauvaise santé.

Dans cette étude, publiée en 2017 dans « *le Journal international des Vaccins et des Vaccinations* », les chercheurs ont rapporté qu'ils ont trouvé autant de nanoparticules simples d'éléments inorganiques que des assemblages d'une variété de substances bizarres et toxiques dans les vaccins à destination des humains, et non déclarés dans les listes d'ingrédients des produits.

Les vaccins analysés contiennent entre autres « *des cellules de type rouges* » provenant de l'homme ou d'une origine probablement animale — accompagnés de métaux comme le tungstène et le chrome. (Le Chrome a été trouvé dans 25 des vaccins humains testés, a été lié aux maladies auto-immunes et à la leucémie). Il semblerait que ces nouveaux vaccins soient une véritable roulette russe sans pour autant affoler les autorités sanitaires européennes, pas plus que la ministre de la Santé qui impose justement une obligation vaccinale avec ces mêmes vaccins.

D'autres métaux ont également été identifiés : l'argent, l'or et le platine, mais sous cette forme, ces métaux précieux sont des toxines une fois injectées dans le corps humain. Ces nanoparticules toxiques ont été relevées principalement dans le vaccin HPV contre le papillomavirus et le cancer du col de l'utérus, à destination des jeunes filles et des jeunes garçons. Le vaccin contre la grippe saisonnière et le vaccin contre la méningite sont au même niveau de toxicité, ainsi que l'Infanrix Hexa contre le DTP.

-   « *Les scientifiques ont rapporté qu'ils ont été "déconcertés" par la composition chimique inhabituelle des corps étrangers et des polluants présents dans les vaccins analysés, qu'ils ont définis comme "non biodégradables" et "non biocompatibles". L'équipe a déclaré que les substances n'avaient aucune utilisation technique et ne pouvait être trouvée dans aucune notice.* » « **L'équipe en a conclu que la présence des polluants était accidentelle et probablement un résultat de filtration inadéquate**. Ils ont appelé les laboratoires producteurs à la purification de leurs vaccins afin d'améliorer leur qualité et diminuer le nombre d'effets indésirables. » **Ils ont précisé que ces substances ne devraient pas être présentes dans aucun vaccin, et particulièrement ceux destinés aux enfants en bas âge.** Et pourtant, c'est le cas, comment l'explique-t-on ? Justement, les fabricants ne l'expliquent pas. Les scientifiques italiens voient ici une erreur alors que nous y voyons « *un complot mondial contre la santé* », comme l'écrivait notre défunte, Claire Séverac.

Mais en France, comme chacun devrait savoir, l'information s'arrête à la frontière, comme le nuage de Tchernobyl en 1986. Il a pollué le monde, mais il s'est arrêté aux frontières de l'hexagone, nous sommes vraiment vernis en France, quelle chance. Les vaccinations font des hécatombes dans le monde, mais pas en France, les médecins sont si performants dans notre pays qu'il n'y aurait jamais d'accidents ni vaccinaux ni *« d'évènements indésirables graves »* à l'hôpital, quelle sombre hypocrisie et surtout, quelle absence de discernement des citoyens de ce pays. L'hôpital parlons en, un cimetière à l'agonie grâce à une politique sordide menée par Sarkozy jusqu'à Hollande en passant par ce petit homme qui se prend pour l'empereur d'une France qu'il vend aux capitaux étrangers :

- *« Le tyran est cet homme qui sortit de la tradition comme Nicolas de Russie, ou de la ruse comme Louis Bonaparte s'empare à son profit et dispose à son gré de la force collective d'un peuple. Cet homme-là... c'est l'ennemi social ; s'il a fait ce qu'a fait Louis Bonaparte, c'est le voleur public*[142] *»* et il l'a fait !

---

[142] Victor Hugo: Œuvres majeures pendant l'exil (L'édition intégrale de 7 titres): Napoléon Le Petit + Histoire d'un crime + Les Misérables + Les Châtiments ...

Ces sinistres constats nous mènent malheureusement à admettre que Big Pharma a détruit, et la médecine et le soin, en rendant cette discipline de la réflexion et de l'instinct, purement mécanique et Arhimanienne, dénuée de toute humanité, au point que la médecine sera dans moins de 10 ans, pratiquée par des robots. La médecine est morte, vive l'application mécanique robotisée, c'est bien le projet qu'ont décidé les destructeurs de notre belle humanité.

Certaines des attaques les plus vicieuses des médecins, et surtout des pédiatres, ont été menées contre des familles choisissant sciemment de rester en bonne santé en privilégiant une médecine plus humaine que synthétique et en fréquentant des médecins se souciant davantage de la santé des familles qui ont refusé les vaccins du calendrier vaccinal pour leurs enfants avec

---

Les Travailleurs de la mer.

intelligence.

LA GUERRE CULTURELLE CONTRE LA LIBERTÉ, LES VALEURS ET LES CROYANCES

Comme le signale le Dr Blaylock, l'état charge les prédicateurs religieux dans leurs églises aux États-Unis de convaincre les citoyens américains de se faire vacciner. Et ceux-ci répondent favorablement à l'ordre établi en posant la question à leurs ouailles aveuglées par la parole du marketing divin :

- « *Que ferait Jésus de la rougeole ? Dieu veut vacciner vos enfants* ! »

Aux États-Unis, la presse « mainstream » est devenue le bras armée des labos « *la guerre des vaccins* » est véritablement une guerre de culture et d'atteinte sur les libertés fondamentales, les valeurs et les croyances qui ont longtemps défini qui nous étions, une nation. Comment peut-on lutter contre cette presse de manipulation et qu'adviendra-t-il de la nation américaine au XXIe siècle.

À ce rythme le marché des vaccins rapportera 100 milliards de dollars en 2025[143], 50 % des enfants seront autistes, d'après les études de Stéphanie Seneff, *senior research scientist at the Computer Science and Artificial Intelligence Laboratory (CSAIL) of the Massachusetts*

---

[143] http://www.vaccinesafety.edu/package_inserts.htm

https://vimeo.com/40976260

https://fr.wikipedia.org/wiki/Maladie_de_Gilles_de_La_Tourette

Info.cmsri.org/The-driven-resercher-blog/vaccinated-vs.unvaccinated-guess-who-is-sicker

https://www.amazon.fr/VACCINS-SECRETS-V%C3%89RIT%C3%89S-Enqu%C3%AAtes-Conf%C3%A9rences/dp/1976477778/ref=tmm_pap_swatch_0?_encoding=UTF8&qid=1508924124&sr=8-1

https://www.amazon.fr/V%C3%A9rit%C3%A9-vous-affranchira-soyez-dupes/dp/1539629562/ref=pd_sim_14_2?_encoding=UTF8&psc=1&refRID=H7AY9SMXT90FT084DZKC

https://www.amazon.fr/Pandora-bible-vivre-laisser-mourir/dp/1533168601/ref=sr_1_2?ie=UTF8&qid=1508920303&sr=8-2&keywords=jandrok+philippe

https://www.amazon.fr/Pandora-bible-vivre-laisser-mourir/dp/1533189315/ref=pd_bxgy_14_img_2?_encoding=UTF8&psc=1&refRID=8A3ZNNYT50DGXNH3D96G

Institute of Technology (MIT), nul doute que les libertés fondamentales seront enterrées par la nation la plus vénale de la planète et nous la suivrons de très près en France.

Nous vivons une époque formi... diable !

21

FAKE NEWS

Les « Fake News », c'est le grand débat aujourd'hui, il arrive même sur le terrain politique, mais qui en parle le plus, ce sont les mêmes qui fabriquent l'information et qui ne supportent pas que d'autres démontrent la supercherie et le mensonge de l'information officielle. D'ailleurs, ce sont les mêmes personnes qui vous disent que les vaccins sont parfaitement sans risques qui font de la « Fake news. »

Le « mainstream média » est une organisation propagandiste organisée par ceux qui tiennent les rênes du pouvoir entre leurs mains, ceux qui possèdent la presse écrite, les TV, les radios et qui contrôlent l'internet... Ce sont des multimilliardaires, des banques, des assurances, des laboratoires pharmaceutiques, aucun humaniste parmi eux, aucun altruiste, que des gens d'argent et de pouvoir qui ne pensent qu'à générer du profit sans se soucier du bien-être de l'humanité ni de la planète, tout est manipulation et contrôle de l'esprit à travers le flux d'information contrôlé, à travers un flux magnétique qui enveloppe chaque être d'une énergie, qui puise celle de la raison de l'être humain pour en faire une sorte de zombie.

Aux États unis, ce sont les « Fake News » qui ont fabriqué Hillary Clinton, articles de presse, internet, TV, exactement comme en France, c'est l'information qui a fabriqué notre président Macron, ou comment un parfait inconnu, incapable de surcroit, devient président empereur des mouches, que l'on dit « jupitérien » sans que la population comprenne que d'être assimilé à Jupiter, c'est être assimilé au meurtre, à la bisexualité, à la pédophilie, au viol, au rapt, à une profonde lâcheté et à un exercice tyrannique du pouvoir.

Mais la vérité émerge toujours, et celle-ci prend le chemin des médias alternatifs, des médias qui n'ont jamais droit au chapitre dans la presse « mainstream » et c'est celle-là qui est visée par la loi sur les « Fake News » du gouvernement Macron.

Le « mainstream média » ne supporte pas d'être remis en question, et le fait de contester ses « Fake news » officielles et reconnues par l'état, en déployant des preuves scientifiques, pour contrer par exemple l'argument de la vaccination forcée, fait des contestataires que nous sommes, des fabricants de « Fake news », même si la science confirme nos déclarations. La science, le pouvoir s'arrange avec, pour en faire un scientisme absolu, vendu pour de la science. Le scientisme, ça ressemble à de la science, ça a le gout de la science, mais ce n'est pas la science. C'est à cet endroit que nous réalisons combien la presse officielle subventionnée par l'État travaille non pas pour le peuple, mais pour servir de transmetteur à Big Pharma et au pire aspect de la médecine allopathique, sa rentabilité. L'exemple de Paul Offit est révélateur de cette collaboration aux États-Unis. Le Wall Street Journal s'est engagé en 2015 dans un article irréfléchi sur l'industriel des vaccins et millionnaire, le docteur Paul Offit, MD, en publiant un avis favorable sur le personnage qui déclarait que :

— « *La hausse d'infections respiratoires est liée à une diminution du taux de vaccination.* »

Scientifiquement, chacun sait qu'il s'agit là d'un mensonge et d'une « Fake News ». Inutile de préciser que le Dr Offit a été couvert d'éloges dans son rôle sur l'efficacité des vaccins, pourtant, le *Wall Street Journal* a négligé ce petit, mais très important détail le concernant :

— Le Dr Offit a fait sa fortune en vendant des millions de vaccins devenus obligatoires pour les enfants. Sa biographie prouve un massif conflit d'intérêts, car il est l'inventeur du vaccin *Rotavirus RotaTeq*, désormais recommandé par le CDC, les Centres de prévention et de contrôle des maladies, pour être administré à tous les enfants en bas âge. Le Dr Offit a prétendu que la hausse de la coqueluche, des oreillons et des infections de rougeole est due en grande partie à l'affaiblissement des taux de vaccination pour vendre son vaccin. Mais un examen plus approprié de ses déclarations basé sur la science a prouvé que ce n'est pas du tout le cas. Les chercheurs ont noté que depuis la première moitié de ce siècle, certains enfants recevant le vaccin contre les oreillons sont toujours victimes des oreillons et pour cause :

— VAERS, le Centre d'information sur les Vaccins a confirmé que deux virologistes du laboratoire Merck, Stephen Krahling et Joan Wlochowski ont intenté un procès contre leur ancien employeur. NVIC (National Vaccine Information Center) déclare :

— « *Le procès allègue que Merck a fraudé le gouvernement des États-Unis pendant plus de 10 ans en exagérant l'efficacité du vaccin R.O.R. Les virologistes prétendent dans leur procès qu'ils ont été des témoins de première main sur des tests incorrects et des données falsifiées par Merck, pour artificiellement gonfler l'efficacité du vaccin.* »

La présidente du NVIC (National Vaccine Information Center) et co fondateur, Barbara Loe Fisher, met en garde contre les relations inquiétantes et confortables, ainsi que les accablants conflits d'intérêts entre les agences fédérales de surveillance de sécurité des vaccins, comme les Centres pour le Contrôle des Maladies (CDC) et les fabricants de vaccins.

En avril 2014, une éruption d'oreillons s'est produite à *l'Institut de Technologie Stevens*, mais tous ceux qui avaient été infectés étaient entièrement vaccinés avec deux doses du MMR ou du ROR, cela signifie que :

— Primo, les vaccins perdent de leur efficacité,
— Secundo, ils n'ont jamais vraiment fonctionné.

Mais, suggérer comme le fait, le Dr Offit, qu'il est indispensable de vacciner de plus en plus d'enfants, prouve ses mauvaises intentions et son incroyable conflit d'intérêts, car il est l'un des principaux fabricants de vaccins obligatoires infantiles aux États-Unis.

En France par exemple, un ministre de la santé, médecin, ayant fait sa carrière dans les conseils d'administration des laboratoires, épouse du responsable de l'INSERM **l'Institut national de la santé et de la recherche**

médicale (INSERM), se voit chargée d'une mission d'importance, imposer par la force, 11 vaccins supplémentaires au peuple français pour satisfaire l'appétit sans cesse plus vorace du cartel pharmaceutique et certainement pas au profit de la science, pas plus que de la santé des enfants de notre pays.

Son époux aurait tout de même pu la mettre en garde contre les nombreuses erreurs scientifiques auxquelles elle s'est exposée et on ne le répétera jamais assez, comme d'affirmer publiquement que le mercure et l'aluminium sont des adjuvants vaccinaux inoffensifs, ou que de prétendre qu'un non-vacciné est coupable de contaminer des vaccinés et le reste de la population, alors que nous l'avons vu au cours de ces conférences, c'est tout à fait l'inverse qui se produit en réalité, un sujet vacciné devrait être mis en quarantaine pour éviter de contaminer une population non vaccinée. Nous avons là, un couple de scientifiques à des postes majeures et bénéficiant de toute la couverture médiatique, qui ont une étrange conception de la science.

UN AUTRE CONFLIT D'INTÉRÊTS
FLAGRANT EN CALIFORNIE

En mai 2015, *Naturalnews* a rapporté que le Dr Richard Pan, pédiatre, et sénateur de l'état de Californie a profité du financement de grandes sociétés Pharmaceutiques pour sa campagne sénatoriale. Rien d'alarmant en soi, pourtant le Dr Pan poussait à l'époque la législation pour rendre obligatoire à tous les parents de vacciner leurs enfants. La législation est finalement passée et inscrite dans la loi fédérale, grâce à lui.

— « *J'ai personnellement été témoin de la souffrance causée par des maladies évitables par les vaccins et tous les enfants méritent d'être protégés à l'école* » a t-il déclaré dans un propos rapporté par l'Agence Reuters. Si c'est vrai, alors il a sans doute été témoin « *de la souffrance* » expérimentée par les enfants qui ont des réactions défavorables, et dangereuses aux vaccins.

Pourtant, les liens étroits qu'entretiennent le Dr Pan avec les grandes entreprises Pharmaceutiques et les formidables donations qu'il a reçues de leur part n'ont jamais été rendus publics par les « *médias mainstream* ». Le Dr Pan a joué un grand rôle dans le passage de la tyrannie vaccinale en Californie. Désormais et avec toutes les informations qui vous sont offertes, vous ne pouvez plus croire que les laboratoires pharmaceutiques sont du côté des malades, plus vous êtes malades, plus vous aidez les laboratoires à engranger des profits.

LES RISQUES D'AUTISME

En parlant des vaccins, les « médias mainstream » ont régulièrement ignoré avec un dédain remarquable, n'importe quelle suggestion pouvant lier les vaccins à une augmentation des taux d'autisme — bien que les propres documents du gouvernement américain prouvent ce lien — tout est en effet passé sous silence, et pourtant, les preuves existent, elles ont été dissimulées par les autorités sanitaires pour permettre aux laboratoires pharmaceutiques de continuer à vendre des vaccins inutiles et dangereux pour la santé des enfants.

Avez-vous entendu Agnes Buzyn parler d'autisme en rapport avec la vaccination ? Jamais ! Elle n'en parle jamais, et avec son époux, directeur de l'INSERM, il est impossible que l'un et l'autre soient ignorants de cette réalité scientifique qui est aujourd'hui établie et que nous ne cessons de dévoiler dans nos conférences et ouvrages, en y apportant des preuves scientifiques factuelles. Ce couple serait-il complice de rétentions d'informations scientifiques et de mise en danger de la vie d'autrui ?

Comme *NaturalNews* l'a indiqué en septembre 2014, comme le Dr Andrew Wakefield, le Dr Suzane Humpfries, le Dr Brian Hooker et tant d'autres, des documents ont été cachés au public par le CDC pendant des décennies, prouvant aujourd'hui que le vaccin ROR peut en effet mener aux plus hautes incidences d'autisme chez l'enfant. Et en mars 2016, Mike Adams le fondateur/rédacteur de *NaturalNews*, a rapporté qu'un document de la FDA (Food and Drug Administration) confirme cette réalité. Le document en question, une feuille d'encart page 11 de la notice du vaccin Tripedia, Sanofi Pasteur (Diphtérie, Tétanos, Coqueluche), admet ouvertement que le vaccin est lié avec « *l'idiopathique thrombocytopénique purpura, la mort subite du nourrisson, des chocs anaphylactiques, la cellulite, l'autisme, la convulsion, des crises d'épilepsie, l'encéphalopathie, l'hypotonie, la neuropathie, la somnolence et l'ap*née. » Mais, cela n'a obtenu pratiquement aucun écho auprès des médias publics, pas plus que des autorités sanitaires.

« *... la mort subite du nourrisson, des chocs anaphylactiques, la cellulite, l'autisme, la convulsion, des crises d'épilepsie...* » comme si c'était anodin, voilà comment on dissimule sa culpabilité en réduisant à de simples effets secondaires, des effets qui déterminent l'avenir des petits êtres humains que sont nos enfants.

Le vaccin contre la grippe, recommandé à travers un matraquage publicitaire et médiatique incohérent, par les autorités sanitaires, par les médecins et les professionnels de santé dans le monde entier, mais ce vaccin est-il si anodin pour la santé des patients ? Des chercheurs du *Johns Hopkins hospital à Baltimore, USA*, ont déclaré que le vaccin contre la grippe peut avoir des réactions sévères chez les sujets vaccinés et en particulier chez les jeunes enfants et les nourrissons ainsi que chez les personnes âgées, qui se trouvent en plus mauvaise santé après avoir reçu le vaccin. Le Dr Peter Doshi déclare dans son étude que :

- « *Le vaccin contre la grippe peut être moins avantageux et moins sûr qu'il l'a été revendiqué et la menace de grippe semble être exagérée... L'affirmation principale du CDC qui vise à forcer la vaccination contre la grippe chaque année est que cette grippe revient avec un risque de complications sérieuses qui peuvent causer la mort, et particulièrement chez les personnes âgées et celles souffrant de maladies chroniques. Alors que ce n'est pas le cas.* » Affirme le Dr Doshi, « *Cela signifie que les vaccins contre la grippe sont approuvés pour l'utilisation en direction des personnes âgées malgré le peu d'essais cliniques démontrant une réduction des résultats sérieux*[144]. » En clair, un vaccin parfaitement inutile qui ne s'appuie sur aucune étude scientifique pour affirmer son utilité et la communication de type « Fake News » pour paniquer la population et la pousser à se faire vacciner.

Ainsi, la prochaine fois que vous entendrez quelqu'un dans la presse « *mainstream* » se plaindre de « Fake news », souvenez-vous que sont ceux qui rapportent en réalité les faits parce que ce sont des faits vérifiables, qui sont accusés de « Fake news », parce qu'il les publie dans ces méprisants médias prétendus « alternatifs » que l'état et les laboratoires ne peuvent pas contrôler, et non pas dans cette presse papier, radio et télévisuelle qui bercent de mensonges la population pour la pousser à croire dur comme fer que les vaccins sont inoffensifs. L'État, contrôlé par les laboratoires pharmaceutiques est le principal diffuseur « Fake News » en France, personne d'autre. On le voit actuellement

---

[144] http://econewsmedia.org/2018/01/11/john-hopkins-researcher-releases-shocking-new-report-flu-vaccines/

avec ce président aux sabots lourds de mensonges, qui affirmait déjà en 2017 posséder des preuves que les Syriens auraient utilisé des armes chimiques contre les civils, alors que des experts du MIT affirment le contraire, pires, ils assurent que c'était un coup monté par les forces de l'axe[145].

Et pour couronner le tout, « *Damas confirme pour la première fois la capture de militaires britanniques a la Ghouta orientale* » « *Des militaires britanniques dont des éléments du 22e bataillon des SAS (Special Air Service) ont été tués et d'autres capturés vivants aux côtés des terroristes lors de l'opération de libération de la Ghouta Orientale par l'Armée syrienne et les Spetsnaz russes[146].* »

---

[145] https://uk.news.yahoo.com/mit-expert-claims-latest-chemical-100819428.html

[146] https://strategika51.wordpress.com/2018/04/11/damas-confirme-pour-la-premiere-fois-la-capture-de-militaires-britanniques-a-la-ghouta-orientale/

Qui fait de la « Fake News » ?

Nous vivons une époque formi… diable !

22

PETIT RAPPEL SUR LES OGM[147]

La modification génétique est inefficace en matière d'agriculture, c'est désormais prouvé. En moins de cinq ans, les parasites des récoltes OGM sont immunisés contre les pesticides, ce qui contraint les agriculteurs à en utiliser davantage, à polluer les sols, l'air et l'eau de pluie, à appauvrir les sols et à empoisonner les consommateurs, mais nous devons toujours les consommer, car ils seraient plus nutritifs que les

---

[147] - DailyMail.co.uk

- UANews.Arizona.edu

- NaturalNews.com

- NaturalNews.com

- MintpressNews.com

https://steemit.com/tripedia/@ausbitbank/fda-document-lists-autism-as-an-adverse-effect-of-tripedia-vaccine

https://www.naturalnews.com/056161_fake_news_mainstream_media_vaccines.html

légumes naturels d'après la propagande des semenciers OGM, encore un effroyable mensonge de cette industrie criminelle et de Monsanto et consorts.

L'année dernière, les agriculteurs ont dans le monde utilisé des plans génétiquement modifiés comme du soja, du maïs et du coton OGM à travers 240 millions d'hectares de terrain qui a pour conséquence de créer des protéines du Bacille *Thuringiensis (Bt)* une bactérie capable de tuer des parasites, comme des scarabées et des chenilles, mais leurs effets sur l'environnement et la santé humaine ont longtemps été le sujet de nombreux débats. Les affirmations répétées des producteurs de produits phytosanitaires, selon lesquelles la toxicité sur les humains était exclue, s'écroulent sous les études scientifiques indépendantes qui prouvent justement le contraire. Ceux qui sont en faveur des OGM — qui ont également tendance à être ceux qui en profitent financièrement — affirment qu'ils mettront un terme à la faim dans le monde, mais il semble qu'une telle affirmation soit très loin de la vérité. Les OGM sont

« naturellement » pauvres en nutriments, bourrés de pesticides, ils appauvrissent les sols sur lesquels ils poussent, ils polluent les sols et les populations vivant à proximité des exploitations agricoles OGM, ils provoquent le cancer chez les exploitants et leurs familles en Argentine, c'est le plus flagrant et ailleurs... En un mot, la culture et l'exploitation OGM sont un cauchemar vivant, remplies de déceptions et de mensonges qui visent en fait à détruire l'agriculture et créer des périodes de famines autour du monde. Les maîtres des OGM après avoir détruit toutes les exploitations saines contrôleront les populations avec leurs produits toxiques que les humains ne pourront plus rejeter, ils devront choisir, mourir d'inanition ou mourir d'un cancer lié à la consommation des OGM.

Mais la nature trouve toujours son chemin et une nouvelle étude scientifique montre que les parasites des cultures OGM ont développé une résistance aux pesticides dédiés à la culture génétiquement modifiée. En seulement cinq années, des scientifiques ont observé que nombre d'insectes nuisibles sont parvenus au point qu'ils peuvent à présent ignorer les poisons qui sont créés pour la culture des OGM et qui leur sont réservés. Ils sont parvenus à fabriquer leur immunité en s'adaptant. C'est-à-dire que le Glyphosate, au lieu de tuer les nuisibles, tue tout ce qu'il y a autour, les abeilles, de petits insectes, les petits mammifères et les hommes, mais pas les nuisibles pour lequel il est prévu.

Après avoir examiné 36 cas d'insectes confrontés aux pesticides OGM destinés à les détruire grâce à la protéine Bt, il a été découvert que ces nuisibles ont développé une telle résistance au pesticide, que cela rend la récolte OGM considérablement moins rentable pour l'exploitant qui doit utiliser en quantité, le double, voire le triple de pesticides prévus dans le contrat avec les semenciers. Les garanties de Monsanto, par exemple, lorsqu'il a imposé ses OGM aux exploitants agricoles en affirmant qu'ils utiliseraient moins de pesticides et qu'ils feraient des économies, s'avère désormais une très mauvaise affaire. Non seulement l'exploitant n'est plus propriétaire de ses semences, mais il est ruiné par une stratégie perverse des fabricants d'OGM, dont c'est l'objectif secret, leur voler leur terre et se les garder pour eux, afin de contrôler la production de nourriture pour l'humanité, et qui contrôle la nourriture, contrôle le monde, car, ils leur ont vendu les OGM comme solution miracle à tous les points de vue et surtout du point de vue économique, mais les semenciers ne respectent pas leurs engagements, car la nature a trouvé un chemin en résistant au poison. La nature se fiche des intérêts et des pertes économiques, elle s'adapte. Les scientifiques ont analysé 15 espèces de parasites différentes dans 10 pays, y compris les États-Unis, la Chine, le Brésil, l'Espagne, le Mexique, l'Australie et les Philippines. Les résultats ont été publiés dans le journal « *Nature Biotechnology* ». L'étude a également rapporté, que la résistance des parasites à la protéine Bt s'est accélérée ces dernières années, comme la résistance aux différentes protéines Bt qui sont proposés pour l'avenir des récoltes OGM, nous prouvant que la stratégie des fabricants est un échec soit volontaire, soit un échec cuisant, et qu'ils ne gagneront inévitablement pas, la partie.

LA RÉSISTANCE DE LA NATURE EST INÉVITABLE

La solution à cette résistance croissante, bien sûr, sera probablement de créer différents plants génétiquement modifiés et tout recommencera depuis le début, en endommageant inévitablement le cycle de la nature, comme c'est actuellement le cas. Mais, au lieu de repenser l'agriculture, ils vont finir par détruire complètement les sols, en fait, ils sont en train de mettre en place une famine mondiale en affirmant pourtant le contraire, et qui dit famine, dit épidémies, aidées par la vaccination forcée. Au-delà des OGM Pat Thomas déclare :

— « *Ils ont augmenté le nombre de rapports sur les supers insectes qui développent une résistance à la toxine Bt, mais ces rapports montrent avec <u>évidence que l'aviculture OGM ne fonctionne pas correctement et en</u>*

fait, au lieu de faciliter la vie des agriculteurs, leur rend la vie plus dure plus compliquée avec des problèmes insolubles, avec des commandes supplémentaires de pesticides couteux et inefficaces pour ces fermiers désemparés par de mauvaises récoltes, une ruine est inévitable ainsi qu'une perte de leurs moyens de subsistance. »

LA RÉSISTANCE, UN PROBLÈME EN COURS

Ce n'est pas un nouveau phénomène, déjà en 2015, les chercheurs ont découvert que le parasite du maïs OGM le « *earworm* » ne répondait plus à la toxine Bt. En 2014, on a découvert que le « *bollworm* » avait développé une résistance à la toxine Bt du coton OGM, détruisant même la récolte au Pakistan. À cette occasion, un cultivateur pakistanais de coton OGM s'est lamenté, car toutes les variétés de coton OGM avec toxine Bt ont échoué à tuer le « *bollworm* ».

- Les agriculteurs ont été conseillés par le gouvernement de vaporiser le double de pesticide sur leur récolte et même davantage — après que Monsanto ait promis que le coton OGM Bt diminuerait l'utilisation de pesticide ! La toxine Bt en Inde, a échoué, incapable de tenir ses promesses, menant nombre de fermiers à une dette ingérable et provoquant une des plus grandes épidémies de suicides dans le monde, avec presque 300,000 fermiers indiens depuis les deux dernières décennies. Monsanto ne détruit pas seulement les sols, la planète, les hommes à travers les OGM et le glyphosate, Monsanto pousse également à la ruine et au suicide. Ces « solutions » chimiques ne tuent pas les parasites et elles causent des problèmes qui se répandent auprès des populations et de la planète, alors pourquoi nous empoisonne-t-on toujours ?

Des pratiques agricoles traditionnelles comme la rotation des cultures peuvent également empêcher le développement des parasites et de la maladie et elles le font sans créer des insectes résistants ni menacer la santé et la vie sur notre planète que les producteurs d'OGM mettent en danger au quotidien, avec la complicité des ministères de l'Agriculture et des élites mondialistes.

Nous avons là une preuve manifeste de mensonge, car Monsanto et ses concurrents ne pouvaient ignorer ces faits, que les OGM et leurs pesticides détruiraient inévitablement les sols, les exploitants et les consommateurs, et si c'est bien le cas, il s'agit encore une fois d'un complot contre l'humanité tout entière. Encore deux générations et il ne nous restera, à nous humains, que des larmes pour pleurer dans la nuit lorsque nos enfants viendront demander à manger les yeux gonflés de larmes sèches, nos petits affamés comme les enfants d'Afrique, par ces élites globalistes qui ne cherchent qu'à contrôler l'humain à sa guise et à détruire une part de notre humanité à travers notre première source d'alimentation, la terre. Et si la terre est morte, comme on assassine la mer aujourd'hui, que restera-t-il à manger à 7,5 milliards d'êtres humains ?

Nous vivons une époque formi... diable !

23

LA CHIMIOTHÉRAPIE AUGMENTE LE NOMBRE DE CELLULES TUMORALES CANCÉREUSES DANS LE SANG, POUR LES ÉTENDRE AUX ZONES QUI N'ÉTAIENT PAS ENCORE ATTEINTES[148]

La chimiothérapie est une perspective assez effrayante, et nombre de patients atteints du cancer sont convaincus par leurs médecins que ses avantages potentiels valent la peine de supporter les effets secondaires très désagréables du traitement. Malheureusement, une nouvelle étude montre que l'obtention de la chimiothérapie avant la chirurgie peut

---

[148]   https://www.naturalnews.com/2017-12-12-chemotherapy-found-to-increase-the-number-of-tumor-cells-ciruclating-in-the-blood-spreading-it-to-previously-unaffected-areas.html

en réalité augmenter les cellules tumorales dans le sang et étendre le cancer à d'autres zones jusqu'ici préservées.

Ceci s'ajoute à l'ensemble de preuves croissantes que la chimiothérapie n'est pas un traitement aussi solide du cancer que nombre de médecins le font apparaitre. Selon l'étude publiée dans la revue « *Science Translational Medicine* », plusieurs chimiothérapies communes du cancer du sein qui sont utilisées pour traiter le cancer du sein localisé aussi bien qu'avancées causent en réalité le développement d'un nombre de structures microscopiques trouvées dans les tumeurs du sein, qui se développent dans le corps. C'est ce que l'on appelle le « *micro-environnement des métastases* » (TMEM) et celui-ci aide les cellules cancéreuses envahissantes à briser la tumeur, à la répandre et à la faire circuler largement à travers le corps. C'est assez significatif parce que ce sont habituellement les métastases éloignées — qui apparaissent d'abord dans les cellules cancéreuses d'une tumeur primaire du sein qui se retrouvent dans le reste du corps — et qui tuent les patientes atteintes du cancer du sein plutôt que la tumeur du sein elle-même. La diffusion des cellules cancéreuses mères à travers la chimiothérapie autorise celle-ci à développer des métastases dans des zones qui n'étaient pas atteintes par les tumeurs.

Comment se fait-il que les oncologues ignorent ces études et leurs résultats qui peuvent aujourd'hui sauver des vies ? Comment se fait-il que les médecins généralistes soient pour la plupart ignorants de ces faits scientifiques ? Dans l'étude menée sur des souris, les chercheurs ont utilisé quatre modèles de cancer du sein qui ont été développés pour imiter le scénario de patientes bénéficiant de la chimiothérapie avant la chirurgie, afin de faire rétrécir les tumeurs primaires dans un cancer localement avancé et tuer les cellules cancéreuses qui se sont déplacées dans les ganglions lymphatiques voisins et ailleurs.

Les chercheurs ont constaté que les souris auxquelles l'on a donné la chimiothérapie PACLITAXEL, avaient développé dans tout le corps de deux à trois fois le nombre de métastases. Ceci s'est manifesté via une densité plus élevée des macrophages, une plus grande perméabilité dans les vaisseaux sanguins de la tumeur et une expression accrue de formes de protéine « Mena » trouvées dans des cellules cancéreuses invasives.

La protéine « Mena » se trouve dans le développement de l'embryon et c'est un acteur important du système nerveux. Elle facilite et organise la formation, l'extension et la navigation de fibres nerveuses croissantes par le tissu pour se lier à d'autres neurones, formant les circuits appropriés nécessaires pour un système nerveux fonctionnel.

Comme si ce n'était pas assez dramatique, le traitement PACLITAXEL a aussi forcé le nombre de cellules tumorales en circulation à doubler et à mener à une micrométastase accrue dans les poumons des sujets.

TROIS CHIMIOS IDENTIFIÉES POUR FAVORISER LA DIFFUSION DU CANCER DU SEIN DANS LE CORPS

Le PACLITAXEL n'était pas le seul médicament à avoir

stimulé la formation de métastases. Nous avons ici, la preuve ciblée que certaines chimiothérapies favorisent le développement des métastases alors qu'elles sont sensées les combattre. Deux autres chimiothérapies communes ont elles aussi montré de tristes résultats dans cette étude. La CYCLOPHOSPHAMIDE et la DOXORUBICIN ont également mené à des productions et développements de métastases encore plus élevés dans le corps des souris. Pour projeter cette étude sur les humains, les chercheurs ont comparé des spécimens de biopsie qui ont été pris sur 20 patientes atteintes de cancer du sein avant et après le traitement utilisant un régime de néo-adjuvants de DOXORUBICIN, CYCLOPHOSPHAMIDE et PACLITAXEL.

Ils ont découvert que la majorité des patients étudiés avait noté une hausse des métastases après la chimiothérapie et les néo-adjuvants. <u>Cinq des patients ont éprouvé une augmentation du nombre de métastases qui était plus que le quintuple, tandis qu'aucun n'a montré une diminution du cancer.</u>

Malheureusement, la chimiothérapie laisse à désirer

comme traitement contre le cancer. Tandis qu'il serait injuste de prétendre que la chimiothérapie n'a aucun avantage, car nombre de patients deviennent plus malades à l'utiliser, elle a au moins cet avantage-là. Mais c'est un fait connu de très nombreux oncologues qui continuent à la prescrire. Depuis le 1er janvier 2 000, presque 18 millions de personnes sont mortes de la chimiothérapie, selon : *http://pharmadeathclock.com/.*

De plus, la chimiothérapie apporte beaucoup d'effets secondaires désagréables. La majeure partie d'entre nous a entendu parler de nausée et de chute des cheveux causée par le traitement, mais les études ont aussi montré que la chimiothérapie peut forcer les patients de cancer du sein à souffrir de dégâts cérébraux. Une étude particulière de la *Stanford University School of Medicine*, a constaté que les femmes qui avaient subi la chimiothérapie pour le cancer du sein avaient réduit leurs capacités cognitives dans les zones du cerveau responsable de planifier la mémoire et le contrôle cognitif. Tout cela est à un prix à payer très élevé pour une médecine qui pourrait finir par étendre le cancer qu'elle prétend traiter.

Le Dr Shelli Kesler de *The Stanford University School of Medicine* en Californie a évalué 25 patientes atteintes du cancer du sein qui avaient été traités par chimiothérapie, 19 patientes atteintes du cancer du sein qui avaient eu une chirurgie et 18 femmes saines, dans le cadre de son étude. Il a été demandé à toutes les femmes de résoudre des problèmes de logique divers et de réaliser une variété de tâches. Elles ont également rempli des questionnaires sur les perceptions de leurs capacités cognitives. Pendant le processus, les chercheurs ont contrôlé l'activité cérébrale des patientes grâce à l'imagerie par résonance magnétique et ils ont découvert que celles du groupe ayant subi une chimiothérapie avaient réduit leur capacité cognitive dans trois zones clés du cortex préfrontal du cerveau. Deux des zones atteintes ont été associées à la mémoire de travail, le contrôle cognitif et le contrôle, tandis que l'autre a été associé à la fonction exécutive, dans laquelle se développe dans le cerveau la zone de planification d'activités.

Le Dr Kesler déclare :

- « *Ceci est une énorme validation pour ces femmes qui disent à leurs médecins que "QUELQUE CHOSE NE VA PAS AVEC MOI."* Cela montre que quand une patiente rapporte qu'elle lutte avec ce type de problèmes, il y a de bonnes chances qu'il y ait eu une modification de son comportement cérébral. » Publie l'agence *Reuters Health*.

En France, n'importe quel médecin aurait nié un lien possible entre une chimiothérapie et des lésions cérébrales. À présent, nous avons des preuves que la chimiothérapie est dangereuse et pourtant, la médecine allopathique continue de soigner avec, sans tenir compte de la vérité scientifique, c'est donc qu'elle devient scientiste pour engranger des bénéfices pour ses producteurs qui n'ont aucun intérêt à ce qu'elle cesse, tout en méprisant la santé des patientes et des patients. Où se trouvent ici les fameuses précautions de santé publique, de sécurité sanitaire tant vantées par nos politiques et nos médecins ?

J'ai comme l'impression que nos services sanitaires sont endoctrinés par un scientisme malsain développé par Big Pharma à travers l'enseignement de la médecine, soit, ils nous jouent du pipeau. Les traitements[149] par chimiothérapie, bien sûr, sont largement connus des médecins pour endommager les cellules saines et malignes dans le corps, et de nombreuses chimiothérapies provoquent certes des dommages permanents de l'ADN, du cœur et autres dommages cognitifs et physiques[150]. La lumière de ces nouveaux résultats donne aux patientes atteintes du cancer du sein, une autre raison valable pour reconsidérer le traitement conventionnel du cancer. Avec tant d'autres méthodes de traitements naturels et alternatifs et de

---

[149] http://www.cancer.org/Treatment/Treatmentsan...

150

https://www.naturalnews.com/034391_breast_cancer_chemotherapy_brain_damage.html

Oncology.news

prévention du cancer du sein, pourquoi n'importe quelle femme voudrait-elle se soumettre elle-même à de potentielles lésions cérébrales et autres dommages causés par la chimiothérapie ?

Nous vivons une époque formi... diable !

24

LE MANGOUSTAN TUE LES CELLULES CANCÉREUSES DU SEIN, SANS CAUSER DE DOMMAGES

Il a été démontré dans une nouvelle étude que le Mangoustan, un fruit tropical originaire d'Asie du Sud-est protège contre le cancer du sein. Les chercheurs de *l'Université chinoise de l'Académie des Sciences* (UCAS) *Faculté des Sciences de la vie* ont constaté que le péricarpe du mangoustan, qui est couramment cultivé en Thaïlande et en Malaisie, contient un composé unique qui déclenche l'apoptose ou la mort cellulaire des cellules cancéreuses du sein.

Pour faire suite à une étude antérieure sur les effets du mangoustan in vitro, cette récente étude a examiné les effets d'une xanthone de mangoustan unique sur les cellules cancéreuses mammaires humaines réelles.

Le Xanthone est un composé organique dont la formule

moléculaire est C13H8O2. Il peut être préparé en chauffant du salicylate de phényle. En 1939, le xanthone a été introduit comme insecticide et il se trouve actuellement utilisé comme ovicide pour les œufs de la pyrale du buis et comme larvicide. Le Xanthone est également utilisé dans la préparation de xanthydrol, qui est utilisée dans la détermination du taux d'urée dans le sang. Il y a de nombreuses applications du Mangoustan en médecine. L'équipe de UCAS a étudié comment l'alpha-mangoustan affecte l'acide gras synthase, ou SAF, une protéine multi enzyme qui catalyse la formation d'acides gras en une longue chaîne de divers composés. La surexpression de FAS est également fréquemment observée en conjonction avec l'apparition du cancer du sein. À l'aide d'une batterie de tests, les chercheurs ont constaté que l'alpha-mangoustan présentait un effet inhibiteur, entraînant une diminution de l'accumulation intracellulaire d'acide gras. En outre, l'alpha-mangoustan déclenche sensiblement l'apoptose des cellules cancéreuses humaines, et provoque une régulation de l'expression des autres protéines clés impliquées justement dans l'apoptose :

— « *L'Alpha-mangoustan pourrait efficacement réprimer la manifestation des acides gras et inhiber leur activité intracellulaire et diminuer leur accumulation intracellulaire,* » ont déclaré les auteurs de l'étude, telle que publiée dans la revue *Molecular Cancer*.

« *L'Alpha-mangoustan pourrait également réduire la viabilité des cellules, induire l'apoptose dans les cellules cancéreuses du sein humain, augmenter les niveaux des produits de clivage enzymatique PARP, une protéine parasite et atténuer l'équilibre entre les protéines anti-apoptotiques et pro-apoptotique de la famille Bcl-2.* »

PRUDENCE EN CHOISISSANT LE MANGOUSTAN ET SES PRODUITS DÉRIVÉS, ILS DOIVENT ÊTRE LIBRES DE MÉTAUX LOURDS

En se basant sur ces découvertes prometteuses, disent les scientifiques de l'UCAS, le xanthone mangoustan pourrait éventuellement devenir un agent de traitement viable dans le traitement du cancer du sein. Et puisqu'il est relativement facile à trouver, l'extrait de mangoustan pourrait aussi être utilisé comme un aliment préventif afin d'éviter le développement du cancer.

Nos lecteurs doivent être conscients, cependant, que tous les produits de mangoustan ne sont pas égaux. Comme nous l'indiquions en avril dernier, un des principaux fournisseurs de poudre de mangoustan séchée aux États-Unis, livre un produit dont la teneur en plomb est exceptionnellement élevée et qui risque d'endommager le cerveau. Cette même poudre, qui est communément reconditionnée pour différentes chaînes de magasins d'alimentation, s'est avérée également contenir de l'aluminium, de l'arsenic, du cadmium et même pour certaines, du mercure.

Le mangoustan frais ou en poudre vérifiée est un excellent super aliment.[151]

---

[151] Sources :

http://www.ncbi.nlm.nih.gov

Cependant, la prise de conscience de la présence de métaux lourds dans les aliments se développe, ce qui signifie l'existence d'alternatives plus sûres qui ne feront qu'augmenter. Dans l'ensemble, le mangoustan frais ou en poudre vérifiée est toujours une excellente façon de profiter de ce super puissant anticancéreux.

Nous vivons une époque formi… diable !

---

http://www.ncbi.nlm.nih.gov

http://www.naturalnews.com

http://science.naturalnews.com

25

SI VOUS UTILISEZ du BENADRYL, du PAXIL, de la DRAMAMINE, IL EST TEMPS D'ARRÊTER :
Il existe désormais des liens établis entre ces médicaments, la démence et les dommages cognitifs.[152]

Depuis un certain temps déjà, nous assistons impuissants à la dégradation de nos parents et grands-parents, en justifiant celle-ci par la vieillesse. Ils n'ont plus de mémoire, c'est normal, c'est l'âge, ils sont déments, c'est l'âge, mais, s'il en était autrement ?

Et si nos êtres aimés pouvaient atteindre un âge avancé

---

[152]https://www.naturalnews.com/053835_OTC_medication_cognitive_impairment_anticholinergic_drugs.html

sans le moindre de ces symptômes dégradants, dégénératifs, chacun pourrait s'en réjouir n'est-ce pas ? C'est possible, mais il faut pour cela les protéger de Big Pharma. Le Benadryl, le Paxil, la Dramamine sont des médications anticholinergiques :

- Un médicament anticholinergique est une substance qui inhibe, c'est-à-dire empêche l'action de **l'acétylcholine**. L'acétylcholine est un neurotransmetteur, autrement dit une molécule permettant le « passage » de l'influx nerveux dans l'espace synaptique, soit l'espace situé entre deux neurones. De façon générale, les anticholinergiques sont prescrits quand il existe, en dehors des indications précédemment citées, un excès de sécrétion par l'estomac, des vomissements et comme antispasmodique. Ils peuvent être administrés soit par voie orale (comprimés et gélules), soit par injection intra musculaire. Enfin les anticholinergiques[153] risquent d'entraîner une

---

[153] https://www.vulgaris-medical.com/encyclopedie-

aggravation de l'insuffisance cardiaque ou de l'insuffisance coronarienne chez un patient. Autrefois, ces molécules étaient seulement disponibles sur ordonnance, elles sont aujourd'hui en abondance aux États-Unis, et sont censées traiter une vaste gamme de conditions et de pathologies mineures. Mais de nouvelles recherches montrent que nombre de ces médicaments sont accompagnés d'une foule d'effets secondaires et ces effets secondaires potentiels qui devraient pousser ceux qui les utilisent à sérieusement chercher des alternatives naturelles. Comme rapporté par la chaine de télévision CNN, une nouvelle étude publiée tout récemment fournit aux scientifiques la preuve la plus définitive de ce qu'ils savent depuis les 10 dernières années — que les médications anticholinergiques provoquent la diminution cognitive et un risque intensifié de développer la démence. Alors qu'une majorité de personnes peut n'avoir jamais

---

medicale/anticholinergique/traitement

entendu parler cette classe de médicaments, celle-ci la connait plus certainement à travers des médicaments plus communs, dans lesquels ils entrent dans la composition chimique :

— **Benadryl antihistaminique** : utilisé pour traiter les symptômes causés par les allergies notamment, une irritation oculaire et un larmoiement, des éternuements, un écoulement nasal, des éruptions et irritations cutanées.

— **Demerol – Mépéridine ou Dolantine**
Le Demerol est un analgésique opioïde de niveau 3, un antidouleur qui comporte une molécule de synthèse proche de la morphine et qui se fixe aux mêmes récepteurs que la morphine dans le cerveau. Il agit en bloquant les influx nerveux véhiculant la douleur.

—**Dramamine, ANTINAUPATHIQUE** (N : système nerveux central) : Dimenhydrinate : antihistaminique H1, à structure éthanolamine, qui se caractérise par : un important effet sédatif aux doses usuelles, d'origine histaminergique et adrénolytique centrale.

— **Paxil ou Paroxétine :** La Paroxétine appartient à la classe des médicaments appelés inhibiteurs sélectifs du recaptage de la sérotonine (ISRS). Elle s'utilise pour soigner la dépression, le trouble obsessionnel compulsif, le trouble de panique, la phobie sociale (un trouble d'anxiété sociale), le trouble anxieux généralisé, l'état de stress post-traumatique. Elle exerce une action qui influe sur l'équilibre des substances chimiques dans le cerveau qui sont associées à des troubles dépressifs et anxieux.

- **Dimetapp, VESIcare et Unisom :** Ces produits sont vendus dans tous les pays (et certains sont toujours inclus dans des médications de prescription aussi) et sont conçus comme des aides au sommeil, aussi bien que pour traiter des maladies chroniques comme **l'hypertension, les maladies cardiovasculaires et la**

broncho-pneumopathie chronique obstructive (COPD).

AVANCEMENT DU CORPUS DES CONNAISSANCES QUANT À CES MÉDICAMENTS

Comme plus loin noté par CNN : La nouvelle étude est la première à examiner les changements physiques qui servent de catalyseur au déclin cognitif. En utilisant des techniques d'imagerie cérébrale, les chercheurs de la faculté de médecine de l'Indiana ont trouvé :

- *Un métabolisme bas, affaibli et des cerveaux de taille réduite*

Parmi les participants à l'étude qui prenaient ces médicaments anticholinergiques :

- *« **Ces découvertes nous fournissent une bien meilleure compréhension de comment cette classe de médicaments peut agir sur le cerveau, de façon qui pourraient augmenter le risque de la déficience*** *cognitive et la démence* » déclare la professeure adjointe de *radiologie et des sciences d'image* Shannon Risacher, à la revue « **The news network.** » Les chercheurs ont analysé 451 personnes dont l'âge moyen était de 73 ans. Soixante d'entre elles prenaient au moins un médicament anticholinergique selon les cas. Pour identifier les changements physiques et physiologiques qui peuvent avoir été associés aux effets rapportés des médicaments, des scientifiques ont examiné les résultats suite à des tests de mémoire et des tests cognitifs aussi bien que des PET Scans (pour mesurer le métabolisme cérébral) et des IRM, afin d'observer et d'évaluer la structure des cerveaux et l'intelligence des sujets. Les résultats cognitifs des tests ont montré que ceux qui ont pris des médicaments anticholinergiques ont fait pire qu'avec des tests sur la mémoire à court terme aussi bien que quelques tests de fonction exécutive comme le raisonnement verbal, la résolution de problèmes et la planification. De plus, les utilisateurs de médicaments anticholinergiques ont aussi présenté des taux inférieurs de glucose dans le sang – un indicatif de l'activité cérébrale — dans le cerveau lui-même et aussi dans l'hippocampe, une partie du cerveau qui est affecté au début par la maladie d'Alzheimer et qui est associé à la mémoire d'une personne :

- « *Finalement, les utilisateurs d'anticholinergiques avaient généralement réduit le volume de leur cerveau et ont élargi les ventricules, qui sont des cavités à l'intérieur du cerveau.* »

NOUVELLES PISTES

— « *Ces découvertes pourraient nous donner les indices de la base biologique liée aux problèmes cognitifs associés aux médicaments anticholinergiques, mais des études supplémentaires sont nécessaires si nous voulons vraiment comprendre les mécanismes impliqués* », a déclaré le professeur Shannon Risacher. Comme l'étude publiée en 2013 par des chercheurs du Centre Universitaire de l'Indiana pour la Recherche sur le Vieillissement qui a constaté que les médicaments produisant un puissant effet anticholinergique peuvent mener à des problèmes cognitifs même s'ils sont seulement pris pour 60 jours. L'étude a également constaté que des médicaments anticholinergiques, moins puissants, pourraient toujours causer des problèmes cognitifs dans les 90 jours. <u>Cette étude a également noté qu'à l'époque, plus de 7 millions d'Américains ont été victimes de démence douce et d'autres diminutions cognitives</u>. La plupart des victimes sont dans la tranche d'âge des 70-80 ans, les chercheurs ont noté, que de hautes doses d'anticholinergiques sur le long terme ont pu avoir un impact plus grand sur le développement d'Alzheimer :

- « *Étant donné toutes les preuves et les évidences, les médecins pourraient vouloir considérer des alternatives aux anticholinergiques, si disponibles, en accord avec leurs patients plus âgés* », a déclaré Shannon Risacher. Triste constat qui nous prouve encore une fois la faiblesse de la médecine allopathique et sa puissance lorsque celle-ci est utilisée à sa juste valeur, c'est-à-dire, soutenue par la science. Si nous avions proclamé il y a dix ans que les médicaments anticholinergiques détruisaient le cerveau et y laissaient des espaces vides qui provoquent la démence chez les sujets qui les ont utilisés à longueur d'année, nous aurions été qualifiés de « complotistes » et de menteurs ou de criminels, car nous aurions été condamnés pour entrave à la liberté commerciale. Tout compte fait, il ne s'agit pas d'une faiblesse allopathique de la part de la médecine, mais d'un contrôle du cartel pharmaceutique qui se substitue à la médecine pour imposer une science qui n'en est pas une, dont la seule fonction est l'enrichissement et le profit. En effet, les laboratoires proposent, puis imposent ces médicaments anticholinergiques à travers un lobbying agressif auprès des autorités de santé, en affirmant que les propriétés des anticholinergiques sont confirmées par « Leur » science, mais sans prévenir ni guérir, sans souligner les risques graves liés à leur utilisation quotidienne. Les laboratoires mentent par principe, et leur expression principale est l'omission venimeuse, c'est leur méthode depuis toujours, et depuis toujours ils savent, ils connaissent fort bien les effets liés à la destruction du cerveau des anticholinergiques, mais peu importe, le jour où l'on s'en apercevra, de l'eau aura coulé sous les ponts et ils auront engrangé des milliards de bénéfices en toute quiétude, et les utilisateurs seront tellement déments qu'ils ne pourront plus porter plainte. Et même s'ils sont attaqués en justice, ils feront trainer l'affaire dix ou quinze ans, et ils seront soit condamnés, soit acquittés par un tribunal félon. Les laboratoires possèdent la justice et la magistrature depuis longtemps, ce n'est pas par hasard que les loges maçonniques existent, elles sont toutes financées, comme les partis politiques par les mêmes tricheurs et destructeurs du vivant de tout le vivant. Dans le cas d'une condamnation, si la chance sourit aux plaignants, ils paieront quelques millions de dollars ou d'euros aux quelques victimes qui auront tenu bon, une goute d'eau dans la mer par rapport à ce qu'ils auront gagné durant la procédure en continuant à vendre leurs produits criminels. D'une manière ou d'une autre, les laboratoires pharmaceutiques sont systématiquement gagnants grâce à leur trésor de guerre, à leurs trafics d'influence et à leurs réseaux médiatiques, et nous constatons que le cartel pharmaceutique est l'organisation la plus criminelle du monde qui décide à dessein d'handicaper et de tuer les humains et les animaux dans un seul but, l'enrichissement et la « terra formation » de notre monde pour laisser place à des monstres qui pour le moment ne peuvent vivre en surface, mais si nous laissons faire, cela viendra. La vie a donc peu de valeur pour cette organisation de la fausse médecine qui a infiltré non seulement notre monde politique, mais également nos vies ?

Nous vivons une époque formi... diable !

26

CORRUPTION AU SÉNAT, 420 000 DOLLARS OFFERTS POUR SERVICES RENDUS À BIG PHARMA[154]

Plus nous menons des enquêtes sur les vaccins, plus nous réalisons combien la corruption est développée. Si les laboratoires sont les représentants de la science, enfin, d'une certaine science, pourquoi éprouvent-ils la nécessité de corrompre des représentants du peuple pour imposer leurs produits ? Si la science est exacte, elle s'impose d'elle-même, mais si ce n'est pas le cas, faut-il jouer de duplicité pour l'imposer de force à travers des lois ?

---

[154] http://www.trueactivist.com/breaking-author-of-mandatory-meningitis-vaccine-bill-caught-taking-420k-from-big-pharma/

Et bien, les faits parlent d'eux-mêmes, les laboratoires versent des pots de vin à des hommes politiques pour qu'ils modifient le cadre de la loi afin d'imposer des soins inutiles et dangereux pour les citoyens qu'ils sont supposés servir. Le Sénateur Kemp Hannon, qui occupe la présidence du Comité de Santé du Sénat de New York et qui est l'auteur de la loi récemment passée qui exigera de tous les élèves de septièmes et de terminale dans l'état de New York de se faire vacciner contre la méningite. Malheureusement pour lui, il a été attrapé la main dans le sac, selon le *New York Daily News*, et spécifiquement dans le sac de Big Pharma. Un sac bien rempli de toute évidence. Ses investissements dans l'industrie pharmaceutique et dans des entreprises spécialisées dans le domaine de la santé sont de 100,000 $ tandis qu'il est aussi prouvé qu'il a reçu plus de 400,000 $ des mêmes groupes d'intérêts. Les investissements du Sénateur Hannon entrent directement dans un conflit d'intérêts direct et il devrait être mis en examen pour conflit d'intérêts et abus de bien social, car, il profite de sa position dominante pour influencer, rédiger et voter des lois dans son intérêt personnel et celui de ses proches contributeurs, les laboratoires pharmaceutiques. Le Sénateur Kemp Hannon du Comté de R-Nassau en 2014 a investi dans 14 entreprises qui étaient, comme par hasard, concernées par les décisions de son comité en matière de santé « publique ». Ce qui en dit long sur les médecins et les hommes politiques qui se cachent derrière la « santé publique »! Quelle façade remarquable que cette « santé publique », elle permet les plus odieuses décisions et la réalisation des plans les plus machiavéliques contre les intérêts citoyens. Par comparaison, un de ses confrères sénateur situés à une fonction équivalente, Richard Gottfried, Président du Comité de Santé de l'Assemblée (le D-Manhattan) n'a pas rapporté posséder d'actions dans des entreprises de santé, prouvant de ce fait qu'il y a ceux qui font et ceux qui collaborent avec Big Pharma sans le moindre scrupule. En plus de ses investissements, Hannon au cours des quatre dernières années a aussi reçu plus de 420,000 $ de la part de laboratoires pharmaceutiques et autres sociétés médicales. Son secrétariat n'a fait aucun commentaire sur ces révélations. Sur sa déclaration d'impôts en 2014, concernant ses investissements, il a déclaré que les ventes et les achats de ses actions étaient « *à la libre discrétion de son courtier.* » L'habituel « *c'est pas moi c'est l'autre* » est accepté pour un sénateur corrompu, mais pas pour un citoyen lambda. Nous pourrions nous en amuser si c'était une comédie, mais il s'agit d'une réalité sordide qui va avoir d'inévitables conséquences sur la santé des enfants, désormais dans l'obligation de se faire vacciner contre la méningite, un vaccin parfaitement inutile, un masque à d'autres vaccinations (ROR, hépatite B) qui ont justement cette tendance à déclencher des épisodes de méningite soi-disant inexplicables. Les épidémies de méningites se développent le plus souvent dans les écoles, là où les enfants suivent le calendrier vaccinal et pas dans les usines, les entreprises, ni dans les ministères, comme c'est étrange. Les jeunes gens vont être doublement exposés à ce virus qui risque même de les contaminer, et de contaminer tout leur entourage non vacciné.

Les hommes et les femmes politiques ne devraient pas avoir à imposer des soins, pas plus que des vaccinations aux citoyens dans le cadre de la loi, sans s'informer auprès de la véritable science qui met justement en garde contre la vaccination. Ces élus ne connaissent, pour la plupart, rien à la science, en dehors de ce que leur racontent les laboratoires qui sont des informations partielles et tendancieuses. Les conflits d'intérêts sont tellement voyants, comme dans ce cas précis, qu'ils en deviennent banals, et c'est cette banalité qui aura des conséquences dramatiques sur la santé des citoyens. Le citoyen n'a d'autre choix que de reprendre le pouvoir politique pour gérer enfin, et intelligemment, les politiques de santé, imposées par le cartel pharmaceutique qui représente ce qu'il y a de pire dans nos sociétés.

Nous vivons une époque formi... diable !

27

COMMENT EXPLIQUER L'ARNAQUE DU CHOLESTÉROL[155]

Le culte du tout contre le cholestérol tue les gens par scientisme !

Je ne tiens pas à susciter chez les lecteurs un sentiment de défiance à l'égard du médecin traitant, au contraire, il est de très bon conseil, mais nous sommes en droit de nous interroger sur une pratique médicale contestable, et aujourd'hui fort critiquée par la science elle-même. Au fur et mesure de mes enquêtes, je suis contraint de constater le décalage qu'il y a entre réalité médicale et « *volonté de réalité médicale* » organisée par les

---

[155]   https://www.naturalnews.com/2017-12-10-told-we-should-all-have-the-cholesterol-levels-of-a-newborn.html

laboratoires pharmaceutiques qui ont pour mission principale l'enrichissement et l'affaiblissement du vivant avant sa destruction. Ces mêmes laboratoires, qui collectent 150 milliards de bénéfice annuel, et qui ont deux visages comme le dieu Romain Janus, un visage pour produire quelques médicaments qui fonctionnent et un autre pour produire justement tous ceux qui ne fonctionnent pas en prétendant le contraire et qui sont majoritaires dans la pharmacopée actuelle. Ceux-ci transforment la réalité médicale pour l'adapter à leurs exigences de produits de « santé » et n'hésitent pas à tricher sur les résultats scientifiques de leurs études, le plus souvent contredites par des chercheurs indépendants et des médecins soucieux de la santé de leurs patients.

   - « *Des médicaments inefficaces ou inutiles, parfois dangereux, et à des prix exorbitants apparaissent. Qui sont les coupables ? Ceux qui les commercialisent, ceux qui les vantent, ceux qui, pleins de crédulité, les prescrivent, ou ceux qui laissent faire[156] ? »*

Le professeur Philippe Even, prouve par ses recherches que « *75 % de médicaments inefficaces ou efficaces, mais inutilement prescrits, 30 000 morts dont la moitié évitable, 120 000 hospitalisations, des millions d'effets secondaires gênants ou pénibles...* », voilà le vrai visage de Big Pharma et des médecins complices qui le servent, conscients ou pas des intentions fort discutables des fabricants de produits de santé. Pour ce travail de recherche, le professeur Even a été radié de l'ordre des médecins, une radiation qu'il affiche comme une légion « d'horreur ». Ainsi, le corps médical pousse systématiquement le mensonge plus loin en jouant sur l'ignorance des patients et même sur celles des soignants. Cette ignorance nourrie par un faux savoir, permet au soignant bercé par son propre orgueil de se retrancher derrière un panel de connaissances comme un puissant voile de protection pour imposer aux

---

[156] EVEN, Philippe. Corruptions et crédulité en médecine, ed. Cherche Midi.

patients/clients toutes sortes de médications considérées comme obligatoires, sans jamais envisager une autre éventualité. Sa science est valable à 100 %, alors que nous savons que c'est faux ! L'exemple de la lutte contre le cholestérol est parfaitement révélateur de ce type de comportement pour le moins autiste de la part d'une grande partie des médecins actuellement.

Les médecins, depuis de nombreuses années nous présentent l'ennemi public n° 1 de l'homme moderne, le fameux et redoutable cholestérol qui encrasserait les artères, fragiliserait le cœur et mènerait à la mort inéluctablement ; il n'en est rien, c'est un mensonge organisé par les laboratoires pharmaceutiques pour vendre des statines sans le moindre effet thérapeutique, et cela est également scientifiquement prouvé aujourd'hui. Puisque nous devons, nous référer à la science, celle-ci a statué, les statines ne sont d'aucune utilité thérapeutique, ne prolongent pas la vie, mais elles ont des effets secondaires graves sur la santé des patients qui en font usage. Si les accidents cardiovasculaires ne cessent de se développer depuis 20 ans, le cholestérol n'y est pour rien, en revanche ces accidents s'alignent exactement sur la courbe du calendrier vaccinal et pas sur la courbe du cholestérol qui s'avère être le bouc émissaire choisi pour détourner l'attention du vrai coupable. Ce sont les vaccins qui sont les principaux ennemis du cœur, mais nous l'avons vu tout au long de cet ouvrage. Le cholestérol est l'arbre qui cache la forêt, le coupable désigné d'une des plus grandes arnaques médicales des XXe et XXIe siècles. D'ailleurs les maladies cardiovasculaires n'existent que depuis le début du XXe siècle en dehors de certains cas particuliers. Pour la médecine allopathique, il y aurait deux types types de cholestérol un bon, un mauvais et la seule façon pour une personne de rester en bonne santé cardiaque serait de complètement retirer le mauvais cholestérol du corps, un conseil de santé particulièrement incohérent puisque le corps et le cerveau ont justement besoin de cholestérol pour fonctionner normalement, mais Big Pharma a besoin de se constituer un marché :

— « *Les statines, c'est 300 milliards de dollars en quinze ans pour l'industrie : 13 milliards par an pour Pfizer, 7 milliards par an pour Astra Zeneca, 5 milliards par an pour Merck[157]... »*

Le professeur Even ajoute que les statines sont inefficaces dans la prévention de ces accidents cardiovasculaires, mais Big Pharma a une technique, celle de corrompre certains universitaires, directeurs de recherche pour lui fournir des études avantageuses pour justifier la production et la commercialisation de ses produits, comme nous allons le voir. La corruption est la première arme de Big Pharma, et c'est une arme très fréquemment utilisée. Une étude récente menée au Royaume-Uni, déclare que les gens devraient éliminer leur cholestérol en prenant des statines combinées avec un tout nouveau médicament sortant du chapeau de Big Pharma et recommandé par les sorciers pharmaciens, un médicament qui réduira le taux de cholestérol des

---

[157] *EVEN, Philippe. Corruptions et crédulité en médecine (DOCUMENTS) (French Edition) Cherche Midi*

adultes à celui d'un bébé nouveau-né. Aussi fou que cela puisse paraitre, une équipe de scientifiques de *l'Université Impériale de Londres* (ICL) prétend qu'en combinant ces deux médicaments, presque tout le cholestérol peut être « *sans risque* » retiré du corps pour réduire son risque de développer une maladie cardiovasculaire. »

Sur ce point, je tiens à rappeler que les maladies cardiovasculaires, en dehors d'un défaut de conception, sont dues aux vaccinations, donc l'intérêt d'inventer de faux prétextes pour dissimuler cette implication prouve plus de cent ans de mensonge sur le cholestérol, et pas que... les problèmes imputés au cholestérol sont dus à des réactions aux multiples vaccinations reçues, autrement, il n'y a pas de problème de cholestérol.

Ceci inclut vraisemblablement de drainer le cholestérol hors du cerveau, alors que nous savons qu'il est utilisé pour soutenir **la mémoire, la connaissance et le système nerveux central**, d'où cette imposture médicale. Publiée dans le journal « *Circulation* », l'étude a observé des données compilées sur plus de 5,000 personnes participant à des essais cliniques avec le fameux médicament baissant le cholestérol :

— « *La présomption est qu'un taux bas de cholestérols est signe de bonne santé, donc les chercheurs impliqués ont observé spécifiquement l'efficacité des médicaments en question dont c'est l'objectif. Parce qu'effectivement, ils ont réduit le cholestérol, et l'essai clinique a été un succès avec des résultats efficaces et prometteurs.* »

Les experts ont longtemps débattu si un taux très bas de cholestérols était nuisible ? Déclare Ray Kausik Professeur de Santé Publique de *l'Université Impériale de Londres*, et auteur principal de l'étude en question :

- « *Cette étude suggère que non seulement ils ne sont pas nuisibles, mais qu'ils ont aussi réduit le risque de maladie cardiaque, de crise cardiaque et d'attaque cardiaque.* »

En revanche, « *si le corps humain n'avait pas de cholestérol, il mourrait !* »

De façon intéressante, les prémisses de l'étude de Ray Kausik présupposent que d'avoir ou pas de cholestérol est d'une façon ou d'une autre, une bonne chose. Sur le site Web de *l'Université Impériale de Londres* une annonce sur cette découverte déclare clairement « *baisser le plus bas possible le niveau de cholestérol* » est le but recherché, parce que faire baisser ce taux aide à minimiser le risque d'accident cardiovasculaire. L'affaire si elle n'était pas vraie, prenait l'aspect d'une farce et était profondément risible si Big Pharma n'espérait pas tant dissimuler la vérité sur les maladies cardio-vasculaires en inventant des sornettes et en responsabilisant le cholestérol, donc le patient, puisqu'il le fabrique. Il ne faut jamais oublier que le responsable, c'est toujours le patient, doit-on apprendre dans les écoles de Big Pharma. En clair, les problèmes cardiaques proviendraient selon ce médecin britannique, du taux de cholestérol, alors comment explique-t-il qu'un adolescent en 2013 soit mort d'un problème cardiaque après avoir reçu le vaccin Gardasil ?

— Un infarctus fatal du myocarde survenu chez un adolescent a fait l'objet d'une plainte devant un tribunal fédéral américain. Cette plainte (N° 15 — 0160V) a été déposée par le cabinet d'avocats Roberts de Newport Beach, au nom d'Adan Gomez et Raquel Ayon au sujet du décès de leur fils Joël survenu après l'administration du vaccin Gardasil[158].

---

[158]   http://initiativecitoyenne.be/2015/11/deces-d-un-jeune-garcon-par-infarctus-du-myocarde-apres-le-gardasil.html

ET SI LA PROMOTION DU CHOLESTÉROL ÉTAIT JUSTE UN MASQUE POUR LES PROBLÈMES DE SANTÉ LIÉS AUX VACCINATIONS !

Mais qu'en est-il de toutes les utilisations scientifiquement soutenues pour le cholestérol dans le corps ?

-    Le cholestérol est un composant naturel de la structure biologique du corps humain, composé pour grande part de matière cérébrale et servant dans le cadre de carburant permettant à l'organisme de créer des hormones. <u>Sans cholestérol, le cerveau se fanerait, les hormones disparaîtraient et l'organisme mourrait très rapidement</u>. Ah, mais juste avant de mourir on pourrait avoir un léger risque de subir une crise cardiaque si l'on croit à cette prétendue science. Une des raisons pour lesquelles cette dernière étude est douteuse est qu'une autre étude, publiée plusieurs années auparavant dans le journal *Nature Médecine* parvient à des conclusions complètement opposées. Des chercheurs de *l'Institut Max Planck de Médecine expérimentale* à Heidelberg en Allemagne, ont découvert que non seulement le cholestérol est nécessaire pour empêcher les accidents cardiovasculaires, mais que sa présence et son utilisation par l'organisme aident également à empêcher la formation de conditions cérébrales dégénératives comme la maladie d'Alzheimer et Parkinson.

ALORS, POURQUOI BAISSER LE CHOLESTÉROL, SERAIT-CE POUR VENDRE DES STATINES ?

« *Ce traitement de six semaines pour faire baisser le cholestérol a retardé la baisse de la coordination du système nerveux central.* »

Les chercheurs de cette étude ont trouvé que les souris qui avaient des problèmes cérébraux et qui ont consommé un régime riche en cholestérol sont allées considérablement mieux, comparer aux souris qui en ont été privées. Le Docteur George V. Mann M.D., professeur de Médecine et de Biochimie à Université Vanderbilt dans le Tennessee déclare :

- « *La graisse saturée et le cholestérol dans le régime ne sont pas la cause d'insuffisance coronarienne… ce mythe est la plus grande tromperie scientifique de ce siècle, peut-être de n'importe quel siècle*. »

Le cholestérol ou la vaccination, est une question qui déclenche de très fortes réactions du côté des pros et anti vaccinaux. Il est nécessaire de noter que le « vaccinosceptique » que je suis est celui qui attend que la science prouve l'efficacité des vaccins, celui-ci ne vise pas à promouvoir une vue scientiste du débat sur la vaccination, mais qu'il est en faveur de la science et de l'absence de censure. J'espère qu'en fournissant aux lecteurs des avis alternatifs d'experts concernés et de médecins, chacun avec toutes ces informations nécessaires pourra prendre la mesure, et une décision éclairée et personnelle, en faveur de lui-même et de ses enfants, sur ces sujets particulièrement controversés.

Nous vivons une époque formi... diable !

28

LES EFFETS SECONDAIRES DU VACCIN CONTRE LE ZONA[159]

Il ne se passe pas une journée sans que nous découvrions les effets nocifs provoqués sur le vivant humain et animal par les vaccins, et malgré tous ces effets qui se manifestent de plus en plus à cause des obligations vaccinales, le monde scientifique, au service de Big Pharma, se contente, comme nos politiques, de hausser les épaules en regardant au ciel comme si la science était soudain, par l'opération du Saint-Esprit, devenue folle. Et pourtant, plus nous cherchons, plus nous creusons dans ce puits sans fond laissé béant par

---

[159] Sources :

TROFire.com

TheFreeThoughtProject.com

FiercePharma.com

ForThePeople.com

Big Pharma, plus nous découvrons les preuves d'une supercherie manifeste et organisée par le cartel pharmaceutique depuis le début de la propagande vaccinale au XIXe siècle.

Le ZOSTAVAX est la nouvelle farce de Big Pharma, une farce de bien mauvais gout, c'est un vaccin pour adultes dès 50 ans ou plus âgé, qui aide à stimuler le système immunitaire contre le Zona. Mais comment ce zona est-il arrivé là, dans le fond, tout le monde s'en fiche, ce qui compte c'est d'appliquer notre vieil adage « *mieux vaut prévenir que guérir* », ce qui pourrait en effet être nécessaire, mais est-ce le cas concernant ce vaccin ? Les vaccins et le calendrier vaccinal impliquent ces réactions dermatologiques, et ce sont justement des réactions immunitaires contre les produits toxiques contenus dans les vaccins et censés soigner, prévenir et guérir, qui provoquent le zona en question.

Primo, les vaccins ne protègent pas, ils ne soignent pas et ne préviennent pas, puisqu'ils sont à l'origine des développements d'épidémies de rougeole, de polio, de grippes... comme nous l'avons vu dans Pandora III et IV, la maladie est un moindre mal que le vaccin et c'est la science qui parle. Pour la rougeole par exemple, le vaccin ROR chargé de valences toxiques préparées dans une marmite de sorcière, assaisonnées avec des virus vivants qui peuvent :

— « *interférer avec le système immunitaire et augmenter le risque de pathologies virales jusque là bénignes, sans parler des virus mutants créés par le "bricolage" vaccinal*[160]. » Pour le Dr de Lorgeril, « *Les concepts de couverture vaccinale et de vaccin altruiste doivent être réexaminés de toute urgence par de vrais experts vraiment indépendants de l'industrie et du ministère* » et c'est valable dans le monde entier, car, les trafics d'influence et les conflits d'intérêts sont bien trop importants pour faire confiance à la propagande ministérielle pas plus qu'aux laboratoires, tellement habitués à confondre, vérités et tromperies. En revanche le ZOSTAVAX ne peut pas être utilisé pour traiter le zona ou la douleur nerveuse qui découle du Zona, une fois

---

[160] https://mailchi.mp/neosante/vaccin-rougeole-un-cas-dcole

que vous l'avez développé.

Mais alors, comment fonctionne le ZOSTAVAX, ce nouveau « *miracle de Big Pharma* « ?

C'est très simple, en aidant votre système immunitaire — le système de défense naturelle de l'organisme). Le Zostavax augmenterait le pouvoir du système immunitaire pour garder le virus inerte aidant à vous protéger afin de ne pas développer un Zona. En tous les cas, si ce vaccin protège comme les vaccins contre la grippe, la polio, le ROR, le HPV, le Tripédia et tous les autres, nous sommes sûrs de son inefficacité. La preuve, ce qui a été annoncé comme un remède pour le Zona par les plus grands médecins américains a amené les pires complications auprès des sujets vaccinés avec le Zostavax. Des milliers de victimes ont essayé d'intenter des procès contre le laboratoire pharmaceutique américain Merck et Co. pour des problèmes associés à leur vaccin Zostavax. Dans un entretien avec « TROFIRE.COM » Troy Bouk, Avocat associé du cabinet juridique « Levin Papantonio », a déclaré que les effets secondaires du vaccin contre le Zona étaient :

— le développement de la méningite

— le développement de l'encéphalite, de l'infarctus...

- la paralysie et nombre de pathologies.

Selon l'avocat de la partie civile, ces effets secondaires sont tous des caractéristiques du zona — et avec le vaccin qui contient des virus vivants, il est pas étonnant que le Zostavax ait causé autant de problèmes chez les patients vaccinés. Le Zostavax a été approuvé par les Centres de prévention et de contrôle des maladies (CDC), déclare Troy Bouk. Depuis ces mises en accusation, le CDC a fait machine arrière en recommandant que seules les personnes âgées de 60 ans dussent prendre le vaccin. Il est certain que s'il y avait une pathologie ou un décès après 60 ans, il y aurait tellement de facteurs imputables que l'on ne pourrait pas prouver le rapport direct entre le vaccin avec un décès, comme avec de nombreux autres vaccins, rien ne change avec Big Pharma, tout est un éternel recommencement et surtout dans la méthode, la tricherie, la fourberie avec les vaccins, on leur trouve toujours une utilité, surtout s'ils ne servent à rien. La « Food and Drug Administration (FDA) » d'autre part, a approuvé le Zostavax pour les personnes âgées de 50 ans annonce « *The FreeThoughtProject.com.* » Ils ne sont plus à une contradiction près. Le CDC a développé sa politique du chantage à la maladie et à la mort, il a averti que les personnes se trouvant dans la tranche 50 à 59 ans peuvent perdre les avantages présumés de la protection de ce vaccin à la soixantaine, cependant :

- « *Disons vous avez 55 ans. Le vaccin peut rester dans votre système avant que vous ayez atteint 60 ans, mais vous êtes en réalité une personne à risque qui pourra développer un zona dès votre 60ᵉ année. C'est pourquoi le CDC vous recommande de le faire dès 60 ans, parce que c'est probablement quand vous allez en avoir le plus besoin* » a déclarer Troy Bouk. Nous avons vraiment le sentiment d'assister à des conseils délivrés au maraicher par le boucher aux Halles à cinq heures du matin autour d'un calva et d'un blanc sec pour bien commencer la journée :

- Ah ! la science c'est quelque chose quand même !

Oui, la science c'est quelque chose, mais pas le scientisme vaccinal qui est tout, sauf de la science. Sur l'efficacité du vaccin, le CDC a déclaré qu'il a seulement réduit le risque de Zona de 51 %, faisant de la véritable capacité du vaccin, une efficacité plus qu'incertaine. 51 %, ce qui implique qu'il y a 49 % de chances d'en développer un inévitablement, ce qui explique la politique vaccinale, plus on est vacciné plus on a de chance de développer ce type de pathologie. Cette imprévisibilité est la raison pour laquelle l'avocat Marc J. Berne de « *Marc J. Berne & Partners LLP* » a enregistré « *des milliers de plaintes* » qui doivent encore être déposées à Philadelphie.

Dans une déclaration à « *FiercePharma.com* », Marc J. Berne a déclaré que les accidents vaccinaux à travers ce vaccin :

- «*...avaient justement tendance à développer le zona, allant jusqu'à provoquer des blessures personnelles sérieuses comme la cécité, des paralysies aux extrémités des membres, et des dégâts cérébraux, pouvant mener à la mort.* »

Dans un commentaire, l'avocat Marc J. Berne a déclaré que « *Merck a échoué lamentablement... à conseiller et à informer les patients des effets secondaires très sérieux et de l'échec du vaccin à protéger du zona comme revendiqué, ce qu'il ne fait pas*. »

Pour information, le vaccin contre le zona contient, entre autres, de la gélatine de porc nourri aux OGM, donc avec du glyphosate, du glutamate monosodique et des composants résiduels d'ADN humain, de fœtus avortés... que de bonnes choses pour la santé n'est-ce pas ? L'avocat Marc J. Berne a déclaré que son cabinet avait examiné les conséquences du vaccin « *depuis un certain temps déjà* » et que le litige peut donc être soutenu en justice. L'avocat a également exprimé sa conviction que les affaires devraient être regroupées pour établir un statut de délit massif. Un autre avocat, Michael Katz, s'accorde avec Berne. En réponse aux juristes, un porte-parole de Merck a déclaré que :

- « *Rien n'est plus important pour Merck, que la sécurité de nos médicaments et vaccins.* »

Il aurait pu dire, « *rien n'est plus important que la santé publique* », mais il préfère parler de ses produits, la santé publique en fait, vient au second plan, ce qui prouve combine le laboratoire pharmaceutique est avant toute chose une entreprise.

— Si c'est le cas, donc, pourquoi des milliers de personnes éprouvent-elles des maladies associées au vaccin censé les guérir ? Et ne parlons pas seulement du Zostavax, mais du ROR, du Gardasil, du Tripdia... tous concernés par des scandales sanitaires. Parce que le vaccin est fait du même virus, voilà pourquoi il ne peut ni prévenir ni guérir. Est-ce surprenant que le Zostavax cause plus de mal que bien ?

Le Zostavax dans les faits :

- Le Zostavax a été approuvé par le FDA en 2006.

- En 2016, le Zostavax a rapporté 749 millions de $ de ventes pour le laboratoire Merck.

- Actuellement, le Zostavax est le seul vaccin contre le Zona approuvé aux États-Unis.

- GlaxoSmithKline travaille sur un deuxième vaccin contre le Zona appelé Shingrix. GSK attend toujours l'approbation du FDA pour son vaccin

Big Pharma a encore de beaux jours devant lui, malheureusement pour l'humanité.

Nous vivons une époque formi... diable !

29

LE TRIBUNAL INTERNATIONAL de LA HAYE TROUVE MONSANTO COUPABLE DE CRIMES CONTRE L'HUMANITÉ[161]

CE FLÉAU DE LA TERRE QU'EST MONSANTO, VA T-Il FINALEMENT PAYER POUR SES CRIMES ?

Si le Tribunal international a un mot à dire sur Monsanto, la réponse à cette question semble être un « Oui » général. Le Tribunal international basé à La Haye aux Pays-Bas se décrit lui-même comme :

---

[161] https://www.naturalnews.com/2017-05-05-international-tribunal-finds-monsanto-guilty-of-crimes-against-humanity.html

https://www.reuters.com/article/us-france-pesticides-monsanto/monsanto-guilty-of-chemical-poisoning-in-france-idUSTRE81C0VQ20120213
https://www.publicsenat.fr/article/politique/moi-le-glyphosate-j-en-ai-rien-a-faire-stephane-le-foll-79114
ANH-USA.org
Monsanto-Tribunal.org

- « *Une initiative de la société civile internationale qui tient Monsanto responsable pour violations de droits de l'homme, de crimes contre l'humanité et d'écocide.* »

Cinq juges reconnus et respectés à l'international ont entendu les témoignages de 30 témoins et experts de cinq continents. Leur but était de livrer leur avis légal sur les déplorables actions environnementales, les dégâts et les dommages de santé commis par Monsanto. Et après de nombreuses délibérations, le tribunal est finalement parvenu à une conclusion :

— **Monsanto est coupable sur les trois chefs d'accusation.**

Les juges qui présidaient à cette initiative civile internationale ont déclaré que les activités du monstre de la biotechnologie n'affectent pas simplement et défavorablement l'accès du monde à la nourriture, mais affectent également et négativement le droit sur la santé humaine — et que l'entreprise se rend coupable

« *de perversion de la liberté scientifique*. »

Comme rapporté par *L'ANH Alliance for Natural Health International* :

— « *Le tribunal a déclaré que Monsanto et son empire des semences <u>affectent défavorablement l'accès de la population mondiale à la nourriture</u> et qu'en fabriquant et distribuant des substances comme les PCBS (des biphényles polychlorés) et le glyphosate, Monsanto a empiété sur notre droit d'exiger de hautes normes de santé. De plus, le tribunal a constaté que Monsanto pervertit la liberté scientifique en pratiquant des formes d'intimidation déclarées, faisant pression sur les gouvernements <u>et discréditant la recherche scientifique légitime qui soutient la santé publique et la protection de l'environnement</u>.* »

Comme le tribunal l'explique, Monsanto s'est concentré depuis le début du 20e siècle à produire des composés destructifs et nuisibles. Ces produits toxiques comme les PCBS, l'Agent orange, l'aspartame, le Lasso, un insecticide qui a invalidé M. Paul François, un agriculteur français qui a gagné son procès contre Monsanto, et le Roundup (glyphosate) ont créé des dégâts indicibles envers l'environnement et ont rendu malades des milliers voire des millions de personnes et continuent à les rendre malades. Et sans que personne ne le sache, ces produits rendent malades 7,9 milliards d'êtres humains. Au lieu de supprimer les allocations aux chômeurs qui font la manche pour survivre, ne devrions-nous pas condamner ces entreprises qui empoisonnent les populations et qui favorisent les déficits de la sécurité sociale en les rendant sciemment malades et en forçant la collectivité à supporter les frais de santé, qu'engendrent les empoisonnements des produits Monsanto, nourriture, pesticides englobant tous types de pathologies, et incluant le cancer ? N'y a-t-il pas ici, matière à attaquer Monsanto pour empoisonnement de la population française ? En plus de la diffusion de produits chimiques toxiques autour de la planète, Monsanto préconise et promeut les pratiques agricoles délétères et non durables qui contribuent aux problèmes suivants :

-        Dégradation des sols, épuisement de ressources en eau, extinction d'espèces animales (90 % de la population des abeilles détruite par biogénocide), biodiversité réduite, et le déplacement des petites fermes vers de grandes exploitations contrôlées exclusivement par Monsanto et ultra polluantes. De plus, l'activité de Monsanto à vouloir contrôler les semences, menace la liberté alimentaire et la souveraineté de l'humanité à choisir pour elle-même les fruits et légumes qu'elle souhaite cultiver et malgré cette injustice, malgré cette reconnaissance de plus grand ennemi de l'humanité, Monsanto met en place l'Agenda 21 sans que personne ne réagisse, tout le monde le laisse agir en toute impunité et avec la complicité silencieuse de nos élus et de nos gouvernements qui sont clairement contre le peuple.

Vous penseriez que cette seule action serait suffisante pour mettre Monsanto à genoux, mais nous connaissons toutes les fourberies et les controverses de Monsanto qui n'en finissent pas avec ses actions qui ont détruit l'environnement et qui ont fait des ravages sur l'approvisionnement en nourriture dans le monde.

Et comme les critiques l'indiquent, l'entreprise de biotechnologie a dépensé d'énormes sommes d'argent pour se défendre contre des procès apportés par ses victimes, 100 millions de dollars de budget juridique par an, mais les actions en justice n'ont pas encore motivé l'entreprise à changer sa manière d'être et pour cause, son objectif est de détruire et de contrôler. Monsanto sera à n'en pas douter le premier responsable des famines à venir.

Monsanto est également coupable de corruption à travers le contrôle des gouvernements en organisant un lobbying féroce, soit des pressions constantes sur eux, et sur les agences de réglementation pour imposer ses produits sur le marché et tenir les enquêtes scientifiques à distance, comme nous pouvons le constater à Bruxelles. Monsanto s'est même associé avec des agences gouvernementales américaines pour garder secrète la nature toxique de ses produits. Sa stratégie de rester à flot semble être une de ses dissimulations ; en plus des pressions, l'entreprise a financé des études frauduleuses sur la sécurité de ses produits et a contraint des scientifiques indépendants à manipuler les médias pour qu'ils ne révèlent pas ses méfaits. Comme nous le voyons actuellement avec l'ancien ministre de Hollande, qui fait le fol en déclarant « **moi le glyphosate j'en ai rien à faire !** » Ce qui prouve que si l'homme joue à la fois l'ignorant doublé d'un incompétent, ce qui serait surprenant, à moins qu'il ne soit un sérieux complice de Monsanto pour faire une telle déclaration, dans ce cas, ne devrait-il pas rembourser les salaires perçus durant son ministère, sa retraite à la nation, car son devoir était de protéger notre agriculture et notre environnement au lieu de cela il a encouragé Monsanto et ses produits à détruire notre pays et il s'acharne à faire des déclarations à l'emporte-pièce[162].

D'une façon ou d'une autre, il semble que le jour du

---

[162] https://www.publicsenat.fr/article/politique/moi-le-glyphosate-j-en-ai-rien-a-faire-stephane-le-foll-79114

jugement dernier de Monsanto arrive enfin. En plus du tribunal, les procès contre Monsanto pour ses mensonges — particulièrement quant à la connexion entre le glyphosate et le cancer — continuent à s'accumuler. Tandis que la décision du Tribunal international de La Haye contre Monsanto n'est pas juridiquement contraignante pour cette entreprise responsable des pires inventions contre l'humanité, il reste un espoir que le verdict inspirera d'autres gouvernements et des agences pour rejoindre et perpétuer cette action juridique.

Le fait qu'un organisme international ait trouvé Monsanto coupable de crimes contre l'humanité, de violations de droits de l'homme et d'écocide, est un énorme pas en avant vers la fin du régime de terreur contre la société. Nul ne doit lâcher prise concernant cette abominable création qu'est Monsanto ou Monsatanique.

Nous vivons une époque formi... diable !

30

« PROTECTION WITHOUT A VACCINE [163]»
(Protection sans un vaccin)

Cet article important a été partiellement publié une première fois en France et relativement mal traduit, il ne rendait en aucune façon honneur à la qualité originelle de la publication américaine, ni aux informations capitales qu'il contenait. Je me suis attelé à traduire cet article, afin de l'interpréter et d'ajouter des commentaires sous forme de question/réponse en caractère gras, en rapport avec les parties traduites afin de rendre cette découverte scientifique compréhensible

---

[163] https://www.nytimes.com/2015/03/10/health/protection-without-a-vaccine.html

par Carl Zimmermarch publié dans le new york times le 9 mars 2015

pour chacun. Le mois dernier, une équipe de scientifiques a annoncé ce qui pourrait s'avérer être un énorme pas en avant dans le combat contre le V.I.H. Les scientifiques du « *Scripps Research institute* » ont déclaré avoir développé un anticorps artificiel qui, une fois dans le sang, aurait saisi le virus et l'auraient inactivé. La molécule peut éliminer le V.I.H. des singes infectés et les protéger d'infections futures.

— **Le problème qui se pose est, semble-t-il, que le V.I.H. humain soit un virus modifié artificiellement par des laboratoires pharmaceutiques de « Biohazard » sous la direction du Pentagone, de l'armée US et de la NSA. Donc, comment peut-on imaginer que ceux qui ont créé le V.I.H. tentent aujourd'hui, en 2018, 38 ans plus tard, de réaliser son antidote pour des raisons aussi troubles[164] ? L'histoire du V.I.H remonte à 1921, mais c'est en juin 1981 que la revue américaine, « *Morbidity and Mortality***

---

[164] Gerre biologique et terrorisme, Francis A. Boyle, Collection Résistances

Weekly Report (MMWR) », un organe du CDC, a publié la découverte d'un facteur infectieux commun auprès de 5 jeunes gens atteints d'une forme grave de pneumonie. Deux ans plus tard, une équipe de chercheurs français, les professeurs Françoise Barré-Sinoussi et Luc Montagnier isolaient, *« le Virus de l'immunodéficience humaine à l'origine du Syndrome de l'immunodéficience acquise, ou VIH/SIDA*[165]. »

À la même période, le gouvernement américain dévoyait toute la recherche civile sur l'ADN réalisée aux États-Unis, et je reprends ici un extrait du livre de Francis A. Boyle, *« Guerre biologique et terrorisme »* dans le chapitre III, qui montre l'orientation scientifique que prennent les États-Unis en matière de guerre bactériologique :

---

[165] http://www.hinnovic.org/le-cote-historique-du-vih-sida-1921-1981-partie-1-de-2/

1. « *Pour développer un agent biologique offensif ;*

2. *Puis un vaccin prétendument "défensif" ;*

3. *Conditionnaient cet agent sous forme d'aérosol ;*

4. *Procédaient à des essais de cet agent aérosolisé pour s'assurer qu'il pouvait tuer des animaux génétiquement proches des êtres humains tels que des porcs ; et enfin*

5. *Confiaient le produit de leur "recherche" et "développement" au Pentagone. »*

Le Sida ou V.I.H fait certainement partie de ces projets, car, il ne peut exister tel qu'il est dans la nature, c'est donc qu'il a été modifié génétiquement pour devenir aussi dévastateur. Dans l'ouvrage de Francis A. Boyle nous comprenons la méthode employée par des personnes puissantes et mal agissantes qui réalisent des virus, des agents pathogènes afin de nuire à l'espèce humaine et qui proposent, comme par miracle, un antidote, mais de le cas du SIDA, l'antidote n'en était pas un et le monstre a échappé au contrôle de ses créateurs.

Mais ce traitement n'est pas un vaccin, pas au sens

ordinaire du terme. En délivrant des gènes synthétiques dans les muscles des singes, les scientifiques recombinent essentiellement l'ADN des animaux pour résister à la maladie. Les chercheurs testent cette nouvelle approche pas seulement contre le V.I.H., mais contre <u>Ebola, la malaria, la grippe et l'hépatite.</u>

— Ce que nous constatons, c'est l'intégration d'un gène synthétique, qui aura pour mission de modifier notre ADN sous prétexte de lutter contre les maladies. C'est un moyen détourné pour modifier l'espèce humaine qui correspond à la nouvelle génération de vaccins OGM. <u>Les laboratoires sont donc disposés à créer des maladies génétiques et à les soigner avec leurs vaccins attitrés, rendant dépendante l'espèce humaine pour toutes les futures infections, créant *de facto*, un monopole du soin, ce qui est contraire aux droits humains!</u>

« SKY HAS NO LIMIT » a déclaré Michael Farzan, immunologiste au *Scripps research Institute* et principal auteur de la nouvelle étude. Le Docteur Farzan et d'autres scientifiques ont espoir que cette technique pourra fournir une protection à long terme contre des maladies <u>pour lesquelles les vaccins ont échoué</u>. Le premier essai humain basé sur cette stratégie — appelé immunoprophylaxis par transfert de gène ou I.G.T. est en cours, et plusieurs nouveaux essais sont planifiés.

— Cette technique appelée immunoprophylaxis doit fournir à long terme une protection contre des maladies pour lesquelles les vaccins ont échoué. <u>CELA IMPLIQUE QUE LES VACCINS NE FONCTIONNENT PAS PUISQU'ILS ÉCHOUENT À PROTÉGER CEUX QUI SONT VACCINÉS.</u> Nous avons ici la preuve scientifique que les vaccins ne servent pas à soigner, ni à guérir, alors à quoi servent-ils, ou quels intérêts servent-ils ?

— *« Cela pourrait révolutionner notre façon de nous immuniser contre des menaces de santé publique à l'avenir »*, a déclaré le docteur Gary J. Nabel, attaché scientifique en chef de Sanofi, un laboratoire pharmaceutique qui produit une vaste gamme de vaccins, comme chacun sait, Sanofi-Pasteur.

— **Donc Sanofi, producteurs de virus et de vaccins admet que les vaccins ne servent à rien, puisqu'il valide cette recherche révolutionnaire, donc moderne, alors que la science vaccinale a deux siècles d'âge, ce qui confirme à nouveau que Pasteur est bien « l'impasteur » que nous désignons depuis toujours et que les laboratoires pharmaceutiques imposent un calendrier vaccinal parfaitement inutile, mais qui leur permet de s'enrichir à milliards, en affaiblissant les populations avec des vaccins aux effets indésirables dangereux.**

Que l'I.G.T. immunoprophylaxis parvienne à ses fins, reste une question ouverte. Les chercheurs doivent toujours mesurer sa sécurité et son efficacité sur les humains. Et la perspective de personnes génétiquement modifiées pour résister aux maladies infectieuses peut soulever des questions parmi les patients.

— **Le problème est que si ce gène synthétique fonctionne pour détruire des maladies virales, on** ne connait pas à long terme son comportement dans un organisme humain, car en toute logique, lorsque dans la nature on modifie un élément biologique encodé pour être ce qu'il est, il revient systématiquement à sa fonction d'origine, en conséquence, que se passerait-il si on modifiait l'ADN pour de bonnes causes, rendant l'homme momentanément « invincible », et que le corps animé par son codage initial décide tout à coup de reprendre le pouvoir sur la chimie synthétique ? Que deviendraient les virus dans ce corps initialement vaincus, reprendraient-ils leur pouvoir de destruction, renforcés par une période de sommeil forcé ? Les scientifiques ne tiennent pas compte de tous ces virus inconnus, contenus dans le flux sanguin de chaque individu, comment agira donc l'I.G.T. immunoprophylaxis lorsqu'il aura détruit comme un enzyme glouton tous les virus extérieurs, s'attaquera-t-il ensuite à tous les virus intérieurs, puis aux mauvaises

bactéries qui vivent en équilibre avec les bonnes bactéries de l'intestin, n'est-ce pas ici le meilleur moyen pour faire entrer le loup dans la bergère et éradiquer l'espèce humaine toute entière ?

— « *La réalité est que nous touchons le troisième niveau et donc cela va nécessiter une certaine explication* » a déclaré le docteur David Baltimore, un nominé au prix Nobel de médecine et virologiste à *Caltech* qui teste l'I.G.T. immunoprophylaxis contre un certain nombre de maladies. Les vaccins conventionnels incitent le système immunitaire à constituer des anticorps en le présentant à des virus pathogènes affaiblis ou morts, ou même juste leurs fragments moléculaires. Nos cellules immunisées produisent une gamme d'anticorps, dont certains peuvent se battre contre ces infections.

— **Mais les vaccins n'incitent que très peu le système immunitaire à constituer des anticorps, mais plutôt à concevoir des réactions du système immunitaire attaqué par de violents ennemis qui sont ces virus** pathogènes amoindris, et non morts, sinon, il n'y aurait aucune raison de vacciner avec, et ils provoquent au contraire, de terribles dysfonctionnements qui mènent au développement des maladies contre lesquelles le patient est vacciné, et au développement de maladies auto-immunes et à nombre de pathologies médicales invalidantes.

— Nos cellules immunisées produisent une gamme d'anticorps dont certains peuvent se battre contre ces infections.

— Ne serait-ce pas le système immunitaire qui fabrique lui-même ses propres défenses sans nécessité vaccinale comme nous l'avons vu dans le cas de la vitamine C, qui offre son électron aux cellules pour les régénérer et faire disparaitre les cellules oxydées, toxiques et virales. Ainsi, selon les médecins, les avis divergent, la science ne trouve aucun accord sur ce sujet précis.

- Dans quelques cas, ces anticorps fournissent des défenses fortes. Les vaccinations contre des maladies comme la variole et la rougeole peuvent mener à la protection presque complète.

— **Malheureusement, c'est ici une fausse déclaration, car les vaccinations contre la variole et la rougeole fonctionnent peu ou pas du tout, les études scientifiques menées sur le sujet le prouvent, à tel point que dans les années 1950, l'OMS a demandé aux laboratoires de cesser de produire des vaccins antivarioliques, et a même indiqué que de faire un vaccin contre la rougeole serait une erreur. Une erreur que nous payons gravement aujourd'hui avec les épidémies incompréhensibles de rougeole vaccinale et non sauvage.**

- Mais contre d'autres maladies, des vaccins conventionnels échouent souvent à produire des anticorps efficaces. Le H.I.V., par exemple, s'immisce dans tant de pathologies différentes, qu'un vaccin qui peut protéger contre l'une, ne fonctionnera pas contre d'autres.

NOUS N'AVONS PAS ICI LA PREUVE QUE LES VACCINS NE FONCTIONNENT PAS ?

— **Mais nous n'avons pas non plus la preuve qu'ils fonctionnent, en dehors des déclarations des laboratoires qui agissent comme Monsanto en déclarant que le Glyphosate n'est pas cancérigène, alors que les scientifiques indépendants affirment et prouvent le contraire. En revanche des schémas statistiques en disent long sur la vaccination ils sont à mettre en rapport avec les statistiques des maladies neurodégénératives, autismes, scléroses en plaques et autres maladies auto-immunes qui touchent les êtres**

humains depuis l'exécution de ces calendriers vaccinaux.

— L'I.G.T. immunoprophylaxis diffère en tout de la vaccination traditionnelle. C'est, au lieu de cela, une forme de thérapie génique. Les scientifiques isolent les gènes qui produisent des anticorps puissants contre certaines maladies et synthétisent ensuite des versions artificielles. Les gènes sont placés dans des virus et injectés dans le tissu musculaire de préférence. Les virus envahissent des cellules humaines avec leurs charges d'ADN et le gène synthétique est incorporé dans le destinataire qui a son propre ADN. Si tout se passe bien, les nouveaux gènes chargent les cellules et commencent à fabriquer des anticorps puissants.

— **C'est se donner beaucoup de mal pour pas grand-chose, surtout pour des maladies bénignes comme la grippe, dont c'est également le projet de ces chercheurs. On modifie l'ADN à partir d'un ou de plusieurs gènes qui luttent contre certaines maladies**

pour en fabriquer de synthétiques, en fait, ce sont des copies qui ressemblent à nos gènes, mais qui ne sont pas nos gènes, ensuite, ils les combinent à des virus pour les intégrer à notre ADN. Pour l'instant, les résultats sont prometteurs, mais que se passe-t-il après ? L'ADN est modifié, il ne sera plus jamais le même et que se passerait-il si le virus venait à muter de lui-même, à fabriquer sa propre mutation, le corps serait-il encore capable de s'adapter et de lutter contre l'intrus ?

— L'idée de L'I.G.T. immunoprophylaxis est apparue pendant la lutte contre le V.I.H. chez quelques personnes, il se trouve que, quelques anticorps contre le VIH se sont avérés extrêmement puissants. Les prétendus anticorps largement neutralisants peuvent se greffer sur nombres de cibles différentes du virus et les empêcher d'infecter de nouvelles cellules. Le virologiste Dr Philip R. Johnson, attaché scientifique en chef de l'Hôpital pour enfants de Philadelphie à l'Université de Pennsylvanie a eu une idée : Pourquoi ne pas essayer de donner des anticorps largement neutralisants à tout le monde ?

- En effet, pourquoi ne pas modifier l'espèce humaine sous prétexte de satisfaire les biologistes et faux chercheurs de progrès, qu'est-ce que cela cache-t-il, d'autant qu'il existe en Afrique du Sud, un simple buisson qui guéri du Sida de façon phénoménale, le *Suderlandia Fructosa*[166] alors que cela cache-t-il en réalité, L'I.G.T. immunoprophylaxis est-il vraiment produit pour

---

[166] http://www.sidasante.com/forum/index.php?/topic/5789-suderlandia-fructosa/

Credo: "Je souhaite lancer un appel au monde. Tout d'abord, je ne suis ni un charlatan, ni un sensationnaliste. Je suis un vieil homme qui a vu beaucoup de choses. Je souhaite que le monde sache qu'un petit rayon d'espoir émane d'Afrique du Sud.

C'est une plante qui est presque sur le point de disparaître, une plante qui s'appelle "Suderlandia Fructosa". Cette plante fait des miracles sur les gens qui ont cette terrible maladie appelée Sida. Et elle est si miraculeuse que les miracles se produisent en une semaine ou quinze jours. Une personne qui était couchée, sur le point de mourir, à qui l'on donne cette plante, se lève et a plus d'énergie et retrouve l'appétit, et elle est libérée de la dépression. Et je ressens une urgence nationale, une urgence mondiale, parce que les grands scientifiques n'ont pas produit un traitement sûr et valable pour le Sida. Je dis que cette plante devrait être plantée par tous les gouvernements bienveillants, par toutes les organisations bienveillantes, et qu'elle devrait être donnée aux êtres humains gratuitement.

guérir du V.I.H ?

— À l'époque, le docteur Johnson et d'autres chercheurs expérimentaient la thérapie génique pour des troubles d'hémophilie. Les chercheurs avaient compris comment modifier des gènes dans les virus pour les persuader de coloniser les cellules et il est apparu au docteur Johnson qu'il pourrait utiliser cette stratégie pour introduire dans ce gène, un anticorps puissant, introduit dans les cellules d'un patient.

— **Rappelons-nous que le principal objectif des laboratoires et des docteurs jekyll est de créer des maladies chroniques, pas de les guérir, même si cette technique est prometteuse, il y a quelque chose qui reste flou et qui pourrait avoir des conséquences terribles pour l'humanité à plus ou moins long terme.**

— Après que les cellules ont commencé à produire des anticorps, le patient concerné serait « vacciné » contre une maladie.

— Mais l'homme est vacciné naturellement grâce a son système immunitaire et surtout grâce a une découverte récente qui indique qu'il existe dans son/notre flux sanguin pas moins de 100 virus inconnus et certainement davantage, ce qui indiquerait que notre sang est en lui-même une incroyable banque de données biologique de l'histoire virale humaine.

— L'idée a représenté une nouvelle direction radicale pour la thérapie génique. Jusque-là, les chercheurs s'étaient concentrés sur la guérison des troubles génétiques en fournissant des versions de gènes défectueux qui fonctionnent. L'I.G.T. immunoprophylaxis, d'autre part, protégerait des gens sains des maladies infectieuses.

— Certainement, mais pour combien de temps ? Dans cet article, les scientifiques admettent l'échec des vaccins à protéger contre les maladies, en quoi l'I.G.T. immunoprophylaxis apporterait plus de garanties que les vaccins, et pour combine de temps ? Les laboratoires ont cette fâcheuse tendance à crier

victoire trop tôt à cause des applications industrielles et commerciales de leurs produits, c'est la productivité qui motive les laboratoires, pas la science, un exemple parmi tant d'autres est le vaccin gardasil, mis sur le marché par le laboratoire Merck à peine 16 mois après ses premiers essais cliniques, nous constatons aujourd'hui les dégâts.

Et il n'y a aucune garantie que L'I.G.T. immunoprophylaxis réussisse. D'une part, le meilleur virus colonisé par des gènes que le docteur Johnson avait, a seulement fonctionné en envahissant les cellules musculaires – ce qui en principe ne fabriquerait jamais d'anticorps.

— Là encore nous avons la preuve du mécanisme scientifique basé sur des vérités qui n'en sont pas, alors qu'est-ce qui nous prouve que les nouvelles vérités scientifiques seront fiables et inoffensives à long terme comme le sont déjà les vaccins ?

— En 2009, le Docteur Johnson et ses collègues ont

annoncé que la technique fonctionnait malgré tout. Dans leurs expériences, ils ont cherché à protéger des singes du S.I.V., une version du VIH des primates. Pour se faire, ils ont utilisé des virus pour livrer des gènes puissants injectés dans les muscles des singes. Les cellules musculaires ont produit des anticorps de S.I.V., comme le docteur Johnson et ses collègues l'avaient espéré. Ensuite, les scientifiques ont découvert lorsqu'ils ont infecté les singes avec le S.I.V. que les singes ont produit assez d'anticorps dans leurs muscles pour les protéger de l'infection du S.I.V. sans la procédure d'I.G.T., les singes infectés avec le virus, sont morts.

Primo, nous constatons l'horreur des expériences sur des êtres vivants sans le moindre scrupule, et les scientifiques jouent avec la vie des espèces animales sans les respecter.

Secundo, on obtient des résultats suite à ces expériences dignes des médecins nazis, mais nous n'en savons pas davantage, car, après ces expériences, soit les sujets sont euthanasiés, soit ils

sont utilisés pour d'autres expériences, mais ils ne sont pas gardés vivants pour savoir s'ils vivent une vie heureuse et sans complications par la suite, donc nous n'avons pas de retour sur le long terme, ce qui prouve que la science n'est pas la science puisqu'elle n'étudie pas jusqu'au bout les expériences. Elle se limite à un intérêt précis lorsque celui-ci est obtenu, tout le reste est mis de côté, c'est donc du scientisme que l'on souhaite à nouveau imposer à l'humanité, pour des raisons financières.

— L'étude du docteur Johnson a persuadé le docteur Farzan que L'I.G.T. immunoprophylaxis est une technique prometteuse.

— « *J'ai commencé à boire la Kool-aid.* » La Kool-aid a été inventée par Edwin Perkins à Hastings dans le Nebraska. Toutes ses expériences ont eu lieu dans la cuisine de sa mère. Son prédécesseur était un concentré liquide appelé le « Fruit Smack ». Pour réduire les coûts d'expédition en 1927, Perkins découvrit une façon de retirer le liquide du « Fruit Smack » en le transformant en une poudre. Cette poudre a été nommée le « Kool-aid ». Son produit est commercialisé depuis 1953 aux États-Unis. Le Docteur Farzan et ses collègues ont modifié des anticorps du H.I.V pour développer des défenses plus puissantes contre le virus. En attendant, en 2011, Le Docteur Baltimore et ses collègues ont montré que les anticorps délivrés dans des cellules avec des virus pourraient protéger des souris contre les injections de H.I.V., suggérant que l'I.G.T. pourrait protéger la population contre le H.I.V contaminé par des aiguilles.

— À quoi bon ces thérapies, dont nul ne connaît les effets sur le long terme, peut-on encore faire confiance à ces docteurs mabouls ? Nous pouvons légitimement nous étonner de cette volonté de continuer de telles recherches pour guérir du sida alors que le professeur Montagnier lui-même déclarait il y a quelques années qu'il fût très simple de guérir du sida avec des vitamines et des aliments sains. D'autre part, la

politique des laboratoires pharmaceutiques est davantage basée sur la terreur des maladies comme la rougeole, la méningite, les oreillons, l'hépatite B, la tuberculose...

Le sida est un virus modifié en laboratoire voici un extrait de *Pandora 2* page 447 :

— « *Le singe vert qui avait été interdit d'exportation aux États-Unis pour des expériences scientifiques à cause des virus dont il était porteur, mais a tout de même été importé illégalement par les plus grands fabricants de vaccins, qui l'ont utilisé pour faire leurs vaccins. Les cellules de ces singes séropositifs porteurs sains, importés illégalement par l'Espagne aux États-Unis pour faire des vaccins contre l'hépatite B et les injecter à des citoyens Américains à San Francisco et particulièrement à la communauté gay, qui a été contaminée par le virus du Sida et qui l'a propagé ensuite naturellement par ses pratiques sexuelles libres et échangistes d'abord, puis, par la voie des transfusions sanguines par la suite.*

Ainsi, les responsables n'étaient pas les singes verts, ni les Africains, ni les homosexuels, mais bien l'industrie pharmaceutique qui a joué à l'apprentie sorcière en utilisant les humains comme cobayes, ce qui aujourd'hui pourrait continuer de la même manière avec d'autres vaccins... »

— De plus, rien ne justifie le vaccin contre l'hépatite B pour un nourrisson, vaccination inutile et inefficace sur un enfant de moins d'un an, qui ne risque pas de se droguer à l'héroïne avec une seringue, et encore moins d'avoir un rapport sexuel consenti à moins que cela soit pour officialiser la pédophilie. Ce qui justifie aujourd'hui la baisse de l'âge légal des mineurs pour permettre à de vieux pervers de se livrer à des actes pédophiles en toute légalité, souvenons-nous de Daniel Cohn-Bendit qui déclarait sur le plateau de l'émission « Apostrophe[167]" le 23/04/1982 que se faire déshabiller par « *ces petits gosses* » comme il se plaisait à le dire,

---

[167] https://youtu.be/EBsrSGf1kzQ une partie de cet enregistrement a été supprimée pour des raisons, je le suppose, "morales."

« *par une enfant de 6 ans, était un plaisir inouï* ». C'est la perversion absolue d'une société de gauche et de droite, d'une société politique qui se rend coupable des pires rituels sataniques.

Mais la plupart des infections du H.I.V arrivent à travers le rapport sexuel. Donc, le docteur Baltimore et ses collègues ont aussi infecté des souris femelles avec le H.I.V à travers leurs membranes vaginales. L'année dernière, ils ont rapporté que la technique a aussi protégé des souris de l'infection de cette façon.

— *« Nous allons, autour du système immunitaire, plutôt que d'essayer de stimuler le système immunitaire », a déclaré le docteur Baltimore... « Ainsi ce que nous faisons est fondamentalement différent de la vaccination, bien que le résultat final soit assez semblable. »*

— Gary W. Ketner, un microbiologiste à *l'École de Santé publique du Johns Hopkins Bloomberg*, était intrigué par les résultats du docteur Baltimore et s'est demandé si l'I.G.T. pourrait être utilisé contre une autre maladie majeure qui aurait échappé aux vaccins : la Malaria ! Les Docteur Ketner, le docteur Baltimore et leurs collègues, ont trouvé un anticorps puissant contre la malaria et ont utilisé un virus pour transporter ce gène dans des souris. En août dernier, ils ont rapporté que les moustiques porteurs de la malaria ont piqué les souris, ils ont enregistré une hausse de 80 % des animaux traités, qui ont été protégés. « *C'est encourageant* », déclare le docteur Ketner, « *c'est bon pour le premier coup d'une méthode non prouvée, mais cela pourrait être mieux.* » À présent le docteur Ketner cherche les meilleurs anticorps qui fourniraient plus de protection dans une plus petite dose.

— **Je suppose que s'il cherche à concentrer la dose, c'est qu'à une trop forte dose cela pourrait avoir des effets néfastes pour le corps, n'est-ce pas ?**

— Ces expériences suggèrent que les anticorps créés

par L'I.G.T. immunoprophylaxis <u>pourraient aider à lutter contre les maladies qui ont résisté aux vaccins pendant des décennies</u>. Cela implique à nouveau que les vaccins ne sont pas efficaces, même obligatoires.

-   **Pourquoi la Minsitre de la Santé ne tient-elle pas compte de ces découvertes qui éviteraient à nos enfants des drames de vie provoqués par lesdites vaccinations forcées et scientifiquement inutiles ? Est-ce de l'incompétence, de l'ignorance ou de la complicité avec les laboratoires pharmaceutiques pour lesquels elle a travaillé 14 années ?**

D'autres études suggèrent que l'I.G.T. pourrait aider contre des épidémies soudaines dans l'avenir.

— <u>L'I.G.T. immunoprophylaxis pourrait aider à lutter contre les maladies qui ont résisté aux vaccins pendant des décennies</u>, donc on nous aurait menti, les vaccins ne fonctionnent pas et sont incapables d'éradiquer les maladies. L'I.G.T, n'est pas encore sûr, alors lutter avec contre des épidémies, cela reste encore à voir.

Le Docteur James M. Wilson, un pathologiste de l'Université de Pennsylvanie et ses collègues, ont examiné la thérapie génique pour traiter la Mucovicidose en délivrant des gènes dans les cellules des voies aériennes des patients. Il lui est venu à l'esprit que beaucoup de virus à propagation rapide comme la grippe attaquent les mêmes cellules. En 2013, le docteur Wilson et ses collègues ont rapporté que les virus portant des gènes d'anticorps dans des cellules de voie aérienne peuvent permettre aux souris et aux furets de repousser une vaste gamme de virus de la grippe. Dès lors, lui et ses collègues ont testé L'I.G.T. immunoprophylaxis contre d'autres virus causant des épidémies mortelles — incluant Ebola.

— Il apparait surprenant de s'acharner à étudier des remèdes contre des virus la plupart du temps modifiés par l'homme, mais surtout, en possession des laboratoires de l'armée des États-Unis. Ces virus sont systématiquement utilisés à la fois comme arsenal biologique, à la fois comme outil commercial pour

enrichir Big Pharma. Comment commercial, me direz-vous ? En libérant ces virus brevetés, les labos font la promotion de leurs vaccins et les imposent aux pays à travers les ministères de la Santé et les obligations vaccinales.

— « *Le monde d'aujourd'hui a 6,8 milliards de personnes. Il se dirige vers les neuf milliards. Maintenant, si nous faisons un très bon travail sur les nouveaux vaccins, les soins de santé, les services de santé, nous pourrions réduire par peut-être 10 ou 15 pour cent la population, mais là, nous avons une augmentation d'environ 1,3.* »

Bill Gates, « TED Discuter »

Pandora 2 p.451

« — Les gens du monde occidental ont besoin de savoir ce qui se passe ici en Afrique de l'ouest. Tout n'est qu'un mensonge !!! "Ebola" n'existe pas comme un "virus" et il ne se "propage pas". Ce sont ceux qui reçoivent des traitements et des injections de la Croix-Rouge qui contractent la maladie. C'est la raison pour laquelle les Libériens et les Nigériens ont commencé à expulser la Croix-Rouge de leur pays et à faire des rapports dans les médias pour révéler la vraie raison de leur venue ... en plus de voler le pétrole aux Nigériens et de forcer le retour a l'exploitation minière en Sierra Léone, les troupes américaines ont également été envoyées pour forcer les Africains à se faire vacciner avec le vaccin contenant le virus Ebola, car ils ne sont pas assez fous pour le faire volontairement. 3000 soldats ont été envoyés pour assurer que ce "poison" continue à se propager, car encore une fois, il ne se propage que par la vaccination. Comme de plus en plus d'articles de presse sont publiés au Liberia pour informer le peuple des mensonges et des manipulations des États-Unis, de plus en plus d'Africains refusent de rendre visite à la Croix-Rouge » p.459

« ... dernier point, mais pas le moindre, l'apparition de cette "pandémie" du virus Ebola (censée ne pas contaminer les Américains et les Européens) sera utilisée pour effrayer des millions de personnes pour qu'elles fassent le "vaccin" contre le virus Ebola, bien que cela soit en réalité une épidémie. Ils ont déjà commencé à créer des histoires sur la façon dont le virus a été amené aux États-Unis et est apparu à Dallas, et comment les médecins blancs ont été guéris, mais que les noirs infectés n'ont pas été autorisés à être soignés, etc. tout cela poussera les noirs à manifester leurs droits aux vaccins, car il semble que le "remède" ne soit pas autorisé aux noirs. Ils vont courir ensuite en masse pour avoir leur vaccin, et à partir de là, il y aura de sérieux problèmes. Avec tout ce qui nous a été révélé à propos des vaccins cette année, vous pensez avoir compris votre leçon non ? Ces personnes comptent sur notre ignorance pour compléter leurs programmes. » P.460

« NE PRENEZ PAS CE VACCIN ! » p.462

« C'est de cette façon que le virus Ebola se propage et c'est de cette façon qu'ils justifieront leur occupation dans les pays étrangers et qu'ils y placeront des bases militaires. Cela fait partie de leur programme mondialiste caché. »

LE MENSONGE DU VIRUS EBOLA

Steven Bancarz qui vit au Ghana affirme que le virus Ebola est un « HOAX » (canular) !

Ebola est une invention brevetée : « *la présente invention désignée sous le nom de bundibugyo (ebobun) transmet des virus isolés d'Ebola aux humains, cette invention a été déposée par les centres pour le contrôle et la prévention des maladies (Atlanta, Georgie, États-Unis d'Amérique) le 26 novembre 2007 avec le numéro de dépôt 200706291.* »

Le Dr Wilson et ses collègues ont fait équipe avec « *Mapp Biopharmaceutique* », une entreprise qui a développé un anticorps contre ebola appelé Zmapp. Les scientifiques ont synthétisé un gène pour l'anticorps

Zmapp et ont délivré le gène dans des muscles de souris. Les expériences sont seulement à leurs débuts, mais « *nous avons des données encourageantes* » a déclaré le Dr Wilson.

— **La question qui se pose est pourquoi investir des millions de dollars de recherches sur le sida et Ebola alors que l'on pourrait soigner Ebola de façon naturelle, a l'aide de vitamines, d'argent colloïdal et d'autres produits disponibles pour tous. Il existe également l'Amovir que les laboratoires n'ont pas voulu développer et qui éradique virus et rétrovirus.**

— Pour le Dr Johnson, la croissance intéressante de l'I.G.T. est satisfaisante :

« *L'I.G.T. immunoprophylaxis devient populaire, mais ce n'est certainement pas le courant dominant* » il semble pourtant probable que la technique va bientôt changer au profit de l'I.G.T.

— **Cela sous-entend-il que les laboratoires de**

braderaient leur stock de vaccins en forçant la vaccination grâce à la loi ? Et que tous ceux qui nous traitent de « complotistes » se font encore abuser par une propagande pro vaccinale mensongère ?

— En février dernier, le Dr Johnson a commencé le premier essai clinique de l'I.G.T. sur des humains, son équipe a intégré des gènes d'anticorps du H.I.V dans les muscles de volontaires humains pour voir si le traitement fonctionnait sans risque. Les chercheurs attendent de finir de rassembler les résultats au printemps :

— « *Nous sommes optimistes. Nous avons bon espoir* » a déclaré le Dr Johnson. Le Docteur Baltimore collaborant avec les Instituts nationaux de Santé va commencer un essai semblable d'un virus I.G.T. — réalisé contre le H.I.V. ou le V.I.H

— Le Dr Wilson se prépare à tester I.G.T. contre la grippe plus tard dans l'année. Il n'y a aucune garantie que les succès des essais chez les animaux soient les mêmes chez les humains :

— « Les humains ne sont pas juste de grandes souris » déclare le Dr Ronald G. Crystal, *Chairman of Genetic Medicine au Weill Cornell Medical College.*

- **« *Les humains ne sont pas juste de grandes souris,* » pourtant, on fait des expériences sur les souris pour vérifier que c'est valable pour les humains, donc ces essais seraient-ils inutiles ? On tuerait donc les animaux juste pour voir ?**

— Le système immunitaire peut attaquer, détruisant ainsi leur protection, ou les cellules du muscle pourraient fabriquer trop d'anticorps, parce que les anticorps artificiels et leurs virus n'ont pas de code de cellules naturelles reconnues par le système immunitaire.

— **Que cela implique-t-il ? Doit-on affaiblir le système immunitaire pour qu'il accepte l'I.G.T. Immunoprophylaxis ? Encore une preuve que la science** du cartel pharmaceutique tente à nouveau de modifier notre fonctionnement. Ne devrait-on pas se rappeler : « Des fleurs pour Algernon ? » (Flowers for Algernon "Charly" (1968) - Cliff Robertson best actor academy award 1968), qui indique que toute modification génétique appelle à un moment ou à un autre, un retour à la source.

- Le Docteur Farzan et d'autres chercheurs examinent les échanges moléculaires qui peuvent éteindre la production d'anticorps, ou ajuster juste leur dose :

- « *Si nous voulons vraiment voir cette éclosion, nous avons besoin de réglementer des échanges,* » a-t-il déclaré.

- **Donc, il souhaiterait que sa méthode s'inscrive dans le cadre de la loi, comme précédemment pour les vaccins.**

- Malgré les préoccupations persistantes de l'I.G.T.,

le Dr Nabel affirme qu'il reste optimiste : « *Il y a les préoccupations de sécurité qui doivent être adressées, mais il y a des façons logiques de s'approcher d'elles.* » Les spécialistes de bioéthique ne voient pas d'obstacles éthiques majeurs à l'I.G.T., parce qu'il est basé sur la thérapie génique, qui a été développée depuis plus de 30 ans. Cependant, le Dr Baltimore déclare qu'il a quelques doutes au sujet de cette stratégie de vaccination qui a l'intention de modifier l'ADN, même si l'I.G.T. empêche une maladie potentiellement fatale.

— **Méfiance au combien justifiée lorsque l'on réalise combien les laboratoires nous ont menti sur les vaccins et le calendrier vaccinal, alors pourquoi devrions-nous faire confiance à ceux qui fabriquent, produisent et diffusent les virus et leurs antidotes ?**

— « *Mais mon sentiment scientifique de base est qu'il est de notre responsabilité de prendre les choses en mains si nous sentons que cela fera une différence* »

— Voilà comment la science sous prétexte de science décide pour nous sans nous demander notre avis. C'est l'abus de pouvoir d'une science en mouvement au service des lobbys les plus assassins de la planète, qui transforme une recherche en systématique commerciale et qui remplacera sa thérapie génique dès qu'elle aura trouvé autre chose. Or, ce n'est pas cette voie que choisit la vraie science qui a prouvé depuis bien longtemps que la nature à des solutions à ses propres maux, mais elle en a moins face aux maux synthétiques, car les virus sont eux-mêmes rendus synthétiques pour justifier cette fausse science. Pour Paracelse, *Philippus Theophrastus Bombast von Hoenheim* (dit Philippus Aureolus Theophrastus Paracelsus) savant et médecin du XVIe siècle, était convaincu que l'homme et le cosmos sont étroitement liés. Or, nous retrouvons ce concept dans l'acupuncture chinoise classique. Ainsi, pour Paracelse il est impossible d'étudier l'homme, un microcosme, sans considérer la structure plus grande qui le contient : le macrocosme :

- « *Existe-t-il un maître plus doué que la nature elle-même ?... La nature est la maladie même et donc elle seule sait ce qu'est la maladie. Elle seule est la médecine, elle connaît les infirmités des malades. Qui peut être médecin sans avoir connu ces deux choses ? »*

Faut-il aller chercher au XVIe siècle la raison scientifique et philosophique ? Le scientifique moderne se concentre exclusivement sur l'infiniment petit sans tenir compte du grand tableau de l'univers inscrivant l'homme dans ce macrocosme ignoré de la science allopathique dictatoriale. Et le physicien allemand Christian Friedrich Samuel Hahnemann 1755-1843, créateur de l'homéopathie déclare dans son « *Essai sur le nouveau principe...* » :

— « *Chaque remède efficace induit dans le corps humain une sorte de maladie qui lui est propre ; plus elle est particulière, marquée, aiguë, plus le remède est efficace. Il faudrait imiter la nature qui, parfois, guérit une maladie chronique en y superposant une autre. Il*

faudrait appliquer dans le traitement des maladies,
spécialement dans les maladies chroniques, le remède
capable d'induire une autre maladie artificielle, la plus
semblable possible à la maladie naturelle. Et celle-ci
sera alors guérie. Le semblable par le semblable[168]. »
On rejoint ici le principe de l'I.G.T., mais dès que l'on
touche à l'ADN on touche à la Source et nul n'a le droit
de toucher ou de modifier la Source, car elle est
parfaite. Mais l'homme et l'industrie, jamais satisfaits
de leur sort, s'acharnent à rêver à l'homme augmenté
pour des raisons commerciales plus que pour des
raisons d'évolution. Nous avons la preuve que les
grands médecins de l'humanité avaient déjà compris le
rapport entre la maladie, le sujet et la manière de le
guérir. La médecine allopathique ne fait qu'imiter avec
la technologie en effaçant la réalité médicale du passé
pour nous « enfumer » par la technologie. Mike Adams
de *NaturalNews.com* a déclaré dernièrement que les

---

[168] http://www.homeoint.org/cgh/29-1992/ceneparac.htm

médecines par les plantes, c'est à dire, la biologie moléculaire des plantes apporte les réponses a toutes les infections, alors que cette science de Big Pharma nous mène à travers les pires mensonges, les pires bidouillages de l'ADN, au drame inéluctable et à la modification de l'humanité pour la diriger droit vers le transhumanisme et sa destruction, car le système immunitaire se retournera inévitablement contre cette technique de l'I.G.T,. immunoprophylaxis, car, il n'est pas inerte, il est et reste le garant de la Source.

Ne vous laissez pas berner par ce mirage de l'instant, la victoire allopathique d'aujourd'hui sera la défaite de demain pour toute l'humanité.

Nous vivons une époque formi... diable !

31

WAKEFIELD AVAIT RAISON !

Après des décennies de débat passionné, les parents ont probablement manqué de voir, malgré les affirmations répétées de l'industrie pharmaceutique et des gouvernements, que les vaccins ne causent pas l'autisme, alors qu'en fait, c'est exactement ce que créer les vaccins, l'autisme. Pour les parents concernés cherchant la vérité, il est nécessaire de se rappeler que les personnes qui sont à la tête de l'industrie pharmaceutique possèdent également l'Amérique et ses médias. La découverte d'informations véridiques sans propagande a été jusqu'à présent difficile à diffuser, elle a même été freinée par de fausses affirmations scientifiques véhiculées par des médecins, des chercheurs, et même des acteurs. C'est justement le combat du Dr Andrew Wakefield originaire d'Austin,

Texas, qui est au centre de la controverse autisme et vaccination depuis 20 ans. Le Dr Wakefield et le Dr Scott Montgomery ont d'abord rendu public le lien entre l'âge précoce de la vaccination qui influence les risques de troubles autistiques, à travers, en premier lieu, des troubles de l'estomac et de l'intestin qui annoncent inévitablement l'autisme, à la suite du vaccin MMR ou ROR (Rougeole-Oreillons-Rubéole). Malgré les mises en garde auprès du CDC au « Cold Spring Harbor Laboratory » à Washington DC, USA, les deux chercheurs ont été entendus, mais pas écoutés.

Après cette découverte en 1996 et une recherche ultérieure publiée par le Dr Wakefield en 1998, celui-ci s'est retrouvé victime d'une campagne massive de diffamation internationale, organisée par le cartel pharmaceutique, les gouvernements et les médias.

Alors que le 11 juillet 2001, d'après des documents déclassifiés, les chercheurs du CDC savaient pertinemment que l'âge précoce des enfants vaccinés avec le R.O.R, provoquait inévitablement et tragiquement l'autisme.

En 2004, le CDC publia les résultats confirmant cette découverte, mais il les dissimulèrent au public et à la presse et le R.O.R fut déclaré sans risque, alors que c'était scientifiquement faux. En guise de remerciement, le Dr Wakefield fut persécuté et poursuivi en justice pour fraude et pour avoir osé affirmer une vérité qui mettait en péril la commercialisation du R.OR. au point de ne plus pouvoir légalement pratiquer la médecine à cause de sa découverte. Mais, il est devenu l'auteur le plus vendu, et le fondateur de « *The Strategic Autism Initiative* », le directeur de « *The Autism Media Channel*. » Grâce au témoignage du Dr Brian Hooker qui enregistra une conversation téléphonique avec le Dr Bill Thomson du CDC, la vérité éclata en plein jour :

- « *Je porte en moi une grande honte, j'ai été complice de cette fraude, sans rien dire. Nous n'avons pas publié des découvertes significatives... à présent lorsque je rencontre des familles avec des enfants autistes, je réalise combien j'ai été complice de cette fraude. Des hauts responsables du CDC voulaient atteindre un objectif, et je les ai suivis...* » a confessé le Dr William Thomson du CDC au Dr Brian Hooker. Mais il n'était pas le seul à savoir, les Drs Frank De Stefano, Tanya Karapurkar Bhasin, Marshalyn Allsopp, Coleen Boyle, tous médecins, tous savaient et aucun n'a rien dit, aucun n'a souhaité prévenir le public américain des risques encourus par les enfants, alors qu'ils pouvaient empêcher ce drame humain, laissant une grande partie de la population être invalidée par le vaccin R.O.R. comparé aux criminels de l'humanité comme Staline et Hitler, qui ne se sont jamais présentés comme des protecteurs de l'humanité, le CDC et ses chercheurs, prétendent justement dans leur charte, servir et protéger les citoyens alors que c'est totalement faux, ils protègent uniquement les intérêts des laboratoires en cachant sous le tapis les vérités scientifiques, et cette lamentable affaire du R.O.R, le prouve. Combien d'autres mensonges ? D'autres mensonges officiels ont-ils invalidé enfants et parents ?

Ces derniers mois des tribunaux, des gouvernements et

des laboratoires producteurs de vaccins ont tranquillement concédé le fait que le vaccin R.O.R soit, **Rougeole-Oreillons-Rubéole,** cause très probablement des troubles de l'estomac et l'autisme, et ils confirment de ce fait, les recherches du Dr Wakefield pour lesquelles il est devenu ce paria, crucifié sur l'autel de la vérité scientifique jusqu'à aujourd'hui contre le scientisme de Big Pharma. Les laboratoires pharmaceutiques ont même consenti à payer des sommes massives aux accidentés vaccinaux, totalisant des millions de dollars dans une tentative de les indemniser en échange de leur silence et pourquoi ? Pour faire taire la science au profit des intérêts financiers des laboratoires. Une lectrice d'*Alternative Network* nommée Kathleen a rapporté cette histoire. Après lui avoir demandé quel était son rapport dans cette lutte contre les vaccins et l'autisme, cette lectrice répondit :

- *« J'ai juste fait des recherches pour un projet scolaire il y a quelque temps et ensuite je suis resté dessus, jusqu'à ce que je ne puisse plus les garder pour moi. Je ne suis pas un parent, je n'appartiens pas non plus à aucune organisation – je suis une simple observatrice extérieure. »*

Comme nous le constatons, n'importe quelle personne observatrice a pu comprendre cette supercherie internationale que sont les vaccins. Cette lectrice n'est pas seule dans ce cas. Les informations montrant que les vaccins causent l'autisme sont diffusées à travers les États-Unis malgré un blocage coordonné des médias officiels. Notre lectrice prend ses préoccupations très au sérieux en ajoutant :

— *« Tout ce que je veux est que le public puisse avoir accès à ces informations. J'ai regardé, cherché partout et personne ne donne, pas même une petite mention de cette sinistre situation Wakefield. Dans l'État de Washington, d'où je suis originaire, les vaccins sont devenus obligatoires pour les scolaires, ce qui est très effrayant ! »*

DÉCISIONS DE RÉFÉRENCE

En décembre 2012, deux décisions qui font désormais référence et qui ont été annoncées, confirment les préoccupations du Dr Wakefield concernant le lien entre le vaccin R.O.R, l'autisme et des troubles de l'estomac.

Il est donc désormais prouvé et officiel, que le vaccin R.O.R provoque l'autisme, et la majeure partie des pédiatres français et outre atlantique l'ignorent encore et continuent à vacciner les enfants avec ce vaccin à risque en 2018, 6 ans après cette reconnaissance officielle et juridique, comment l'explique-t-on ?

Que font les autorités françaises concernant cette déclaration scientifique ? Où sont les principes de santé publique tant vantée par les médecins médiatiques et les autorités de santé ? Que fait la ministre de la Santé en France ?

Les médias n'ont pas retransmis ces deux décisions ni aux États-Unis, ni en France, ni nulle part, prouvant le risque d'administration du vaccin R.O.R et les risques d'autisme, mais certains médias indépendants comme *The Liberty Beacon*[169] ont finalement commencé à publier ces infos « révolutionnaires ».

Ce qui contredit un article à charge publié dans le VIDAL contre le Dr Andrew Wakefield, dont je parle dans Pandora III, et qui plonge dans le plus absolu ridicule, le jeune médecin français qui s'est délecté à ridiculiser ce grand chercheur qu'est Andrew Wakefield sans même avoir fait la moindre recherche sur le sujet et de surcroit, validé par cette grande institution qu'est le VIDAL ; il y a comme un parfum de scientisme dans l'air, ça sentirait même un peu le pourri. J'espère que la pratique médicale de ce jeune médecin français, fier et arrogant comme un cheval fougueux et irréfléchi, qui s'est pleinement ridiculisé sans même le savoir, est plus

---

[169]   http://www.thelibertybeacon.com/infant-vaccinations-a-deadly-training-program-for-parents/

sérieuse que son article de propagande pro vaccinale scientiste, au fait, on dit merci qui ? Merci Big Pharma !

Nous vivons une époque formi... diable !

32

VACCINATIONS D'ENFANTS, « *UN PROGRAMME MORTEL DE FORMATION* » POUR LES PARENTS

AVERTISSEMENT

— « *Ce qui suit est une leçon de mépris de la vie humaine... de la vie de votre bébé... pour le profit ou/et..., administré par votre médecin de confiance, encouragé par les laboratoires pharmaceutiques avec la complicité des agences de santé du gouvernement"*

Roger Landry (TLB) *The Liberty Beacon*[170]

Ces informations ont été publiées et plusieurs fois mises à jour au fil du temps sur *The Liberty Beacon* et d'autres

---

[170]http://www.thelibertybeacon.com/?s=By:+Roger+Landry%2522%20%255Ct%20%2522_blank

organisations préoccupées par la vaccination et sur des sites internet. Ce qui est présenté ne peut pas ici être qualifié de théorie du complot ou de Fake News. La raison pour laquelle ces informations sur la vaccination sont renforcées est en rapport aux implications massives que celle-ci a sur la santé, incluant la mortalité de nos enfants en bas âge qui sont les plus vulnérables ! Comment ces informations expliquent-elles les 26 vaccinations administrées à nos enfants jusqu'à l'âge d'un an ? Ce que vous êtes sur le point de découvrir va vous choquer... et vous mettre très en colère !

Questions :

1. Quelle est la nation dans le monde industrialisé qui a les pires cas de mortalité infantile ?

2. Quelle nation administre le plus de vaccinations aux enfants en bas âge dans le monde ?

3. Quelle nation enregistre le plus de dépenses de santé dans le monde ?

4. Quelle nation s'acharne le plus sur la législation pour forcer la vaccination sur les nouveau-nés et sur les enfants mineurs, vaccinations recommandées et soutenues par Big Pharma ?

5. Réponse : l'Amérique, l'Amérique, l'Amérique et l'Amérique !!!

Même Cuba et la Slovénie ont un taux de mortalité infantile inférieur à la nation la plus puissante de la planète et la plus soucieuse de son peuple...

POURQUOI ?

Et si tout cela pouvait être statistiquement lié à l'administration des vaccins ?

Et bien, c'est effectivement le cas et c'est reconnu et prouvé statistiquement depuis un certain temps déjà...

c'est un FAIT et plus une théorie du complot ! Donc, commençons avec ce qui aurait dû faire tinter la « sornette » d'alarme à travers les peuples du monde, mais qui en fait, a été simplement dissimulé aux yeux de ceux qui en auraient eu besoin, c'est-à-dire, dissimulé à nous, citoyens du monde !

LE MENSONGE

En 2014, un immunologiste pro vaccination a exposé pendant une conférence réservée à des professionnels de santé que les bébés sont vaccinés du premier jour de la naissance à un an, pour apprendre, pour "dresser" les parents à présenter leurs enfants au système médical et que les vaccins administrés dans leur système immunitaire en plein développement... **SONT PRESQUE SANS VALEUR !**

Peut-on imaginer un instant le cynisme de ces criminels respectés, et même protégés par le système pervers qui manipule parents et enfants dans notre société pour permettre à Big Pharma de s'enrichir ? En imposant des vaccinations par la loi ?

Il s'agit ici d'une traitrise d'un gouvernement face à son peuple, qui privilégie les intérêts financiers du cartel pharmaceutique au détriment de la santé des citoyens.

Mais ce qui n'a pas été exposé par ce charlatan, cet immunologiste, est le danger inhérent à tous les vaccins, et particulièrement ceux destinés aux enfants en bas âge avec un système immunitaire non existant et/ou sous-développé pour faire face à tous ces virus modifiés, atténués ou vivants qu'on leur injecte et qui vont percer leur barrière cérébrale.

Autrement dit, l'enfant en bas âge n'a pratiquement aucune protection contre les effets secondaires désastreux des vaccins et des virus vivants, contre le Thimerosal (mercure), l'aluminium (ces métaux étant massivement neurotoxiques), etc. ! Et cela prouve que les nouveau-nés n'ont absolument pas besoin du moindre vaccin ! Alors, pourquoi leur imposer ces

vaccinations inutiles et dangereuses ?

OÙ SONT LA SANTÉ MENTALE
ET LA PROTECTION DU VIVANT ?

Le chercheur ayant fait cette déclaration fracassante a

refusé d'être identifié à la suite de ses propres

déclarations, n'est-ce pas l'aveu d'un criminel ? Et il a

ajouté que l'immunisation à travers la vaccination ne

stimule pas la réponse que l'on s'attend à stimuler. Mais

où va-t-on ? D'un côté la ministre de la Santé en France

nous parle de santé publique, d'interdiction scolaire, elle

assassinerait presque les enfants non vaccinés, et ce

spécialiste anonyme nous annonce que de toute façon

les vaccins ne servent à rien, ce que nous savions depuis

longtemps, mais le pouvoir de Big Pharma est tel dans le

contrôle de la pensée à travers les médias, que le mensonge est diffusé plus que la vérité :

— *Roger Landry*:

Donc, la science semble assez claire pour reconnaitre que pendant la première année de vie, l'immunisation ne stimule probablement pas la sorte de réponse à laquelle nous nous attendons.

— *A.*:

Vrai.

— *Roger Landry*:

Ainsi, le raisonnement nous amène à penser, pourquoi continuer à vacciner si le résultat final n'est pas celui escompté, et que les vaccins ne font pas ce qu'ils sont censés faire ?

— *A.*:

On administre les vaccins lors des visites obligatoires

chez les pédiatres et l'idée est que vous appreniez aux parents à amener leur enfant à toutes les visites pédiatriques, alors que seule la visite pour la vaccination annuelle est en réalité importante. Mais c'est pour la majorité des parents, vous n'allez pas les forcer à venir avec leur enfant à deux mois, quatre mois et six mois. C'est en réalité plus une habitude à faire intégrer aux parents. Soyez s'il vous plaît attentifs à ce qui suit :

— TOUS les vaccins comportent des risques CONNUS et particulièrement chez les enfants en bas âge.

— TOUS les vaccins sont dangereux et probablement porteurs d'effets secondaires MORTELS.

— TOUS les vaccins nous sont vendus comme nécessaires par des médecins certifiés et le personnel médical comme prévu par la loi.

Donc si les vaccinations ne sont pas nécessaires ni même efficaces et porteuses de risques, si elles sont dangereuses et probablement même mortelles, alors nous en arrivons à ce qui peut seulement être décrit comme... UN CRIME ! La vie des nourrissons est sciemment sacrifiée en Amérique et dans le reste du monde simplement pour soutenir un programme de formation mortel auprès des parents qui deviennent complices du massif bénéfice du complexe médical industriel dont le grand ordonnateur est Big Pharma... et c'est un FAIT !

Ainsi, si vous avez perdu un enfant peu temps après sa naissance (un enfant vacciné), ou un enfant qui a déclenché une mort subite du nourrisson, un autisme, des dysfonctionnements auto-immuns, le diabète de type II, des allergies alimentaires mortelles (et tous les effets secondaires connus des vaccins), etc. ... cela vous concerne !

Aujourd'hui les USA ont la mortalité infantile la plus élevée et les taux d'Autisme les plus élevés du monde industrialisé... combien de vies d'enfants, précieuses et vulnérables, sont-elles concernées chaque année pour respecter des objectifs financiers ?

POUR FAIRE DES STATISTIQUES ?

Chers lecteurs, êtes-vous suffisamment en colère à présent ?

Cet immunologiste, ce scientifique admet que les Bébés sont seulement vaccinés pour « *Former les parents* » à l'habitude de la vaccination. La notion que l'on injecte aux nourrissons des vaccins pendant la première année de vie uniquement pour faire un lavage de cerveau aux parents afin qu'ils intègrent dans le système médical leurs enfants est un fait extrêmement inquiétant et grave, car nous sommes dans l'ordre de la manipulation généralisée et officialisée. Comme le médecin naturopathe, **Dave Mihalovic** le met en évidence :

> - « ... *dans leur première année, les Enfants en bas âge dépendent surtout d'une immunité généralisée, et non spécifique, <u>incluant les immunoglobulines du lait maternel pour protéger leur organisme de l'infection</u>. **Les vaccins sont non seulement inefficaces en première année de vie, mais ils peuvent faire du***

tort à l'enfant par toxicité synergistique et par un état de surcharge d'immunité. »

Tandis qu'il n'existe pas de preuves que l'immunisation des nourrissons en première année de leur vie sert n'importe quel but médical positif, le facteur de risques sur le sujet est bien documenté. Alors que faire, que dire face à la Loi d'obligation vaccinale Buzyn qui n'a pas le moindre fondement scientifique ?

Pourquoi l'État ne défend-il pas la science et son peuple et pourquoi fait-il tout le contraire en prenant le risque d'invalider les enfants ?

Une étude choquante publiée dans un journal médical prestigieux en 2011 a trouvé un lien statistique direct entre des doses importantes de vaccin et des taux de mortalité infantile dans le monde, suggérant que le nombre croissant d'inoculations forcées sur des enfants par les autorités médicales, particulièrement aux États-Unis, qui administrent le nombre le plus élevé de vaccins et qui enregistrent également le nombre le plus élevé de morts d'enfant en bas âge. **« Les vaccins ont en fait un impact nuisible sur la santé. »** Dr Dave Mihalovic.

L'étude en question, **« Infant mortality rates regressed against number of vaccine doses routinely given: Is there a biochemical or synergistic toxicity**[171] **? »** « Les taux de mortalité infantile ont régressé avec la diminution des vaccins donnés aux enfants par habitude : y a-t-il une toxicité biochimique ou synergistique ? »

L'étude a été réalisée par Neil Z. Meunier et Gary S. Goldman. Elle a été publiée dans le réputé **« *Human and Experimental Toxicology Journal* »** indexé par la Bibliothèque nationale de Médecine :

— *« L'analyse à haut niveau de la corrélation statistique significative entre le nombre croissant de*

---

[171] https://www.ncbi.nlm.nih.gov/pmc/articles/PMC3170075/

doses de vaccin et des taux de mortalité infantile croissants," l'étude a affirmé que les résultats exigent une enquête "essentielle" sur la corrélation entre doses de vaccin, toxicité biochimique ou synergistique et les taux de mortalité infantile. Malgré le fait que les États-Unis administrent dans le monde développé le nombre le plus important de doses de vaccins aux enfants, 26 vaccins avant un an, son taux de mortalité infantile est également le plus élevé devant 33 autres nations, lesquels administrent moins de vaccins. »

MACRON FAIT-IL CONCURRENCE AUX ÉTATS-UNIS ?

L'étude illustre clairement le fait que les pays développés qui administrent moins de vaccins ont des taux de mortalité infantile inférieurs, suggérant un lien statistique direct entre des effets secondaires de vaccination et des morts d'enfants en bas âge :

— « *Par exemple, les deux pays développés qui n'exigent pas des enfants d'être immunisés avec les vaccins sont le Japon et la Suède, qui ont d'ailleurs les taux de mortalité infantile les plus bas au monde. Dans les dix premiers pays développés avec des taux de mortalité infantile les plus bas, sept des dix apparaissent également dans la statistique des dix premiers pays qui administrent le moins de vaccins. Les États-Unis ont un taux de mortalité infantile beaucoup plus élevé que Cuba ou la Slovénie malgré des dépenses énormes sur les services médicaux[172]. »*

Vos enfants en bas âge dépendent de vous pour leur sécurité… c'est une mission difficile à accomplir si vous êtes ignorants des faits ou indifférents du sujet de

---

[172] https://www.infowars.com/immunologist-admits-babies-only-vaccinated-to-train-parents/

la vaccination.

Il est aujourd'hui nécessaire apprendre à cesser de se laisser manipuler par les mensonges de l'industrie pharmaceutique et ceux des autorités sanitaires qui défendent des volontés malfaisantes sans se soucier le moins de monde de la santé des enfants, afin de perpétuer les objectifs financiers de Big Pharma et de ses profits colossaux, en risquant la vie de nos nourrissons et enfants... ou quelque chose d'encore plus sinistre.

Vérifiez s'il vous plaît les liens associés ci-dessous[173] qui

---

[173] Mandatory/Forced Vaccinations a Blatant Violation of the Nuremberg Code

TLBTV: Eradicating Programmed Ignorance – Vaccines – Draining Our Health & Wealth

Vaccines: Those We are Programmed to Trust Operate on Lies & Deceit

Institutionalized Ignorance, Pharmacies & Vaccines

The Age of Applied Social Ignorance: READ VACCINE INSERTS!

Vaccines: Bought – $100 Billion Buys a Lot of Corruption !!!

Deliberate & Known Vaccine Damage to Our Children By Scientists &

contiennent beaucoup plus d'informations sur le sujet.

Si les parents sont informés, la protection des personnes aimées deviendra sans nul doute une priorité !

Nous vivons une époque formi... diable !

33

LE STAPHYLOCOQUE,
UN NOUVEAU SCANDALE SANITAIRE[174]

Savez-vous que les plantes synthétisent naturellement les molécules qui soignent, qui empêchent et inversent la maladie ? Elles fonctionnent exactement comme les humains, et si l'on venait à vacciner les plantes, elles s'affaibliraient, tomberaient malades et mourraient comme nous mourrons depuis que nous sommes vaccinés. Les gouvernements corrompus et les fabricants de médicaments ont longtemps tenté de nous convaincre que seul l'homme peut créer des médicaments dans des laboratoires, mais la vérité est que les plantes ont longtemps créé des antibiotiques,

---

[174] https://www.webmd.com/skin-problems-and-treatments/understanding-mrsa#1

des substances nutritives d'anti diabète, des substances nutritives, anti cancéreuses et une longue liste d'autres composés miraculeux qui sont plus sûrs et plus abordables que les produits pharmaceutiques toxiques, déclare le fondateur et rédacteur de *NaturalNews*, Mike Adams, « *The Health Ranger* », dans un podcast récent à « *HealthRangerReport.com* ».

Les plantes sont une menace pour les laboratoires et les fabricants de vaccins, c'est pourquoi ils mettent tout en œuvre pour détruire la planète. Depuis le développement du Sida, voir dans Pandora I & II, les laboratoires n'ont cessé de produire des protocoles lourds et invalidants, alors qu'un simple buisson qui pousse au bord des routes en Afrique du Sud guérit aisément le Sida d'après le sage Sud-Africain Credo Mutwa :

— « *Les Plantes sont des laboratoires pharmaceutiques, à elles toutes seules* » déclare Mike Adams dans son podcast. « Et elles synthétisent les molécules par elles-mêmes. » Ces molécules fabriquent un mécanisme d'autodéfense, protégeant la plante de la maladie et d'autres vecteurs agressifs en fournissant des substances nutritives. Et de cette façon, elles peuvent être toutes aussi utiles pour les humains. Les plantes, et particulièrement leur système racinaire, doivent être antibactériennes parce qu'autrement, elles seraient détruites par les bactéries présentes dans le sol :

— « *Chaque plante qui vit et survit crée ses propres antibiotiques* », déclare Adams. « *N'y avez-vous jamais pensé ? Cela fait que chaque plante, chaque arbre est une usine chimique fabricant des médicaments* » a-t-il ajouté.

La nourriture la plus puissante, ainsi que les médicaments sont disponibles gratuitement sur la planète et ils grandissent à l'extérieur de chez vous, dans votre jardin. :

— « *Savez-vous que des plantes sauvages locales sont bien meilleures pour votre santé que des produits bio d'un supermarché ? Elles sont naturellement chargées de médicaments à base de plantes, des phytonutriments, et vous seriez étonnés combien grandissent près de votre maison ou appartement. En fait, peu importe où vous vivez, il y a un nombre de plantes sauvages dans votre région qui ont été utilisées pendant des milliers d'années comme nourriture gratuite et comme médecine. »*

À votre avis, pourquoi Monsanto créer du gazon résistant à l'aluminium, l'aluminium n'existe pas dans la nature ? Pourquoi crée-t-il des OGM ? Tout simplement parce qu'il détruit la première ressource vitale pour l'humanité, la nature. Ainsi l'homme ne pouvant plus produire et se servir de la nature, tombe inévitablement malade et doit consommer de la nourriture Monsanto et des médicaments des laboratoires pharmaceutiques. Nos élites corrompues encouragent ce chemin de destruction, elles se rendent traitres à l'espèce humaine et nous les laissons faire. Elles nous font croire à la démocratie, mais elles instaurent la dictature de pensée, la dictature du soin, la dictature alimentaire pour réduire l'humanité à la portion congrue des espèces afin d'organiser l'extinction de notre espèce et des espèces animales, pour créer la nouvelle espèce d'hommes dans un Nouveau Monde créé à leur image. Nous ne sommes pas à la première extinction, et si nous laissons faire nous serons la suivante. Pourquoi croyez-vous que les francs-maçons socialistes néo-fascistes veulent vous faire détester Dieu, l'église et la Bible, car il est inscrit dans la Génèse :

— « *Puis l'éternel Dieu planta un jardin en Eden, du côté de l'orient, et il y mit l'homme qu'il avait formé.*
L'éternel Dieu fit pousser du sol des arbres de toute espèce, agréables à voir et bons à manger, et l'arbre de la vie au milieu du jardin, et l'arbre de la connaissance du bien et du mal... »

Ces politiques ont décidé de détruire ce jardin de la vie, de détruire cette croyance pour passer dans le Nouveau Monde de la perversion « arhimanienne ». Avec l'aluminium, les pollutions atmosphériques, les produits phytosanitaires, les pesticides, les OGM, tout est rendu impropre à la consommation, nous rendant dépendants de cette consommation empoisonnée et forcée par les grandes industries et ceux qui gouvernent en réalité notre monde, puisque nos gouvernants sans le moindre sens commun, s'acharnent à obéir avec la soumission d'un esclave face à son maître, pour empoisonner la planète et ses habitants ; et même quand les autorités sanitaires pensent faire le bien, elles dégradent la situation davantage encore, et c'est justement ce que nous allons voir.

Au cours des cinq dernières années, les taux d'infection de MRSA ou *staphylococcus methicillin-résistant aureus* ont doublé. Le staphylocoque est une bactérie qui cause des infections sur différentes parties du corps. Ces infections sont de plus en plus difficiles à traiter, car, la plupart des staphylococcus aureus ou — staph — sont de plus en plus résistants à certains antibiotiques généralement utilisés. Le plus souvent, le *staphylocoque* cause des infections bénignes sur la peau, mais il peut également créer des problèmes plus sérieux ou infecter des blessures chirurgicales, le système sanguin, les poumons ou les voies urinaires à travers des outils chirurgicaux mal stérilisés, des cathéters...

Pas d'inquiétudes, nombre de personnes saines sont porteuses de *staphylos* sans être infectées. En fait, un tiers de la population mondiale a des staphylocoques rien que dans son nez. Ce qui prouve que le corps humain est un foyer de bonnes et de mauvaises bactéries. C'est un échange entre les unes et les autres qui créer un équilibre, mais si l'une des deux parties prend le dessus sur l'autre, c'est là que les affaires se compliquent. Or, nous constatons que tout est fait dans notre société pour accentuer ces déséquilibres. Les déséquilibres alimentaires avec le *Junk food*, *fast food*, boissons sucrées, énergisantes, les fruits et légumes OGM, les viandes OGM et clonées, la vie stressante provoquant des stress oxydatifs quotidiens, les traitements médicaux en désaccord avec les propriétés chimiques du corps, un million de victimes par an aux États-Unis, suite à de mauvaises prescriptions médicales, les vaccinations inutiles provoquent jusqu'à 5,2 millions d'accidents vaccinaux publiés par VAERS, qui pourraient largement être remplacées par des traitements de vitamines et compléments alimentaires nécessaires au corps humain, on le sait depuis les années 1970 avec certitude, mais l'abrutissement médiatique, les mensonges politiques et sociaux ont fait et font reculer et la science et la santé. Dans la nature, les animaux sont rarement malades, ils peuvent comme nous le voyons en Sibérie dans les zones les plus froides, être victimes de virus comme l'Anthrax, la variole, prisonniers de la glace depuis des millénaires, voir des millions d'années selon les couches d'épaisseur. Ces virus remontent à la surface avec la fonte du permafrost, cela n'indique pas nécessairement un réchauffement climatique, mais une intervention de l'homme dans sa manière de traiter la terre et de créer un déséquilibre qui interrompt le maintien de la couverture de glace là ou elle se trouve.

— En 2016 « *Un enfant est mort et 23 autres personnes ont été infectées par l'apparition fin juillet de la maladie du charbon, appelée aussi anthrax, pourtant disparue depuis 75 ans dans cette région. Pour les scientifiques, l'origine remonte très probablement au dégel d'un cadavre de renne mort de l'anthrax il y a plusieurs dizaines d'années. Libérée, la bactérie mortelle, un bacille facilement disséminé sous forme de spores, a ensuite infecté des troupeaux de rennes, nombreux dans la région[175]. »*

Mais il y a une autre hypothèse, car l'on peut congeler un virus, c'est ce que font les apprentis sorciers quotidiennement dans les laboratoires de BioHasard militaires tout autour de la planète. L'on peut congeler un virus l'enterrer et le réveiller à loisir pour satisfaire un agenda en le réchauffant avec HAARP par exemple, ni vu ni connu. On peut le congeler et le laisser sur place pendant plusieurs centaines d'années, ce qui indiquerait que des êtres supérieurs ont placé partout sur la planète des bombes chimiques supposées émerger en temps et en heure, c'est bien ce que pense le remarquable

---

[175]   https://www.sciencesetavenir.fr/nature-environnement/russie-dans-le-permafrost-virus-et-bacteries-attendent-le-degel_19951

écrivain Anton Parks dans les enquêtes qu'il mène auprès d'anciens membres des services secrets des États-Unis et qu'il publie à travers ses livres. Mais, revenons à notre staphylocoque que les antibiotiques peinent à éradiquer. Pourtant, nous savons que les cannabinoïdes peuvent aider à aborder cette menace de santé sérieuse, mais c'est qu'ils sont interdits, à croire que la médecine qui soigne devrait être bannie de nos vies.

En fait, la preuve scientifique est stupéfiante! Une solution parfaitement sûre est désormais disponible — d'après les Centres de prévention et de contrôle des maladies (CDC), le MRSA affecte 94,000 Américains chaque année et menace la vie de plus de 18,000 ; un sinistre témoignage de la capacité de ces bactéries à muter pour devenir imperméables aux antibiotiques, qui étaient autrefois efficaces. Avec des chercheurs avides de découvrir de nouvelles façons de combattre ces virus pathogènes résistants aux médicaments, la recherche offre un nouvel espoir. De récentes études ont montré que les constituants trouvés dans le cannabis médical peuvent agressivement combattre le MRSA pathogène.

LE CANNABIS CONTIENT PLUS DE 70 CANNABINOÏDES THÉRAPEUTIQUES

Les cannabinoïdes (CBD) sont des acides gras qui se trouvent naturellement dans la plante cannabis sativa. On les trouve naturellement sous forme d'endocannabinoïdes à l'intérieur du corps humain, où ils aident à diriger le système immunitaire qui contrôle, entre autres l'appétit, le sommeil, la mémoire, la connaissance et la perception de la douleur. Les chercheurs connaissent depuis longtemps les propriétés antibactériennes du cannabis. Des préparations au cannabis ont été délivrées par des médecins dans les années 1950 comme d'actifs et puissants agents antiseptiques pour la bouche et la peau. La recherche a désormais progressé au point que les scientifiques peuvent identifier des cannabinoïdes spécifiques pour leurs effets, et bien que le cannabis du point de vue des autorités gouvernementales et fédérales aux États-Unis et ailleurs, soit considéré comme illégal, les cannabinoïdes montrent leur super potentiel thérapeutique dans des essais précliniques et pas seulement pour le staphylocoque, mais également pour l'épilepsie, le cancer de la peau, le cancer en règle générale...

LES CANNABINOÏDES POURRAIENT ÊTRE LA CLÉ POUR COMBATTRE LE MRSA

Selon un rapport publié dans « *Journal of Natural Products* » le Journal des Produits naturels, cinq cannabinoïdes majeurs extraits de la plante de cannabis ont la capacité antibiotique puissante de lutter efficacement contre 6 différents staphylocoques. Le MRSA est particulièrement résistant à de nombreux antibiotiques, y compris les Fluoroquinolones, une famille d'antibiotiques synthétiques à large spectre. Pourtant le Tetrahydrocannabinol, cannabinol, cannabidiol, cannabigerol et cannabichromene — cinq constituants les plus communs de la marijuana – se sont révélés être particulièrement efficaces contre les staphylocoques pathogènes. Bien que le cannabidiol et le cannabigerol se montrent les plus puissants contre les staphylocoques, le tetrahydrocannabinol (THC) — le principe psycho actif de la marijuana a montré son potentiel combatif dans la réduction des lésions causées par des infections MRSA à staphylocoques. Les chercheurs ont remarqué que l'application locale de cannabinoïdes pour réduire la colonisation de staphylocoques sur la peau semble être la technique médicale la plus prometteuse pour lutter contre le MRSA. En plus de combattre efficacement le MRSA, les dérivés de cannabis semblent avoir une autre capacité fascinante, combattre des agents infectieux nichés dans le cerveau à travers les maladies infectieuses, comme la méningite par exemple.

UN CANNABINOÏDE CIBLE LES PROTÉINES ENDOMMAGÉES DANS DES CONDITIONS NEURODÉGÉNÉRATIVES FATALES

Les Cannabinoïdes se sont montrés capables d'inhiber la formation et l'accumulation de protéines endommagées connues comme les prions. Les prions endommagés sont responsables de certaines conditions neurodégénératives comme la *Maladie de Creutzfeld-Jakob* et *la Maladie de la vache folle*. Le prion contaminé infectant les prions « normaux », et les prions endommagés forcent l'infection à s'étendre partout dans le cerveau. La *maladie de Creutzfeld-Jakob variable* (VCJD) — l'équivalent humain de la *maladie de la vache folle* est une condition rare, mais fatale et incurable qui peut être communiquée à l'homme par le bœuf contaminé.

L'Amantadine, les stéroïdes, l'interféron, les antiviraux et des antibiotiques ont tous été employés contre les staphylocoques VCJD — avec peu de succès. Pourtant, un cannabinoïde spécifique montre son potentiel impressionnant pour combattre cette maladie neurodégénérative.

QUE LA RECHERCHE MONTRE-T-ELLE ?

Dans des études sur les animaux, les chercheurs ont constaté que le cannabidiol ou CBD, ciblent des prions endommagés directement dans les cellules. Tout le contraire d'une chimiothérapie qui ne cible rien du tout et qui fait le nettoyage par le vide ou par la terre brulée, la chimiothérapie, c'est l'Attila de l'allopathie.

Dans une étude publiée dans le *Journal de Neuroscience*, le cannabidiol une fois injecté dans des souris infectées a limité l'accumulation de prions dans le cerveau, il a inhibé leurs effets neurotoxiques et a augmenté la période de survie du patient en ne causant aucun effet secondaire toxique chez le sujet. Les résultats encourageants ont amené des chercheurs à considérer le CBD comme un nouveau médicament « *anti-prion prometteu*r. »

LES CANNABINOÏDES PRODUISENT UNE GRANDE DIVERSITÉ D'AVANTAGES PHYSIQUES ET ÉMOTIONNELS

Le CBD ne contient aucun principe psychoactif. Ceci permet au composé de fournir des avantages thérapeutiques contre la dysphorie (perturbation de l'humeur, inconfort émotionnel) ou la léthargie que le THC peut causer auprès de certains individus. Le Cannabinol est un antioxydant puissant, un agent anti-inflammatoire et un analgésique, il peut être efficace contre la douleur neuropathique. Il est aussi crédité pour réguler les niveaux de sérotonine, réduisant l'anxiété, baissant les envies d'addictions irrésistibles et stabilisant la tension. Le Cannabinol ou CBN, possède également des qualités analgésiques et anti-inflammatoires. Ce cannabinoïde montre une autre promesse particulière, celle de traiter efficacement l'insomnie. Il apparaît également qu'il semble être anticancéreux, montré par la recherche actuelle celui-ci se concentre sur la capacité du CBN d'inhiber et d'empêcher la croissance de tumeurs et de cellules malignes, aucun médicament produit par Big Pharma n'est capable d'égaler cette plante à ce jour, sans doute est-ce pour cette raison que Monsanto cherche à breveter un cannabis OGM, tant qu'l y a quelque chose de naturel à pourrir, Monsanto est toujours présent.

Les chercheurs examinent également le potentiel des

cannabinoïdes pour les utiliser comme conservateurs bon marché, durables et comme agents antibactériens pour les cosmétiques et autres articles de toilette. Comme les scientifiques le constatent aujourd'hui, le développement des cannabinoïdes thérapeutiques de la marijuana, et ces fascinants composés pourraient apparaître comme les premières thérapies naturelles du 21e siècle[176]. À présent vous allez me demander, mais si la marijuana est si miraculeuse pourquoi l'interdire ? Et bien la Marijuana ou le chanvre sont dangereux pour les gros industriels de la chimie, de l'agriculture, de la pétrochimie, de l'alcool, du tabac, du papier, de la confection... car cette plante sert à tout, elle peut servir à faire des cordages, des voiles de bateaux, des vêtements, à isoler des maisons, à soigner, à s'alimenter, elle détoxifie des radiations du sol, et régénère les sols sans pesticides et sans engrais, c'est une plante divine interdite aux hommes par les hommes modernes pour

---

[176] WebMD.com MedicalDaily.com Jneurosci.org UMM.edu
https://www.naturalhealth365.com/cannabinoids-mrsa-2356.html

encourager ceux-ci à tomber malades sans être capables de se soigner, et à favoriser le cartel le plus meurtrier de tous les temps, le cartel pharmaceutique.

Le chercheur Jack Herer a trouvé la preuve dans les archives du Congrès américain d'une publicité datant de 1942 encourageant à cultiver du cannabis. Les articles officiels du bulletin d'USDA no : #404, ont conclu que la culture de cannabis produit 4 fois plus de « *pulpe* » en générant 4 à 7 fois moins de pollution.

Publié en février 1938 dans « Popular Mechanics » :

- « *C'est une saison courte pour la culture... Cela peut être cultivé partout aux états unis... Ses racines longues, fines et profondes laissent la terre dans un état parfait pour les cultures suivantes sans besoin de travailler la terre ou de la laisser reposer... La densité des feuilles, 8-10cm au-dessus du sol étouffe naturellement les mauvaises herbes sans besoin de les traiter. Le cannabis, cette nouvelle culture aurait pu booster l'agriculture des états unis pendant les années 30. Si ces développements étaient utilisés dans la fabrication des machines agricoles, ça pourrait devenir une révolution industrielle agricole. Seulement ce fait pourrait créer des millions d'emplois pour le marché énorme des produits différents à bases de chanvre ou de cannabis. Si le cannabis n'était pas interdit, le chanvre pourrait retirer les états unis de la grande dépression économique[177]. »*

L'état nous impose des médicaments et des vaccins toxiques, avec des composants neurotoxiques en nous jurant qu'ils sont bons pour la santé de nos enfants et de nos parents, alors que la science nous prouve le contraire. Nous avons ici l'exemple d'une simple plante rustique aux propriétés phénoménales, mais nos responsables politiques obéissant aux cartels pharmaceutiques l'interdisent sous prétexte qu'elle guérit ou que ce serait une drogue ? À nouveau, de qui se moque-t-on ? On préfère vendre de l'alcool, des cigarettes, des chimiothérapies qui invalident, des

---

[177] https://www.guide-coffeeshops.com/histoire-de-marijuana/

drogues de substitutions, des anti-inflammatoires qui détruisent les organes et les intestins, et tout l'attirail de Big Pharma pour ne plus soigner, mais pour entretenir la maladie.

N'est-ce pas à ceux qui souffrent de décider comment ils doivent être soignés ? S'ils décident de privilégier les poches de vitamines C en intraveineuse, de manger des fruits et des légumes en lieu et place de la chimiothérapie, de se soigner avec du cannabis thérapeutique, qui nous en empêche ?

Seul Big Pharma avec la complicité de nos états nous en empêche en nous refusant le droit de gérer notre corps selon notre bon vouloir ! Devons-nous entrer en clandestinité pour éviter de voir mourir nos enfants, alors que nous savons que nous pouvons les aider à combattre les effets délétères des vaccins qui les rendent malades avec du cannabis ?

LA BACTÉRIE QUI TUE...

Actuellement, 23,000 Américains meurent chaque année d'infections résistantes aux antibiotiques ; des statistiques suggèrent qu'avant 2050 le nombre de morts à l'international de maladies résistantes aux antibiotiques s'étendra à 10 millions de personnes par an à cause d'un facteur significatif de bactéries résistantes aux antibiotiques dus à l'utilisation d'antibiotiques dans l'agriculture.

Un autre contributeur majeur, si l'on peut le nommer ainsi, à la source d'infections résistantes aux médicaments, est l'hôpital aussi étrange que cela puisse paraitre. Dans les hôpitaux du monde se développent des bactéries résistantes aux multimédicaments particulièrement pénibles qui gagnent du terrain, ce sont des : *entérobacteriaceae carbapenem-résistant* (CRE), qui produisent une enzyme qui résiste absolument à tous les tests d'antibiotiques conduits sur presque 5,780 échantillons bactériens résistants aux antibiotiques collectés dans les hôpitaux et les maisons de repos. À croire que nous avons là, un destructeur universel d'antibiotiques connut. Nous ne sommes plus dans de la science-fiction, mais bien au cœur d'un drame sanitaire dont j'avais déjà évoqué la gravité dans Pandora 1 « *La bible du vivre et laisser mourir.* » Il a été trouvé un *enterobacteriaceae carbapenem-résistant* (CRE), dans 4 gènes, connu pour conférer une résistance médicamenteuse et 221 ont contenu un gène de résistance médicamenteuse particulièrement rare qui confère un niveau très élevé de résistance aux antibiotiques. Les 221 échantillons ont été collectés dans 27 états différents des États-Unis, ils montrent que ce nouveau gène de résistance aux antibiotiques s'est déjà largement étendu de manière biologique et géographique. Le gène a été trouvé dans des échantillons de pneumonie, des infections du système sanguin et des infections urinaires, qui peuvent être des réactions aux vaccins chez les petits enfants.

D'après la plus grande étude de ce problème de

résistance aux antibiotiques en date, d'ici 2050, le nombre de décès global dû à la résistante aux antibiotiques, s'étendra à 10 millions de cas mortels par an. À présent, environ 23,000 Américains meurent chaque année d'infections résistantes aux médicaments, nosocomiales ou autres, et le nombre de morts continuera à augmenter jusqu'à ou ce que les causes sous-jacentes soient correctement abordées et éradiquées. Un des facteurs significatifs de cette résistance bactérienne aux antibiotiques est l'utilisation quotidienne d'antibiotiques dans les élevages d'animaux de ferme. En 1945, Alexander Fleming, l'homme qui découvrit la pénicilline, a clairement stipulé que l'abus d'antibiotiques pourrait immuniser les bactéries et sur ce point, l'histoire lui donne raison — et pas seulement en ce qui concerne la pénicilline : les Centres de prévention et de contrôle des maladies (CDC) ont estimé que les bactéries résistantes aux antibiotiques infectent plus de deux millions de personnes par an, et au moins 23,000 d'entre elles en meurent. Une partie significative de cet abus d'antibiotique, implique l'alimentation des animaux vaccinés à outrance, dans laquelle on ajoute encore des antibiotiques que nous consommons inévitablement, et malgré nous. Lorsque le consommateur achète de la viande, il ignore qu'il achète les antibiotiques et les toxines qu'elle contient. Ce sont les fermiers, qui, pour éviter les maladies, et faire grandir plus rapidement leur bétail, utilisent cette méthode de protection qui détruit de ce fait, la vie des humains, sans même le savoir, sans même le vouloir et toujours pour des raisons de rentabilité économique.

En 2013, la FDA, l'Organe de certification des aliments et des médicaments, est finalement intervenue, demandant à l'industrie pharmaceutique de cesser de vendre des antibiotiques sous prétexte de promouvoir la croissance des animaux d'élevage avant décembre 2016. L'agence admet toujours que l'utilisation des antibiotiques en guise de « *prévention des maladies* » c'est-à-dire, afin de repousser les infections non déclarées des animaux en batterie, n'est pas une bonne attitude à suivre. En principe l'adage « *mieux vaut prévenir que guérir* » pourrait sembler raisonnable par principe, mais pas dans ce cas précis, car cela provoque un autre et véritable problème sanitaire. On ne compte plus aujourd'hui le nombre de personnes atteintes par des staphylocoques dorés, impossibles à soigner et pas plus à guérir. Comme noté par l'Institut pour l'Agriculture et la Politique commerciale en 2016 :

- « *La diffusion rapide de nouvelles maladies est une raison évidente pour laquelle l'expansion de production animale, de style usine, est vue comme non durable.* »

Le professeur Steve Wing, ancien maître de conférences (professeur associé) et épidémiologiste à l'*University of North Carolina at Chapel Hill*, parle des impacts sur la santé humaine des fermes usines. On est passé de centaines de porcs par élevage, à des milliers, les distributions de nourriture se font automatiquement, d'énormes ventilateurs expulsent en dehors de ces hangars les poussières et les gaz des porcs à l'extérieur, et polluent immanquablement les environs ? Tous les liquides et les excréments sont évacués dans des lacs artificiels puis épandus sur les cultures agricoles. Pour peu que les exploitations soient en terrain inondable ou pire, sur le trajet d'ouragans ou de tempête, les fuites de ces bassins de décantation se répandent partout en polluant tout sur leur passage, y compris les nappes phréatiques et les fournitures d'alimentation en eau potable, cela s'est déjà produit en Caroline du Nord. Ainsi, en Caroline du Nord les abattoirs « assassinent » 36 000 porcs par jour. Pratiquement toutes les exploitations animales sont hautement industrialisées et présentent toutes les mêmes problèmes de santé publique auprès des habitants qui vivent autour de ces exploitations et qui tombent malades tout en étant terriblement incommodés par les poussières, les odeurs, la pollution de leur eau potable. Une autre raison majeure à la source d'infections résistantes aux antibiotiques est : les hôpitaux !

Selon la statistique du CDC, *les Centres de prévention et de contrôle des maladies,* 1 patient sur 25 contracte désormais à l'hôpital un *enterobacteriaceae carbapenem-résistant* (CRE), et beaucoup d'entre eux sont résistants aux traitements médicamenteux. Mais le plus inquiétant est que certaines infections fabriquent une « panresistance », <u>montrant qu'elles sont résistantes à chaque antibiotique déjà existant.</u>

Dans des informations liées à ce type de problèmes dont nous sommes victimes, les scientifiques avertissent que les antibiotiques ne sont pas le seul type de médicament capable de changer le *microbiome humain* et constituer une menace significative de santé publique. D'après les chercheurs du *Laboratoire de Biologie Moléculaire Européen* situé en Allemagne, <u>des médicaments antidiabétiques, des inhibiteurs de pompe de proton non stéroïdiens, des anti-inflammatoires et des neuroleptiques atypiques, sont tout aussi capables de bouleverser la composition du microbiome humain.</u> Des 1000 médicaments non antibiotiques testés *in vitro*, un quart d'entre eux a été prouvé inhiber la croissance d'au moins une espèce de bactéries dans nos intestins. Quarante des médicaments ont eu un impact sur 10 ou plusieurs espèces. Comme prévu, 78 % de médicaments antibactériens testés ont inhibé une ou plusieurs espèces de bactéries des intestins, mais, fait surprenant, il paraît étonnant que tant de médicaments soient conçus pour cibler des cellules humaines, et pas les microbes ou les bactéries. Les scientifiques ont été surpris de constater que ces médicaments ont affecté de façon significative le *microbiome humain*. Le professeur *Peer Bork* a commenté dans les conclusions de son rapport :

— « *Le nombre de médicaments sans rapport qui frappent des microbes de l'intestin créant des dommages collatéraux était surprenant. D'autant plus que nous montrons que le nombre réel est susceptible d'être encore plus élevé. Les médicaments pour les humains ciblés inhiberaient la croissance bactérienne si exposée aux doses les plus hautes, et plus près des concentrations physiologiques. L'analyse indique que si plus d'espèces de bactéries de l'intestin étaient testées, la fraction de médicaments humains ciblés avec l'activité anti-commensal augmenterait.* »

Nous avons une relation symbiotique avec les bactéries bénéfiques qui couvrent un large territoire dans nos intestins. Cette colonie de bactéries utiles est parfois appelée notre « *organe oublié.* » Physiquement, un déséquilibre de flore intestinale permet aux bactéries pathogènes et des moisissures d'infecter notre organisme. Notre organisme compte sur des enzymes appropriées et des microbes sains pour fonctionner avec des bactéries pathogènes et produire des cultures antibactériennes pour renforcer les parois intestinales et soutenir notre système immunitaire. Si des bactéries de notre système digestif sont absentes, une chaîne d'événements indésirables est amorcée incluant une digestion incorrecte, une malnutrition et l'absorption incomplète des substances nutritives. Les bactéries avantageuses dans nos tubes digestifs produisent des vitamines nécessaires incluant des Vitamines B et des vitamines K. sans les bactéries avantageuses dans notre tube digestif, un manque de vitamine peut en résulter.

Comment les scientifiques de Big Pharma pourraient-ils ignorer ces faits ? C'est à croire que ces médicaments sont directement produits pour déséquilibrer le système immunitaire de chaque patient et le pire, c'est qu'ils sont conseillés et recommandés par leur médecin traitant, le même qui est censé les protéger, les soigner et les guérir. Comment peut-il soigner ses patients avec de tels remèdes ciblés pour affaiblir ?

Il ne fait plus de doute que les médicaments sont des ennemis masqués, sciemment produit pour nuire à la bonne santé des humains.

Nous vivons une époque formi... diable !

34

CONCLUSION

En 1993, dans la *Hilton Tower* de Chicago, lors d'un meeting de l'Association Internationale des Cardiologues, la compagnie pharmaceutique Devlin-McGregor présentait son dernier médicament révolutionnaire et bientôt validé par les autorités de contrôle des médicaments, le « *Provasic* ». Le maître de cérémonie est un médecin réputé, le Dr Charles Nichols du *Chicago Memorial Hospital*, lauréat de la Bourse A. Jude Robinson, et chef de service de l'équipe médicale du *Chicago Memorial Hospital*, récemment nommé au conseil d'administration du laboratoire Devlin MacGregor.

Le Docteur Nichols profita de cette rencontre internationale pour présenter le « Provasic » devant un parterre de cardiologues et d'actionnaires. Le médicament en question a été testé au cœur même de du *Chicago Memorial Hospital* avec la plus « grande honnêteté » et non en concurrence avec d'autres laboratoires, il annonce des progrès importants dans le domaine de la chirurgie et bien entendu, il est sans le moindre effet secondaire, annonce le Dr Nichols avec fierté devant un auditoire conquis. Mais la vérité est toute autre, ce médicament a de nombreux effets secondaires graves qui ont été découverts par un brillant chirurgien/cardiologue, le Docteur Richard Kimble, un fugitif recherché pour avoir assassiné son épouse quelques mois plus tôt. Le Dr Kimble est innocent, mais victime d'une machination organisée par le laboratoire pharmaceutique, Devlin-MacGregor, avec la complicité de plusieurs médecins du *Chicago Memorial Hospital*. Voici l'intrigue d'un film policier, « *Le Fugitif* », sorti dans les salles en 1993 et réalisé par Andrew Davis, avec pour acteur principal, Harrisson Ford dans le rôle du Dr Kimble et Tommy Lee Jones dans celui de Samuel Gerard, l'US Marshall à sa poursuite. Cette production hollywoodienne n'a rien d'une fiction, elle représente parfaitement l'univers des laboratoires pharmaceutiques disposés à toutes les intrigues pour écarter de leur chemin, les médecins soucieux du bien-être de leurs patients, les journalistes curieux, les lanceurs d'alerte, et toutes personnes capables de permettre une prise de conscience des citoyens/clients par rapport aux soins, aux molécules, aux vaccins annoncés comme miraculeux.

La fiction n'est ici que le prétexte à une cruelle réalité, cette réalité à laquelle nous assistons au quotidien à travers mes recherches, mes conférences et mes livres. Aujourd'hui, nous savons, en dépit des propos désespérés de ceux qui ne cessent de chercher à nous discréditer, à nous ridiculiser, à nous insulter, à nous menacer ; les scientifiques le disent eux-mêmes, les vaccins ne fonctionnent pas comme ils le devraient, ils ne sont pas plus efficaces qu'ils ne sont nécessaires et le ratio « *bénéfice/effets secondaires* » est si inégal pour le patient, que vacciner devient parfaitement inutile, car trop dangereux. En effet, à quoi bon vacciner un enfant contre une maladie qu'il n'a pas et risquer de provoquer un autisme, une mort subite du nourrisson, des maladies neurodégénératives ou mortelles ? Où se trouve la logique scientifique ? À quoi bon vacciner une jeune fille contre le Papillomavirus et le cancer du col de l'utérus, alors que la probabilité de développer ces pathologies est moins importante que de développer des effets secondaires graves et mortels, à la suite de cette vaccination ? D'ailleurs :

- « *l'efficacité des vaccins contre les papillomavirus sur le cancer invasif du col de l'utérus ne peut pas actuellement être démontrée puisqu'il existe un délai moyen de 15 ans entre l'infection HPV et la survenue de cancer*[178]... » ce que confirme actuellement le *Centre de Prévention du Cancer du col de l'utérus* en Suède[179] à travers son rapport annuel, indiquant une augmentation substantielle de l'incidence du cancer du col de l'utérus invasif, suite à la vaccination du HPV, et particulièrement

---

[178] Ministère des affaires sociales et de la santé, publiée dans le JO Sénat du 29/11/2012 - page 2735

[179] https://ijme.in/articles/increased-incidence-of-cervical-cancer-in-sweden-possible-link-with-hpv-vaccination/?galley=html

pendant les années 2014 et 2015.

L'augmentation de l'incidence du cancer du col de l'utérus a été montrée auprès des femmes de 20-49 ans tandis, qu'aucune augmentation apparente n'a été observée parmi les femmes, passées la cinquantaine. La vaccination du HPV pourrait-elle causer une augmentation du cancer du col de l'utérus au lieu de l'empêcher ?

L'incidence accrue parmi de jeunes femmes, la possibilité de réactivation virale du papillomavirus après la vaccination — si le sujet avait été au préalable contaminé — l'augmentation des modifications cellulaires prémalignes montrées par la FDA pour les femmes qui ont été déjà exposées aux types de HPV oncogènes, et la relation du temps écoulé entre le début de la vaccination et l'augmentation du cancer du col de l'utérus en Suède, pourrait soutenir cette analyse. La réponse à cette question est essentielle pour évaluer correctement le bénéfice/risque de ce vaccin. La question de cette vaccination déjà contestée et interdite dans certains pays comme le Japon reste entière à la lumière de ces nouvelles découvertes.

Ainsi, pourquoi interdire aux enfants de développer des maladies infantiles qui participent à leur immunité en les vaccinant de force et en provoquant l'autisme avec le R.O.R, par exemple, en détruisant les intestins du bébé avec le Rotatek, pouvant mener à la mort du nourrisson, en provoquant une sclérose en plaques, une myofascite à macrophage avec le vaccin contre l'hépatite B, combiné à d'autres pathologies non répertoriées et considérées comme maladies orphelines. Et que penser des maladies du cœur avec le tout dernier vaccin contre l'hépatite B qui augmente de 700 fois le risque d'infarctus ? Le vaccin contre la grippe fait des ravages, on ne compte plus les médecins qui, aux États-Unis, ont mis en garde contre ce vaccin aux effets secondaires dévastateurs[180], etc.

Les vaccins causent plus de dégâts que de bénéfices probants pour la santé humaine, et c'est une vérité scientifique, et d'autant plus depuis que l'on y intègre

---

[180] http://rustyjames.canalblog.com/archives/2018/05/01/36366248.html

des protéines animales et alimentaires causant les allergies alimentaires que nous vivons à présent par rapport aux arachides, au poisson, aux fraises et à tout autre aliment intégré dans le sérum des vaccins :

Charles Robert Richet (1850-1935), lauréat du prix Nobel de médecine en 1913, a démontré il y a plus de cent ans que l'injection d'une protéine dans les animaux ou les humains causait une hypersensibilité du système immunitaire face à cette protéine. Ainsi, l'exposition ultérieure à la protéine peut aboutir aux réactions allergiques ou anaphylactiques. Ce fait a depuis été démontré à maintes reprises sur des sujets humains et animaux, ce qui confirme l'aberration du travail de Louis Pasteur, qui injectait de la moelle épinière de lapin à ses patients pour lutter contre la rage. Dans son rapport sur les événements défavorables des vaccins, l'Institut de Médecine (OIM) des États-Unis a confirmé en 2011 que des protéines alimentaires ajoutées dans les vaccins causent des allergies alimentaires.

Cette confirmation scientifique de l'OIM est la plus autorisée en la matière depuis la découverte du docteur

Richet. Nombre de vaccins contiennent des protéines alimentaires, et malgré l'importance des études depuis 1940 qui ont démontré que ces protéines alimentaires sont responsables des allergies humaines, des allergènes contenus dans les vaccins qui ne sont pas entièrement divulgués auprès du public pas plus que des professionnels de santé.

Donc, les vaccins causent plus de dégâts que de bénéfices probants sur la santé humaine, d'autant plus depuis que l'on y intègre des nanotechnologies qui ne figurent sur aucune notice et qui sont pourtant bien présentes comme nous l'avons dans ce volume. Une récente étude de l'INRA a montré que des animaux qui absorbent des nanoparticules de dioxyde de titane ont 40 % plus de chances de développer un cancer, mais alors que dire du baryum contenu dans les chemtrails, qui tue les vaches des alpages suisses[181] ?

Le baryum réagit violemment avec l'eau en se

---

[181] https://www.letemps.ch/suisse/baryum-tuetil-vaches-daumont

transformant en hydroxyde de baryum qui réagit très violemment également avec les acides, même légèrement acides, avec un atome d'hydrogène sur un atome d'azote, ou d'oxygène, en fait, la même composition chimique que l'on retrouve dans l'estomac des mammifères et bien sûr, dans celui des humains. Les chemtrails sont bourrés de métaux lourds, baryum, strontium, aluminium, plomb, manganèse, calcium, magnésium, et d'autres éléments comme du titane, des fibres de polymères microscopiques , ajoutées à cette liste, des bactéries, telles que la Pseudomonas aeruginosa, l'Enterobacteriaceae, la Serratia marcescens, les Streptomyces[182]...

Que peut-on attendre de ces nanoparticules absorbées malgré la volonté des humains, bombardés, gazés ? Une épidémie de cancers ? Une déferlante de maladies neurodégénératives, comme c'est le cas à présent ?

Les fadaises diffusées au quotidien par la ministre de la

---

[182] http://www.wikistrike.com/article-la-composition-des-chemtrails-presents-dans-l-atmosphere-118240381.html

Santé, par la presse, par les trolls du web, selon lesquelles les vaccins seraient inoffensifs et qu'ils auraient éradiqué les maladies, sont un mensonge absolu.

Aucun vaccin n'a éradiqué ce fléau infectieux qui s'est développé en Europe de la fin du Moyen-âge au XVIIIe siècle. 500 ans de peste en Europe, et la peste est morte d'elle-même, vie et mort de la peste ; aucun vaccin n'a éradiqué la variole, aucun vaccin ne peut éradiquer la rougeole, au contraire, le vaccin contre la rougeole introduit une nouvelle forme de rougeole, la rougeole vaccinale, une maladie synthétique et OGM qui peut toucher petits et grands et même ceux qui étaient immunisés contre la rougeole sauvage ;

le vaccin contre la polio a tendance à provoquer la polio et le vacciné peut contaminer son entourage à travers ses sécrétions, cela s'est déjà produit et se produit encore, les vaccins ne guérissent aucune maladie, ils les développent.

Actuellement aux États-Unis, en Caroline du Nord, une nouvelle épidémie de coqueluche frappe gravement les enfants, étonnamment, ils sont tous vaccinés contre la coqueluche[183].

Les symptômes commencent par un simple rhume, un nez qui coule, des éternuements, une légère fièvre et une toux qui empire lentement. L'étape suivante se manifeste par des épisodes de toux ou des crises plus graves. Les fonctionnaires de santé de l'état de Caroline du Nord avouent que pendant les trois premiers mois de l'année 2018, 79 cas de coqueluche d'un bout à l'autre de l'État ont été répertoriés. À présent, le même département déclare jusqu'ici, dix cas confirmés d'une « *maladie respiratoire très contagieuse.* » Les victimes de cette éruption spontanée sont des enfants âgées entre 9 et 14 ans et cette infection se répand très rapidement auprès des enfants scolarisés. Les maladies se produiraient-elles spontanément où seraient-elles produites à travers les vaccinations et les chemtrails, avec des épandages de virus et de bactéries ? Il y a deux ans, Jim West (du site HARPUB) a établi le lien entre la

---

[183] http://econewsmedia.org/2018/05/03/ten-confirmed-cases-in-carteret-county-whooping-cough-outbreak-all-vaccinated/

coqueluche et la pulvérisation de pesticides, il a établi le même lien avec la polio. L'auteur et chercheur américain Jim West de « HARPUB » a établi le lien entre la coqueluche et la pulvérisation de pesticides. En 1953, lorsque les études du Dr Biskind ont été publiées, les États-Unis venaient de subir leur plus grande épidémie de poliomyélite. La population entière a été soumise à des images dramatiques de poliovirus prédateur à travers les médias, presque un million d'enfants américains décédés et paralysés, des médecins luttant et consacrés, des infirmières émérites. L'ancien président Franklin D. Roosevelt était lui-même une victime de la poliomyélite, infectée par un poliovirus mortel. Les médias ont saturé d'images positives des progrès scientifiques et les miracles du DDT pour tuer les moustiques porteurs de la maladie. Jonas Salk était au paradis avec son vaccin miraculeux contre la polio qui ne fonctionnait pas et qui n'a jamais fonctionné a-t-il avoué en fin de carrière.

Pourtant le Docteur Biskind pensait que l'explication la plus évidente pour l'épidémie de poliomyélite était liée aux épandages de produits phytosanitaires sur les récoltes provoquant des maladies du système nerveux central comme la poliomyélite et qui étaient en réalité des manifestations physiologiques et symptomatiques en cours dans l'industrie. Les pesticides, parrainés et encouragés par les gouvernements à travers un lobbying agressif des laboratoires producteurs de produits phytosanitaires, qui étaient de toute évidence des poisons du système nerveux central. N'oublions pas que le Ziklon B utilisé dans les chambres à gaz des camps de concentration était avant tout un pesticide qui était assez bon pour les prisonniers, s'il était bon pour les nuisibles. Aujourd'hui, nul ne se souvient du Dr Biskind qui a lutté avec acharnement contre les pesticides, pourtant un article du Dr Biskind datant de 1953 était publié dans « le Journal américain des Maladies Digestives » :

— « *En 1945, contre le conseil des enquêteurs qui avaient étudié la composition du DDT (chlorophenoethane, dichlorodiphenyl-trichloroethane)* et qui avaient constaté qu'il dangereux pour toutes formes de vie : le DDT a été utilisé comme un insecticide aux États-Unis et dans d'autres pays par le public.

Depuis la dernière guerre, il y a eu un certain nombre de changements curieux de l'incidence de certaines maladies et le développement de nouveaux syndromes jamais observé auparavant. Une des caractéristiques les plus significatives de cette situation est que les humains et tous les animaux domestiques ont simultanément été affectés.

Chez l'homme, l'incidence de la poliomyélite est montée en flèche brusquement ; il était même connu avant 1945 que le DDT était stocké dans la graisse du corps des mammifères et se trouvait dans le lait. Malgré cette connaissance, la série des événements catastrophiques qui ont suivi la campagne la plus intensive d'empoisonnement de masse dans l'histoire humaine connue ne surprit pas les experts du gouvernement. Pourtant, loin d'admettre une relation causale si évidente que dans un autre champ de la biologie, il serait immédiatement accepté, il se trouve que toute la *propagande médiatique s'est bornée à nier les preuves accablantes, et a dissimuler, supprimer, déformer la science, en s'efforçant de la convertir en son contraire. Nous étions à la base du scientisme déjà en 1945. La diffamation, la calomnie et le boycott économique n'ont pas été négligés dans cette campagne. Tôt en 1949, en conséquence des études du Dr Biskind pendant l'année précédente, l'auteur a publié des rapports impliquant des préparatifs DDT dans le syndrome largement attribué "à un virus X" chez l'homme, "la maladie — X" auprès du bétail et dans des syndromes souvent fatals chez les chiens et les chats. La relation a été promptement niée par les représentants du gouvernement, qui n'ont fourni aucune preuve pour contester les observations de l'auteur, mais se dissimulant derrière le prestige de l'autorité gouvernementale et les nombres élevés des experts pour soutenir leur position.*

La "maladie X" étudiée par l'auteur après l'exposition reconnue au DDT et des composés liés, et à maintes reprises chez les mêmes patients, chaque fois après une exposition connue. Nous avons décrit le syndrome comme suit :... Dans des exacerbations aiguës, des convulsions chroniques douces impliquant principalement les jambes ont été observées. Plusieurs jeunes enfants ont été exposés au DDT qui a développé une pathologie molle de 2 ou 3 jours à une semaine ou plus. [...] Simultanément avec la présence de ce désordre soit la maladie X, un certain nombre de changements sont présentés à travers des maladies connues. Le plus saisissant de ceux-ci est la poliomyélite. Aux États-Unis l'incidence de poliomyélite avait augmenté avant 1945 à un taux assez constant, mais ses caractéristiques épidémiologiques sont restées inchangées. En 1946, le taux d'augmentation a plus que doublé. Depuis lors, des changements remarquables du caractère de la maladie ont été notés. Contrairement à toute l'expérience passée, la maladie est restée épidémique année après année[184]*... »*

Comment peut-on encore croire encore aujourd'hui,

---

[184] http://www.vaclib.org/sites/harpub/overview-updated.htm

avoir rendez-vous avec la grippe chaque automne ? C'est comme avoir un abonnement à une chaine de TV privée, est-ce seulement sérieux ?

Les maladies comme le cancer, le diabète, l'asthme, l'épilepsie, les allergies, les maladies cardiovasculaires et tant d'autres pathologies communes à toutes et à tous sont induites par les vaccins, nous l'avons vu dans cet ouvrage, et dans tous les autres, la science parle, et l'auteur s'en fait l'écho. Sur ce point, il est parfaitement saugrenu de parler de « complotisme », sinon, la science est elle-même « complotiste », et surtout, contre les intérêts des laboratoires pharmaceutiques.

D'ailleurs, pourquoi ne met-on pas les vaccinés sous quarantaine au lieu de les envoyer dans les crèches et les écoles publiques, au lieu de les promener dans les parcs et les supermarchés pour y diffuser leurs germes ? La seule et unique raison, est qu'ils sont porteurs/émetteurs/diffuseurs des virus pour ou contre lesquels ils sont vaccinés et c'est loin d'être une vue de l'esprit. Les responsables des épidémies sont d'abord les laboratoires pharmaceutiques et militaires qui conçoivent les virus et le moyen de les diffuser à travers les vaccinations obligatoires imposées par la force de la loi. Puis, les autorités sanitaires complices, les médecins, les journalistes et enfin, les vaccinés, pauvres victimes prises en otage. Ce sont les vaccinés qui mettent en danger les non-vaccinés et non l'inverse, et ils sont le meilleur moyen que les malveillants ont trouvé pour diffuser les épidémies, en clair, <u>les vaccinés sont des bombes bactériologiques vivantes et parfaitement innocentes</u>, mais au combien dangereuses pour la population. Ils servent d'ailleurs, sans le vouloir, admirablement les objectifs des laboratoires pharmaceutiques qui n'hésitent pas à accuser les enfants non vaccinés d'être responsables des contaminations de rougeole, de varicelle ou de coqueluche, alors qu'il n'en est rien.

En toute logique, comment un enfant non vacciné porteur d'une rougeole sauvage pourrait-il contaminer un enfant vacciné justement contre la rougeole ? C'est pourtant l'argument des laboratoires et des autorités sanitaires, les vaccins protègent, mais de quoi ? Déjà qu'ils ne protègent pas contre la bêtise, contre les virus, alors, à quoi servent-ils au juste ?

Nous avons là, la preuve évidente que le vaccin, si c'est le cas, ne fonctionne pas en tant que protecteur, mais c'est encore plus vicieux, car c'est le vaccin qui contamine, donc le vaccin n'est qu'un moyen de diffusion de la rougeole (par exemple) qui sert à masquer la réalité en désignant un coupable innocent.

Ainsi, grâce à la science nous comprenons le double discours des laboratoires pharmaceutiques qui s'arrangent avec la science en trafiquant leurs études comme l'a fait Monsanto durant de très longues années avec le glyphosate, dont les niveaux dans l'urine des habitants des États-Unis, d'après l'université de Californie, la San *Diego Scholl of Medecine Research*[185] 1993-2016, sont passés de 0 à 1200 % depuis l'introduction des OGM et du *Roundup Ready*. Il

---

[185] https://www.regulations.gov/docket?D=EPA-HQ-OPP-2009-0361

faut que des laboratoires indépendants et soucieux de la santé décident d'eux-mêmes de chercher les causes des pathologies humaines, pour découvrir dans les vaccins, entre autres, la cause de toutes ces maladies ?

Nous avons eu un aperçu des tricheries et de la malhonnêteté du cartel pharmaceutique et des autorités de santé à travers le monde, complices de cette industrie criminelle qui ne cherche pas à guérir, mais à entretenir les maladies pour avoir des clients à vie ; le flux financier ne doit jamais être interrompu, c'est pourquoi les vaccins sont très efficaces, et quand ils ne tuent pas, ils invalident et cela force les patients à croire que les médicaments de leurs empoisonneurs, pourraient les aider à guérir, alors qu'ils sont là pour entretenir le mal, en faisant croire à une guérison hypothétique qui ne peut en aucun survenir.

Un autre cas de fourberie manifeste est celui de la chimiothérapie ; elle est sensée guérir du cancer, mais au contraire, elle contribue à diffuser les tumeurs à travers le corps et en règle générale, le patient meurt davantage de la chimiothérapie[186] que du cancer lui-même. Étrange paradoxe, n'est-ce pas ? De plus, une étude hollandaise indique que les femmes ayant subi une chimiothérapie abusive pour un cancer du sein qui n'en était pas un souffrent a posteriori, de troubles cognitifs, en effet, elles ont perdu des capacités cognitives et elles en prennent conscience, sans pouvoir l'expliquer, cette étude a donné sa réponse en impliquant le rôle de la chimiothérapie dans cette régression cognitive.

Mes recherches m'ont fait prendre conscience que la réalité des laboratoires et des institutions, n'a rien à voir avec la réalité scientifique, et si les laboratoires se cachent derrière la Science, celle-ci se transforme en scientisme pour réaliser un plan inavouable de destruction de l'humanité et de la vie, aidée par les classes politiques dans leur sinistre dessein. Même si cela peut sembler en apparence exagéré, tout confirme

---

[186] http://econewsmedia.org/2018/04/29/chemotherapy-fails-almost-97-of-the-time-yet-doctors-still-recommend-it-why/

cette découverte. Les scientifiques s'opposent eux-mêmes sur les vaccins, étrangement, tous les pros vaccinaux sont liés de près ou de loin aux laboratoires pharmaceutiques. Au point qu'aux États-Unis, il y a des épidémies de meurtres, d'accidents, de suicides, de disparitions suspectes de médecins holistiques[187] qui soignent et qui guérissent avec des produits naturels, sans passer par la production pharmaceutique. Il est vrai qu'il est proprement scandaleux de soigner et de guérir avec des produits naturels, alors que l'on peut entretenir le mal si simplement avec des médicaments du cartel pharmaceutique. Mais aucun médecin de Big Pharma ne disparait de façon aussi suspecte et tragique.

En France et aux États-Unis, tout est fait pour vacciner de force les patients, chantage, pression, force de la loi, tous les moyens sont bons pour vendre et invalider à l'aide des vaccins des millions de personnes. En revanche, les autorités ne font aucun effort pour

---

[187] http://awarenessact.com/doctors-who-discovered-cancer-enzymes-in-vaccines-all-found-dead/

diffuser les découvertes scientifiques sur les vitamines ou les médicaments les plus communs, pas plus que les études scientifiques mettant en lumière la dangerosité des vaccins, des vérités qui sont connues outre-Atlantique, mais qui s'arrêtent à la frontière française. La France, ce pays où l'on a oublié le sens de Liberté, Égalité, Fraternité.

Nous vivons une époque formi… diable !

BIBLIOGRAPHIE[188]

- La mafia médicale, (Dr G. LANCTOT), Ed. Voici la clé,

- La dictature médico-scientifique, (Sylvie SIMON), Ed. Filipacchi,

- Vaccination erreur médicale du siècle, (Dr L. De BROUWER), Ed. Louise Courteau,

- Danse avec le diable (G. SCHWAB), Ed. Courrier du livre,

- Dossiers sur le gouvernement mondial, (A. MEUROIS-GIVAUDAN), Ed. Amrita,

- La guerre des virus, (L. HOROWITZ), Ed. Félix,

- Au coeur du vivant, (J. BOUSQUET), Ed. Saint Michel,

- Le malade déchaîné, (R. BICKEL), auto édité,

- Les chemins de la souveraineté individuelle, (R. BICKEL), auto édité,

---

[188] http://autreversion.info/Ne%20pas%20vacciner%20vos%20enfants%20tout%20en%20respecta nt%20la%20loi%20MODE%20D%27EMPLOI.htm

- Vaccinations : l'Overdose, (Sylvie SIMON), Ed. Déjà,

- Tétanos, le mirage de la vaccination, (F. JOET), Ed. Alis,

- Pour en Finir avec Pasteur, (Dr Eric ANCELET), Ed. Marco Pietteur,

- La santé confisquée, (Mirko et Monique BELJANSKI), Ed. Compagnie,

- La lumière médicale, (Dr Norbert BENSAÏD), Ed. le Seuil,

- Mon enfant et les vaccins, (Dr F. BERTHOUD), Ed. Soleil,

- On peut tuer ton enfant, (Dr P. CHAVANON), Ed. Médicis,

- Vaccination, Social Violence ans Criminality, North Atlantic Books, Berkley 1990,

- A shot in the dark, (Dr HARRIS et B Loe FISHER), Avery Publishing group, 1991,

- Les Vérités indésirables,

- Le cas Pasteur (Archives Internationales Claude BERNARD), Ed. La Vieille Taupe, 1989,

    - L'intoxication vaccinales, (F. DELARUE), Ed. Le Seuil, 1977,

- La rançon des vaccinations, (Simone DELARUE), Ed. LNPLV, Ed 1988,

- Live viral vaccine, biological pollution, (Pr R DELONG), Cartlon Press Corp, New Yorl, 1996,

- L'intox, quelques vérités sur vos médicaments, (Dr Bruno DONATINI), Ed. MIF,

- Adverse effects of Pertussis and Rubella vaccines, Washington DC National Academy Press, 1991,

- Des lobbies contre la santé, (Roger LENGLET), Ed. Syros,

- La médecine retrouvée, (Dr ELMIGER), Ed. Léa,

- Vaccinations : prévention ou agression ?, (M. Th. QUENTIN), Ed. Vivez Soleil,

- Des enfants sains même sans médecin, (Dr R. MENDELSOHN), Ed. Soleil 1987,

- Immunisation, Theory versus reality, New Atlantean Press, 1996,

- La poliomyélite, quel vaccin ? quel risque ?, (Dr Jean PILETTE), Ed. de l'Aronde, 1997,

- La catastrophe des vaccins obligatoires, (Pr TOSSOT), Ed. de l'Ouest, 1950,

- Les dessous des vaccinations, (Dr SCOHY), Ed. Cheminements,

- Tuberculose et vaccin B.C.G., (Pr GRIGORAKI),

- Le tabou des vaccinations. Danger des vaccins, thérapies naturelles de prévention des maladies infectieuses, (Miller Schär MANZOLI),

- Déjà vacciné ? Comment s'en sortit ?, (Dr A. BANOIS – Sylvie SIMON),

- Vaccinations : le droit de choisir, (Dr F. CHOFFAT), Ed. Jouvence,

- 12 balles pour un veto, (Dr QUIQUANDON), Ed. Agriculture et Vie, 1978,

- Les radis de la colère, (J.-P. JOSEPH, Avocat à Grenoble), Ed. Louise Courteau,

- Vaccinations, les vérités indésirables, (Pr GEORGET), Ed. DANGLES, préface du Pr CORNILLOT, Doyen de la Faculté de Médecine de Bobigny,

- Nous te protégerons, (Dr Jean PILETTE), Ed. Daxhelt,

- La faillite du B.C.G., (Dr Marcel FERRU, Pr honoraire de clinique médicale infantile), Ed.

Princeps,

- La Santé Publique en otage, (Eric GIACOMETTI), Ed. Albin Michel,

- Vaccin Hépatite B : Les coulisses d'un scandale, (Sylvie SIMON et Dr Marc VERCOUTERE), Ed. Marco Pietteur.

- Guerre biologique et terrorisme, Retour sur les attaques terroristes à l'anthrax (Francis A. Boyle, Collection Résistances, édition Demi-Lune)

- La Panacée Originelle, La vitamine C, Docteur Thomas E. Levy, MD, JD, (Michel Dumestre, Éditeur)

- Vaccins, Secrets et Vérité II, enquêtes et conférences, édition enrichie (Philippe A. Jandrok, édition Amazon)

- Pandora, la bible du vivre et laisser mourir I, (Philippe A. Jandrok, édition Amazon)

- Pandora, la bible du vivre et laisser mourir II, (Philippe A. Jandrok, édition Amazon),

- Shambhala oasis de lumière, (Andrew Thomas, les énigmes de l'univers, Robert Laffont éditions),

- De l'astrologie, (Paracelse, Presses Universitaires de

Strasbourg),

Au cœur du vivant (J.BOUSQUET) Ed. Saint Michel

Vaccinations : Le droit de choisir (Dr F.CHOFFAT) Ed. Jouvence

- Nous te protègerons (Dr Jean PILETTE), Ed. Daxhelt

- La guerre des virus (LHOROWITZ) Ed Félix

- Dossier sur le gouvernement mondial (A. Meurois-Givaudan) ed. Amrita

- l'intoxication vaccinale, (f. delarue) ed le seuil, 1977

- Prenez en main votre santé tomes 1 et 2 (Michel Dogna) EdGuy Trédaniel – 2007

- Le malade déchaîné (R. BICKEL), Médicis

- Les vérités indésirables, le cas Pasteur (Archives Internationales

- Claude BERNARD), Ed. La Vieille Taupe, 1989

-Pour en finir avec Pasteur, (Ed Éric ANCELET), Ed. Marco PIETTEUR

- 12 Balles pour un veto, (Dr QUIQUANDON), Ed. Agriculture et Vie, 1978

- Autisme et Vaccins (Pr GEORGET) Ed Dangles

- Vaccination, les vérités indésirables, (Pr GEORGET), Ed Dangles,

- Essai sur la guerison, Docteur Allendy , Édition Denoël ,1934

NOTES

Philippe A. Jandrok

29916005R00369

Printed in Poland
by Amazon Fulfillment
Poland Sp. z o.o., Wrocław